健康 Smile 76

健康
Smile76

全新低醣燃脂聖經
阿金博士與3位國際醫學專家
帶你扭轉疾病、終極瘦身！

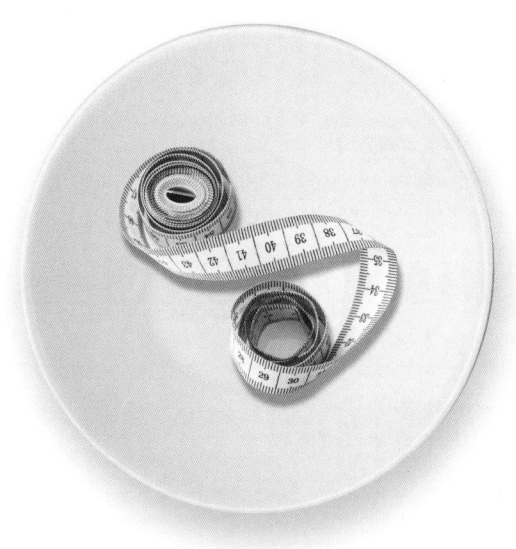

史蒂芬・芬尼（Dr. Stephen D. Phinney）
艾瑞克・威斯特曼（Dr. Eric C. Westman）
傑夫・福萊克（Dr. Jeff S. Volek）
著

邱文心
譯

健康smile 76

全新低醣燃脂聖經：
阿金博士與3位國際醫學專家帶你扭轉疾病、終極瘦身！

原書書名	The new Atkins for a new you : the ultimate diet for shedding weight and feeling great
原書作者	艾瑞克・威斯特曼（Eric C. Westman）、史蒂芬・芬尼（Stephen D. Phinney）、傑夫・福萊克（Jeff S. Volek）
譯　　者	邱文心
特約編輯	簡孟羽
封面設計	林淑慧
主　　編	劉信宏
總 編 輯	林許文二
出　　版	柿子文化事業有限公司
地　　址	11677 臺北市羅斯福路五段 158 號 2 樓
業務專線	（02）89314903#15
讀者專線	（02）89314903#9
傳　　真	（02）29319207
郵撥帳號	19822651 柿子文化事業有限公司
投稿信箱	editor@persimmonbooks.com.tw
服務信箱	service@persimmonbooks.com.tw
業務行政	鄭淑娟、陳顯中
初版一刷	2021 年 9 月
定　　價	新臺幣 420 元
I S B N	978-986-5496-12-8

THE NEW ATKINS FOR A NEW YOU
by Eric C. Westman, Stephen D. Phinney and Jeff S. Volek
Copyright © 2010 by Atkins Nutritionals, Inc.
Complex Chinese translation copyright © 2021
by Persimmon Cultural Enterprise CO., Ltd.
Published by arrangement with Atria Books, a Division of Simon & Schuster, Inc.
through Bardon-Chinese Media Agency
ALL RIGHTS RESERVED

Printed in Taiwan 版權所有，翻印必究（如有缺頁或破損，請寄回更換）
網路搜尋 60 秒看新世界

國家圖書館出版品預行編目（CIP）資料

全新低醣燃脂聖經：阿金博士與 3 位國際醫學專家帶你扭轉疾病、終極瘦身！/ 艾瑞克・威斯特曼（Eric C. Westman），史蒂芬・芬尼（Stephen D. Phinney），傑夫・福萊克（Jeff S. Volek）著；邱文心譯．
-- 一版．-- 臺北市：柿子文化，2021.09
　面；　公分．--（健康 Smile；76）
譯自：The new Atkins for a new you : the ultimate diet for shedding weight and feeling great
ISBN 978-986-5496-12-8（平裝）
1. 減重 2. 健康飲食 3. 食譜
411.94　　　　　　　　　　　　　　　110007768

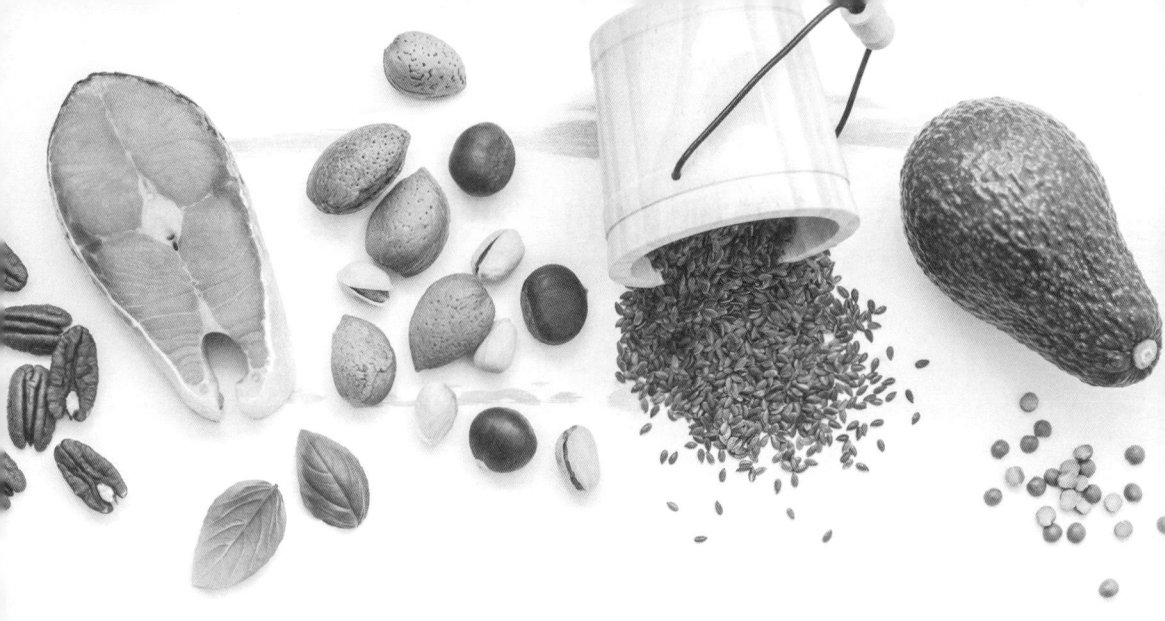

已故的羅伯特・C・阿金（Robert C. Atkins）醫師建立的營養原則，是阿金飲食法（Atkins Diet）的核心。

這位創新的思想家孜孜不倦，幫助大家了解如何透過實踐這些原則來增進自己的健康。

過去的每一年，獨立研究不斷證實他的明智觀點，我們在探索低碳水化合物飲食法的新領域時，也對於能夠承繼阿金醫師的衣缽而自豪。

免責聲明

本書的撰寫與出版僅做為提供資訊之用，無論在任何情況下，都不應該用來取代專業醫師的建議，因此，你不該將本書中的教育性資料視為與專科醫師進行諮詢的替代品。

關於本書的呈現及翻譯，出版社嘗試對本書的內容提供最符合原意且完整的訊息，當中若有不精確或矛盾之處，敬請參照本書原文。

本書作者和出版商除了提供教育資料之外，別無其他意圖。如果你因為由本書獲得的資訊，而對自己或親友的醫療狀況產生疑問，請直接洽詢專業醫師。讀者或其他對此感興趣的人士，若從本書中獲得資訊並據此採取任何行動，其風險均由個人自行承擔。

推薦序／
一書在手，所向無敵的「低碳飲食聖經」

花花（曾心怡），低醣料理生活家

「動念」想開始執行低碳飲食的人，有八成以上的目的都是「減重」。但「低碳飲食」的做法以及原理，其實大大顛覆了我們數十年來，對「營養學」以及「健康飲食」的認知，因此許多執行者在過程中會產生很多疑惑：

「吃油長油、吃肉長肉，我吃這麼多蛋白質跟脂肪，真的不會變胖嗎？」

「不是說多吃水果很健康，戒除飲食中水果的攝取真的好嗎？」

「從小就告訴我們說人是鐵、飯是鋼，沒吃飯我會肚子餓呀！」

「我已經膽固醇過高，吃太多蛋跟肉會讓我的膽固醇增加，所以我不適合這樣的飲食方式嗎？」

剛開始執行減醣飲食的朋友，真的無法在短時間內刪除數十年來腦中根深蒂固對營養學的認知，總是充滿疑惑與恐懼的執行，若遇到體重停滯、或身體出了些狀況，難免緊張、害怕，最後甚至選擇放棄！

我常跟粉絲說：「多讀書絕對是你執行低碳飲食最重要的一件事！」因為吸收了新的研究理論，加上更了解低碳飲食的運作機轉與方式，絕對能幫助你在低碳飲食的路上走得更篤定，更有自信！

然而，市面上低碳飲食的書太多，有些甚至稍稍艱澀，實在很難有一本書可以讓執行「低碳飲食」的新手，可以一步到位，從理論到實務，甚至是執行時，最需要的餐點配置、食譜、建議食材、食物營養成分表，都可以輕鬆列明查詢。

太感謝柿子文化出版這本《全新低醣燃脂聖經》，相信對「低碳新手」來說，這本書絕對是陪伴你顛覆飲食觀念最好的幫手！從「營養學」開始告訴你、並重新認識蛋白質以及脂肪，建立了紮實的理論之後，清楚地將「低碳四階段」的執行方式、細則、可以選擇的食材都列出來，最後還有「如何輕鬆準備低碳餐食」以及「外食者低碳攻略」。

如果你還沒接觸低碳飲食、或是剛要開始進行低碳飲食，你一定要擁有這本書，它會讓你在「低碳飲食」的過程中更加輕鬆而篤定。

如果你已經進行低碳飲食一段時間，你更要擁有這本書，它可以讓你重新檢視自己的方式，並且幫你理出一套屬於自己的、更有效率的「低碳飲食方式」。

這個飲食法
讓你的飲食能夠變得更彈性、更豐富

陳世修（Martyn），
臉書「了解生酮飲食——以及你無法成功減肥的真相」社團創辦人

我們現在可能對「防彈咖啡」、「生酮飲食」、「低碳飲食」、「減醣飲食」都很熟悉，但是一般人可能對阿金飲食法比較陌生。真的嚴格說起來，「阿金飲食法」都還比這些飲食法早竄紅。

很多人至今覺得「阿金飲食法」是非常不健康且極端的飲食，甚至也一度污名化創立者阿金醫師，是因為採用阿金飲食法才會死於非命。

也許更多的人認為，「阿金飲食法」就是種吃肉吃到飽的減肥法，就好像很多人到現在也還認為，「生酮飲食」就是一種不吃飯麵的飲食法而已。

但事實上，這些飲食法的操作遠遠比你想像的更細膩，像是很多人連「阿金飲食法」是有階段性的都不知道。

如果你對「生酮飲食」與「低碳飲食法」有興趣，或曾經在這些飲食法上受惠，我會很推薦你來認識「阿金飲食法」，你會發現，其中有非常多的觀念與技巧，都能夠借鏡到你現在的飲食法中，讓你的飲食能夠變得更彈性、更豐富。

值得傳家的健康概念書！

葉佐馬爻，生酮飲食社團團長

我在《全新低醣燃脂聖經》的內容中，發現了跟自己有不約而同的想法，大致敘述於下：

在過去飲食金字塔強調以醣類為主要能量來源的時代，肥胖與糖尿病的患者愈來愈多，表示過去的飲食指引是錯誤的，只會讓人脫離不了飢餓產生的生理需求，即使意志力堅強的人，也只能暫時性的減重，最後仍然會因為攝食太多的碳水化合物而復胖。

低醣飲食、阿金飲食、減碳飲食，無論大家所闡述的方法為何，都脫離不了生酮飲食為主軸的飲食方式，只有將酮體產生出來，訓練身體知曉脂肪也可當作能量來源，就能將身上或從外界攝食的脂肪「部分」轉化成熱量了。

為何是部分，而不是全部呢？

當人體正常運作時，身體的激素、細胞都是以脂肪做為主要的原料，以低脂的方式飲食，當然會因為原料不足，而製造不出來或是製造出來的品質很糟，讓低脂飲食的人氣色很不好。因此，切換到以脂肪為主的飲食方式，碳水化合物降到小於五十公克的日攝食量時，一切生理運作都恢復到正常狀態，這樣的狀態當然是健康的，皮膚水嫩Q彈可破，這些都在在反應著，這樣的飲食才是正確的方式。

如果你想要健康，就一定要參考這本書裡面的科學方法，一步一步訓練身體的慣性，由低脂飲食切換成低碳飲食，一旦上軌道，就可以用科學方法讓你知道，自己未來可以食用碳水化合物的最大量可以到哪裡？讓自己飲食在最大量這條線之下仍待在營養性酮態中，也就是永保安康狀態。

書中也有老外族的飲食指引，對於各種餐廳、速食、素食餐廳都有點餐要訣；在家自煮者也有一堆醬、香料、三餐吃什麼的指引，對於入門的新手來說，有著無比的方便性，如果你有理工生物相關的背景，讀完前八個章節，應該就會有相當完整的概念，後半段則像是工具書讓人參考使用。

這本書對於生酮新手非常實用，對於老手，更具有生酮飲食階段方式的統整性，是一本值得傳家的健康概念書！

一本可以跨世代、跨作者更新的經典

撒景賢，酮好社團創辦人、臺灣低醣生酮學會秘書長

二〇〇〇年，七十歲的阿金醫師與高醣派學者在美國農業局舉辦的公聽會展開激烈的辯論，阿金醫師一開頭就說：「今天時間有限，我不會太客氣的。」因為低醣與高醣派早已經在輿論中爭鋒相對超過三十年了。

為什麼阿金醫師這麼有自信呢？因為他當時已經有三十年的低醣飲食經驗了，也指導過上萬人成功的執行低醣飲食，改善自身的健康。他寫的每一本書都是暢銷書，這些書熱門到連公開上市的甜甜圈、義大利麵公司的業績表現不好，都說是阿金飲食害的。直至今日，營養學界還是把阿金飲食掛上高蛋白飲食的標籤，但是本書第四章說了，其實阿金飲食是適量蛋白質飲食，那些指控，都是子虛烏有的！

隨著更多的研究學者開始對低醣飲食進行研究，低醣飲食的科學已越來越完整了，其中本書的三位作者就是這個領域的佼佼者，他們從低醣飲食對一般人到頂尖運動員都有完整的研究，因此重新修訂了阿金飲食，而結果就是此書。實在很難得有一本書可以跨世代、跨作者的更新。

我自己誤打誤撞開始低醣飲食已經快五年了，不但逆轉了自己的糖尿病，更大幅改善了自己的健康與精神。因此，一頭便鑽入低醣飲食研究裡，本書的英文版也是我的啟蒙書之一。我自己也追蹤了超過三千人的低醣狀況，結果都如同阿金醫師的研究，非常有效的改善健康狀況。

低醣飲食是有效,而且是科學實證的飲食。

如果你是低醣新手,本書可以讓你輕鬆快速的掌握飲食優勢,打造易瘦體質;如果你是低醣老手,本書可以讓你看到截然不同的細節與作法,更容易打造屬於自己的低醣生活方式。

如果關注心臟病,可以從第十三章看起,別忘了,阿金醫師原本就是心臟科醫師。我大力的推薦此書以及低醣飲食,給想要改善自身健康的每一個人!

飲食營養科學的傳承火炬

鄭匡寓,網路媒體編輯、酮好社團管理員

有一群人的夢想是為了全人類的健康未來,你會因此印象深刻還是不以為然?

二〇一四年成立於美國,以逆轉二型糖尿病為志業的 Virta Health,其目標是為了幫助世界各地,扭轉為糖尿病與肥胖、心血管疾病所苦的人們。難以想像的是,其最初的原點與方法論,就來自於你手上緊握的這本書。

近幾年,低碳水化合物、生酮飲食在亞洲地區如台灣、日本,開始得到豐碩的回報與回響,許多人透過減重瘦身降低了內臟脂肪、體脂肪,獲得健康回報,也尋回健康之外的個人自信。這一切均歸功於十多年前許多勇於挑戰傳統的醫生與科學家,不只驅使世界重新檢討了飲食營養學,也讓原本高懸不下的肥胖人口率看見一絲曙光。這不是倖存者偏差,也不是零星的個案實驗,而是值得重複檢視的大規模報告。如果第一代的發現者是已故的羅伯特・阿金,那麼史蒂芬・芬尼、傑夫・福萊克與艾瑞克・威斯特曼就是這一代接下火炬的使者。

談論減重的飲食書各有各的樣貌,全肉食、全蔬食、抗炎飲食、得舒飲食,但

這本不只是提供給讀者概念，也提供了方法論，甚至建立了四個階段的週期計畫。只要憑藉著這本書的內容與方法，按照內容週期期別，就能夠有效地明白自身的狀態，並從而優化。

《全新低醣燃脂聖經》不是另一本有關低碳水化合物或談論阿金飲食的書，而是你唯一值得一再細讀、甚至開讀書會討論的書。

目錄 CONTENTS

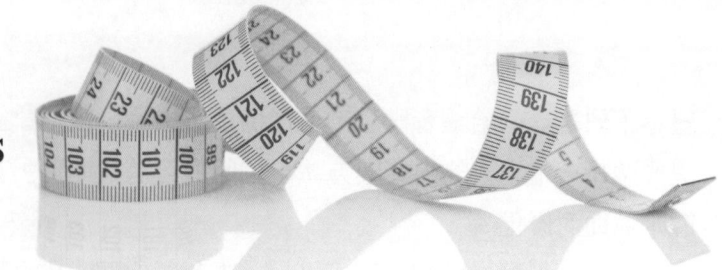

4	推薦序
11	序文
14	前言

19　PART1／為什麼有效：一切都與營養有關

20	Chapter1／認識你自己
30	Chapter2／未來的道路
42	Chapter3／正確且適量的碳水化合物
51	Chapter4／蛋白質的威力
60	Chapter5／認識新朋友：脂肪

71　PART2／能吃什麼：如何量身打造符合你需求和目標的阿金飲食法

72	Chapter6／你的阿金飲食法：量身打造
87	Chapter7／歡迎進入第一階段：誘導期
119	Chapter8／邁向第二階段：持續減重期
148	Chapter9／最後衝刺：維持前期
168	Chapter10／貫徹到底：終生維持期

187　PART3／三餐老是在外：真實世界的阿金飲食法

188	Chapter11／低碳水速食及餐廳外食
195	Chapter12／食譜與三餐計畫

287　PART4／讓你活得更好的飲食法：健康的科學

288	Chapter13／代謝症候群和心血管健康
303	Chapter14／管教糖尿病惡霸

312	專有名詞表

序文

這一代人看來荒誕不羈的事，下一代人看來往往成了智慧。

——約翰・史都華・彌爾（John Stuart Mill）

原先被視為另類的治療法，何時會變成主流呢？是成千上萬體重過重的人以低碳水化合物飲食法減重成功，糖尿病也控制得更好的時候嗎？是日益依賴高碳水化合物和加工食品的生活方式之下，肥胖成疾流行數年之後嗎？有可能，但對於醫師而言，向病患推薦低碳水化合物飲食而非低脂飲食只需要一個理由——科學。

書籍、報章和網站都是分享新知的好方法，然而，能讓大多數人改變心意的終極手段就是進行研究。當一項又一項研究顯示同樣驚人的證據，醫師就會開始意識到，過去認為不正當的事如今已經透過科學驗證。

我在約翰霍普金斯醫院擔任兒童神經科醫師，負責照顧未受控制癲癇的病童，有幸在過去十五年見證到類似這樣的思維革新。生酮飲食（Ketogenic Diet）是一九二一年發明的一種治療癲癇的方法，與低碳水化合物飲食類似。一九九〇年代之前，即使是美國大型教學醫院也往往唾棄這種飲食法，視之為「巫毒」，覺得難以接受，並且認為效果不如藥物。

時至今日，這是全世界廣為使用和接受的飲食療法。現今已鮮少有人質疑生酮飲食，幾乎所有醫師都認同生酮飲食的效果。究竟大家對這種治療的觀感如何在短短十幾年內經歷如此鉅變？難道是在國家會議、家長群組或電視報導中宣傳？這些都可能有所幫助，但是再次強調，研究和科學鐵證讓原本不相信的人也變成擁護者，這點甚至更加重要。

在《全新低醣燃脂聖經》一書中，你將發現科學如何在相同時間內把阿金飲食法從「一時爆紅的噱頭」，變成名號響亮、經過醫學驗證、既安全又有效的飲食療法。本書也針對如何正確實踐全新的低醣飲食法，帶來許多新的建議和深刻見解（包括許多簡化方法），使各地的人都能比以往更容易因為低碳水化合物生活方式而受益。

你很快就會發現，手中這本書遠遠超過典型的飲食法實踐書。威斯特曼醫師、福萊克醫師和芬尼醫師不僅為你摘錄了上百篇發表在頂尖醫學期刊上的研究論文，他們本身就是其中許多研究的作者。超過一百五十篇文章記載著，這三位國際醫學營養專家如何運用低碳水化合物飲食戰勝肥胖、高膽固醇和第二型糖尿病，一再證明低碳水法優於低脂法。

身為阿金科學顧問委員會的一員，我相當仰慕這三位臨床科學專家的功績，若能分別徵求他們三位的建議將會非常有幫助，但現在你也可以透過這本書接受他們的指點。全書以平易近人的方法開始和維持低碳水化合物飲食，從第四部分〈讓你活得更好的飲食法：健康的科學〉尤其能夠窺見他們廣博的知識。我想，我會常常讓病患閱讀這個單元。

阿金醫師沒辦法見證自己的飲食法得到科學研究和這本新書強力的印證，尤其這本新書很大部分是基於科學研究提出的建議，此事頗令我感到遺憾。《阿金博士的減肥大革命》和他的其他著作當中，記載他的許多概念、針對上千位病患的個人觀察結果和哲學，皆在此書中得到科學驗證。

《阿金博士的減肥大革命》第一版於一九七二年出版，當時低碳水化合物的概念尚未受到各方醫師支持，也不認為低碳水化合物飲食法會流行。阿金醫師在世時，他的飲食法受到質疑，營養界大多不信這套。如今已不再是這種情況，也許沒有什麼比這點更能追念致敬阿金醫師了。

我能預見阿金飲食法的璀璨時刻。已有神經科學領域學者正研究低碳水化合物飲食在癲癇成年病患、阿茲海默症、自閉症、腦瘤和路格里克氏病（ALS）的應用。威斯特曼醫師及其團隊發表的研究證實，低碳水化合物飲食不僅對肥胖與第二型糖尿病有幫助，甚至對思覺失調症、多囊性卵巢病、腸躁症、嗜睡症和胃腸道逆流也可能有益。

顯然，已有越來越多證據顯示，低碳水化合物飲食不只對你的腰圍有好處！我也私心希望，阿金飲食法可以變成對抗全球兒童肥胖盛行的普遍工具。《全新低醣燃脂聖經》具備新穎內容和扎實的研究基礎，研究者也可以其作為「典範」，建立低碳水化合物研究的正確計畫。

我期待你不只把這本書當作健康生活方式的指南，更把它當作一本常駐書架上的科學參考書。親友可能會問你為什麼要實踐阿金飲食法，有些還沒讀過最新研究的醫師甚至會勸你不要嘗試這個方法。雖然不到幾週你的外觀和檢驗結果就會改變

他們的看法，但在那之前，請讓這本書幫助你開導他們。芬尼、福萊克和威斯特曼醫師在第十三章的開頭建議：「你會想和你的醫護人員分享這些章節。」我完全同意這個說法。

所以，我要再問一次，大家認為只是爆紅噱頭的治療，什麼時候會變成公認的事實呢？一個人的「減肥革命」，什麼時候會成為人們追求更健康生活方式的現狀？答案就是──現在。享受這本書為我們這一代和下一代提出的所有建議、三餐計畫、食譜、成功故事，以及科學（這點最為重要）。

艾瑞克・H・科索夫（Eric H. Kossoff）醫師
美國馬里蘭州巴爾的摩市
約翰霍普金斯醫院
神經暨兒科部
生酮飲食中心醫學主任

前言

歡迎您翻閱《全新低醣燃脂聖經》。

你手頭上總是同時忙著許多事情，在保住飯碗、持家還有其他活動之間，你可能有無盡的責任與承諾，卻只有有限的時間能運用，難怪你的代辦事項一天比一天列得更多。因此，你絕對不需要一種複雜又耗時的飲食法，而是想要實踐可以快速變苗條又維持身材、處理好某些健康問題，並且增強體力的簡易飲食法。

阿金飲食法正是你所需要的方案。

也許你以前曾經聽過阿金飲食法，甚至已經嘗試過。若是如此，本書將為您帶來全新的阿金生活方式，比過去任何一本書提到的方法更輕鬆、更有效。歡迎回來，你會愛上最新版的阿金。

或者，也許你剛接觸阿金飲食法，那就繼續讀下去，並了解阿金生活方式為何不只能夠瘦身，還能促進更健康的生活。阿金生活方式不僅更輕鬆就能實踐，最近已有越來越多研究者做實驗，希望更了解限制碳水化合物對健康有什麼影響。過去短短幾年內，有五十篇以上的基礎和應用研究已經發表，並驗證阿金飲食法的安全性和有效性，也針對改良阿金生活方式帶來新的看法。

我們會告訴你正確的食物如何幫助你掌控體重、增進體力，並且讓你整體都感覺良好。你會學到任何目前還有終生控制體重必須了解的知識，你也會了解到：

- 體重過重和不健康是一體兩面。
- 你吃下的食物品質會影響你的生活品質。
- 阿金是讓你活得更好的飲食法，而不是快速減肥法。
- 活動是健康飲食的良伴。

在告訴你《全新低醣燃脂聖經》更多內容之前，我們要先談談低碳水化合物生活方式的邏輯。

肥胖成疾大流行

我們先來個快問快答。

吃下大量食物之後，哪一種主要營養素會使你血液中的飽和脂肪和三酸甘油脂濃度升高？是蛋白質、脂肪還是碳水化合物？你可能立刻被脂肪這個答案給拐了，但正確答案是碳水化合物。

第二題，哪一種主要營養素會降低你的 HDL（好的）膽固醇？答案也一樣是碳水化合物。

過去四十年來，美國過胖成人及兒童的百分比激增。如愛因斯坦所言：「瘋狂就是重複做同樣的事情，卻期待出現不同的結果。」在這段時期，醫學和營養方面的成就告訴我們要遵守美國農業部（USDA）。

和四十年前比起來，如今美國人較少攝取飽和脂肪，而改以碳水化合物取代飽和脂肪帶來的熱量，甚至每天再多吃兩百大卡。顯然，我們的飲食方式出了嚴重的問題。

結果美國人變瘦了嗎？完全相反！今天，美國有百分之六十五以上的成人體重過重。同樣的，第二型糖尿病的盛行率飆升。你是這個統計數字惡夢的一部分嗎？或者你岌岌可危，即將成為其中一員？若是如此，本書可以提供你逃離厄運的工具。但光是讀過還不夠，你也一定要真的對自己的健康負起責任，重新調整你的飲食習慣，就像做出其他任何重大的人生改變一樣，下定決心。如果你真的準備好摒棄舊習慣、建立新習慣，得到的回報會是成為一個更苗條、更健康、更性感、更有活力的人，一個全新的你！

本書會清楚說明實踐阿金飲食法不只是關於怎麼吃牛肉、培根還有奶油，而是關於你的身體可以承受多少碳水化合物，還有在碳水化合物、蛋白質和脂肪食物之間做出好的選擇。我們談到「碳水化合物」，代表各式各樣蔬菜還有其他原形食物（Whole Food）。如果你基於個人因素或其他理由而選擇不吃或少吃肉、魚或任何動物蛋白質，還是可以實踐阿金飲食法。

改變是好事

在將近五十年的進化過程中，阿金飲食法已經見證新興營養科學帶來的各種改良方法。本書談的是對於飲食和營養的最新想法，並介紹幾項重大改變，包括：
- 每天需要大量高纖維的「基礎蔬菜」。

- 實踐低碳水法有時候一開始會伴隨一些症狀，我們會告訴你減少或消除症狀的簡單方法。
- 順利過渡到下一個階段的方法，確保逐步又自然地採取健康、永久的飲食習慣。
- 針對維持減重提出詳細的建議，包括在第四階段「終生維持期」可以選擇的兩種途徑。
- 讓你建立針對個人需求訂立方案的能力，包括素食者（Vegetarians）與完全素食者（Vegans）的應變方式。
- 有鑑於現代人三餐常常外食，我們也針對在路邊攤、速食店或者不同類型的餐廳可以採取什麼策略、可以吃什麼，提出詳細的建議。

　　本書依據近期研究在許多小地方均有重要更新。舉例來說，我們現在知道攝取適量的咖啡因可以適度幫助燃脂。所以除了水之外，你每天飲用的八杯液體可以包含一些咖啡和其他不含酒精的飲料。

　　簡單、可變通、易維持是任何飲食方案能成功（長期維持）的必要條件，而阿金飲食法完全符合這三個條件。

1. **簡單**：本書最重要的目標，就是讓阿金飲食法很簡單就能做到。簡單來說就是瘦下來並且更健康，關鍵就是訓練你的身體燃燒更多脂肪。快速、有效做到的方法，就是減少攝取糖類還有其他精製碳水化合物，並且讓脂肪（包括你自己體內的脂肪）成為主要的能量來源（你會不知不覺發現脂肪是你的好夥伴）。本書會提供你達成這種代謝轉化需要的所有工具。

2. **可變通**：依照現在的阿金飲食法，你能夠訂立符合自己生活方式和飲食偏好的方案。如果你以前試過阿金飲食法，但覺得太難、限制太多，那你會對全新的方法感到非常驚喜。舉例來說：
   - 你可以決定從哪一個階段開始，還有何時前進到下一個階段。
   - 你可以吃瘦肉和禽肉，也可以完全不吃肉。
   - 你可以實踐阿金飲食法，同時維持你的烹飪傳統。
   - 你可以選擇何時開始健身方案，還有進行什麼樣的活動。
   - 你可以從兩種終生維持的方法中選擇比較符合需求的一種。

3. **易維持**：阿金飲食法不只是幫助你減肥而已。我們都知道，每種減重方案最重要的問題就是長期維持體重。你必須了解燃脂的威力和終生維持體重都是必備條件。最重要的是，四個階段的方案訓練你估計自己的身體可以承受多少碳水

化合物，如此就能量身打造適合自己的方案，不僅讓你穿得下T恤，也讓你永遠不復胖，同時維持所有健康指標進步。一旦你找到日常可以維持的飲食方法，就再也不會發生了減肥又復胖。

如何使用本書

本書分為四個部分讓你快速上手阿金飲食法，完整列出可以吃的食物和三餐計畫，並且帶給你阿金飲食法的營養學與科學基礎知識。第一部分包含營養學的基礎知識，介紹碳水化合物、蛋白質和脂肪，並且說明阿金飲食法如何、為何奏效。我們會介紹阿金飲食法的四個連續階段：

- 第一階段：誘導期
- 第二階段：持續減重期
- 第三階段：維持前期
- 第四階段：終生維持期

你也會了解關於「淨碳水」（Net Carbs）的所有知識以及如何計算淨碳水化合物（為求簡便，我們常常用「碳水」代稱碳水化合物）。一旦你了解這些基礎知識，並且下定決心吃原形食物，就會發現比過去更容易瘦下來或是容易雕塑身材。你也會了解不好的食物（糖和精製穀類製成的食物）如何害你體重過重、疲憊、無精打采、增加健康出問題的風險。

第二部分告訴你如何在日常生活中實踐阿金飲食法，以及如何輕鬆前進到下一個階段。過程中，我們會引導你探索適合自己的食物量和種類，並且列出每個階段可以吃的食物清單，讓你訂立符合自己需求的方案。你會發現不管是在家煮還是外食，都有很多種食物可以選擇。

第三部分包括詳細的三餐計畫、各階段的食譜，還有外食指南。

第四部分是獻給想要了解阿金飲食法如何改善心血管危險因子、逆轉代謝症候群（糖尿病前期）以及管理糖尿病的人。我們會教你簡短的一課並列出許多參考資料，如果你愛上閱讀科學期刊或想要和你的醫師分享，就可以運用這些章節。

正如你可以依照需求量身打造阿金飲食法，你也可以照自己的想法讀這本書。如果你想要立刻上手，就從第二部分開始，但隨後請回頭了解阿金飲食法如何以及為何奏效。如同書中穿插的成功小故事，當你了解阿金飲食法的營養學基礎，就會明白阿金飲食法不僅僅是快速減肥的工具，更是健康又永久的生活方式。

在第一部分，你也會認識在減肥路上威脅你的代謝惡霸，還有它的宿敵、你的盟友──阿金優勢（Atkins Edge）。這個強大的工具能幫助你瘦下來，但不必經歷減重時往往得忍受的飢餓感。

其他飲食法可能讓你減重又復胖，但阿金飲食法肯定禁得起考驗、絕對有效果。身為醫師、營養師和研究學者，我們努力讓阿金飲食法變得比以往更簡單。畢竟，飲食法越簡單，你就越能遵守，最重要的是能帶你迎向成功。我們可以向你保證，低碳水營養法的先鋒阿金醫師會認同本書中介紹的科學基礎改變，尤其是讓飲食方案變得更簡單、讓你長期維持體重的改變。全世界肥胖和糖尿病越來越盛行，現在正是實施阿金飲食法的時候。

史蒂芬・芬尼，M.D., Ph.D.
傑夫・福萊克，Ph.D., R.D.
艾瑞克・威斯特曼，M.D., M.H.S.

PART1

為什麼有效

一切都與營養有關

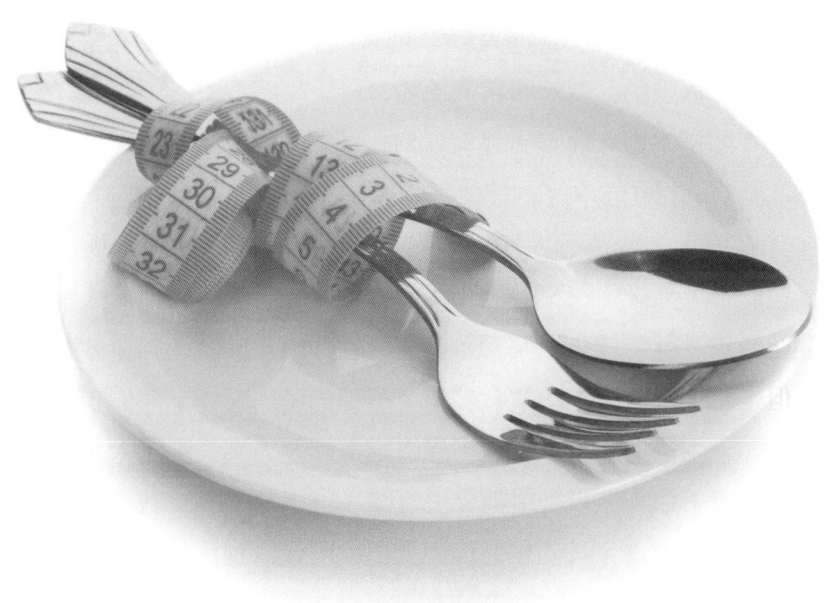

Chapter1
認識你自己

任何減少攝取天然脂肪的飲食法都會讓人有不滿足的感覺,因此很難長期維持,幾乎註定失敗。

你是否曾經想吃什麼就吃什麼,但怎麼吃都不會胖?你高中或大學的時候很愛運動嗎?過去你的體重從來都不是問題,一直到踏入職場開始,第一份高壓力的工作、建立自己的家庭,或者快要進入更年期時,卻變成了困擾?你是否曾被診斷出高膽固醇,或者有罹患第二型糖尿病的風險?

如果你正在讀這本書,而且上述有任何一題的答案是肯定的,那你必然也已經遠離隨心所欲亂吃的日子很久了。

或者,你在成年之後花了大把好時光在減肥又復胖的旋轉木馬上兜圈子;你速速減掉一些體重,然後很快又胖回來;當你復胖的時候(大部分人都無法避免復胖),又開始減重,就這樣來來回回;你可能在好幾年前試過阿金飲食法,也甩掉一些肥肉,但是當你恢復原本的飲食習慣,甩掉的肥肉又回來找你了;也許你嘗試阿金飲食法的頭一兩個禮拜不太開心,覺得這個飲食方案的限制太多,甚至懷疑這麼做到底健不健康;也許你只是單純覺得乏味⋯⋯

既然你正在讀這本書,我們相信你想要再給阿金飲食法一次機會。幸虧我們做了一些重大改變,你會發現新的阿金飲食法容易多了,而且新的研究明確證實阿金飲食法是健康的飲食法,也是極少數有大量獨立研究的低碳水飲食法之一。這些研究比較了實踐低碳水方案的人和控制完全不吃碳水化合物的人,低碳水組的人減掉

的體重和脂肪都比較多，遵從度也比較高，不僅能長期維持體重，對於食物選擇的滿意度也比較高。我們會在本章稍後回頭談到某些研究。

另一種可能性是你對低脂飲食法熟門熟路，但低脂飲食讓你覺得不滿足、餓肚子、暴躁、不斷想著不能吃的大餐，最後還是把這個方法打入冷宮。或者你過去十幾年來每次嘗試流行的減肥法都是以復胖收場，甚至還比減肥前又多胖了幾斤肉。

不管你是第一次嘗試阿金飲食法、放縱亂吃之後再度回歸，或者是對最近的改良有興趣的虔誠追隨者，都找對方法了。阿金飲食法從來就不只關於減肥，也能讓原本就苗條的人改善體格、提升體力、克服健康問題，或單純感覺比較好。無論你的狀況如何，是時候從減肥又復胖的旋轉木馬上下來，踏上終生苗條、有活力又健康的康莊大道了。

奪回控制權的時候到了

這聽起來很熟悉對吧？每次你嘗試一種新的減肥法或再次下定決心要遵從飲食方案，就覺得亢奮、覺得自己很有力量。你可能滿享受一開始的好成果，但是當你開始不遵守計畫，很快就會發現自己墮入惡性循環之中。你怪自己軟弱、失控、沒辦法為了長期目標推遲片刻的愉悅，為了一塊巧克力或一包洋芋片而無法變得更苗條、更吸引人。

大部分人應該都知道，減肥的困難和永遠維持體重相比根本不算什麼。對此，幽默作家埃爾瑪·博貝克（Erma Bombeck）曾打趣地說：「過去二十年來我總共減了七百八十九磅（約三百五十八公斤），我應該可以被（當成吊飾）掛在幸運手鍊上。」但是當這件事攸關你的健康跟心靈，減肥、復胖、減肥、復胖的循環就一點也不好笑了，遑論隨之而來的罪惡感、羞愧感，以及挫敗感。

在本章最後，你將認識減肥還有健康之路上會遇到的擋道代謝惡霸。我們也會向你介紹阿金優勢，這是讓阿金飲食法有別於其他飲食法，並讓你智取代謝惡霸的強大工具。

阿金優勢會把你的身體變成燃脂機器。沒錯，我們說的就是利用你的鮪魚肚、啤酒肚、蜜大腿、大肥臀、胖屁股，或者其他任何脂肪囤積的部位，將其變成主要的能量來源。

這個過程不僅真的讓你恢復最好的身形，讓你因為身材而感覺很好、為自己的

決心感到驕傲，也一定能讓你在個人生活和工作上找到有力量和信心的感覺。感覺有力量具有催情的效果，所以當你的性生活也因此變得活躍時，不要覺得驚訝！

阿金飲食法適合我嗎？

為了幫助你判斷阿金飲食法能不能讓你瘦下來（並維持體重），還有處理任何健康問題，請想想以下問題：

你對自己的體重滿意嗎？

如果滿意的話，恭喜你！但即使你滿意自己的外表，也會發現要維持體重不太容易，或者你有一些健康問題可以靠改變飲食來改善。或許你想要把肥肉變肌肉重新雕塑身材（這正是阿金飲食可以做到的事），尤其是你同時也在進行運動訓練。

重點：阿金飲食法是有效又持續的減肥方式，而且又快又安全。

你的減肥目標是什麼？

如果只要減掉一點惱人的肥肉，可能一個月左右就能達成。有些人在實施阿金飲食法的頭兩個禮拜，就減掉了七公斤。有無數人自己一個人就減掉超過四十五公斤，而你也可以做到。在本書中你會認識其中幾位，也可以到 www.atkins.com 網站上閱讀更多成功小故事。

想當然耳，因為年齡、性別、活動程度、代謝抗性和其他因素的不同，所以每個人的成果差異很大；當然，你有多認真遵從我們的指示也影響很大。

重點：實施阿金飲食法，我可以只減掉一點點體重，也可以減掉很多。

你有其他想要調整或擺脫的健康問題嗎？

每個人的成果大不相同，但整體來說，如果你不要嚴格限制碳水化合物，把重點放在蔬菜和其他原形食物，幾乎肯定你的三酸甘油脂會下降、「好的」膽固醇上升，發炎指數也會改善。如果你有高血壓，應該會發現數字下降了，血糖和胰島素濃度偏高的人也會有所改善。

以往大部分因為第二型糖尿病而必須吃藥或打胰島素控制血糖，或得靠利尿劑處理液體留滯的人，在實踐阿金飲食法且在醫師的協助下可減少藥量，甚至在採取

阿金飲食法之後停藥。阿金飲食法也可以處理其他健康問題，例如胰島素抗性和代謝症候群。控制碳水化合物也是經過時間考驗且仍在使用中的癲癇治療法。

重點：阿金飲食法是一種健康的飲食法，對於有醫療問題的人來說是可以改善健康的飲食法，能夠大幅降低生病的風險。

你試過其他飲食法，短期內有成功，但撐不了長期嗎？

任何無法長期持續下去的飲食法幾乎註定會失敗。大概有百分之九十五的人減肥後又復胖，而且通常在短短幾年內就復胖。原因是你瘦下來之後，單靠意志力是沒有辦法撐過長時間的。你也需要盟友支援，這就是阿金優勢的切入點。大量研究顯示，採取阿金飲食法在一兩年後的減重維持效果會比低脂飲食法更好。

重點：實施阿金飲食法就可以維持體重，使之成為終生的飲食法。

你沒辦法靠計算熱量以及避免攝取脂肪，來減肥或維持體重嗎？

減少攝取天然脂肪的飲食法都會讓人有不滿足的感覺，因此很難長期維持，由於是限制熱量的飲食法，所以會讓你一直感覺到餓。而另一方面，阿金飲食法讓你能吃很多種含有健康脂肪的美味食物。事實上研究顯示，採取阿金飲食法的人可以吃任何想吃的東西，反而使他們自然吃下適量的熱量。

重點：實施阿金飲食法，不需要避免攝取脂肪或計算熱量。

你採取其他飲食法的時候是不是一直都感覺很餓，或者因為嘴饞而產生困擾？

低脂飲食幾乎都是高碳水飲食，碳水化合物很快就會轉變成血流中的葡萄糖，尤其是品質不佳的碳水化合物。結果就是，血糖像坐雲霄飛車般忽高忽低，快速消耗你的體力，並且讓你在一餐吃完沒幾個小時後，又極度渴望下一「班」可以快速代謝的碳水化合物雲霄飛車。

重點：遵從阿金飲食法吃東西（包括每天兩次點心），永遠不用餓肚子。

你最喜歡吃甜甜圈、甜點、洋芋片、薯條還有其他高碳水食物，是嗎？

這類食物吃越多你就會越嘴饞，結果變成惡性循環，吃下太多無法維持體力又沒什麼營養價值的食物。高碳水零食只會重複惡性循環。

重點：別再吃糖、精製碳水和其他高碳水食物，就能脫離血糖雲霄飛車了。

即使沒有吃得過多，你的體重也很容易增加？

這是讓人不太開心的事實：有些人就是比較容易變胖，減肥也比別人慢。無論如何，假如你真的沒有吃得過多，卻還是減不掉多餘的肥肉，可能表示你的身體不太能耐受碳水化合物，這是第二型糖尿病的前驅指標。控制你的碳水化合物攝取量，就能從根本解決問題。

重點：實施阿金飲食法讓你的身體可以不必處理碳水化合物的問題。

你以前一開始嘗試阿金飲食法時有成功，但之後又復胖了嗎？

如果你減肥又復胖，現在就能學到如何改進減肥的方法，用這些方法來應對更大的困難，為了健康而瘦下來。

重點：阿金飲食法從第一天就把重點放在維持體重。

你在誘導期時感覺很焦慮，而且沒辦法前進到其他階段嗎？

有太多人把誘導期（開始減重的第一個階段）跟整個阿金飲食法搞混了。維持在誘導期可以快速減重，但沒辦法讓你達到永久的體重控制。你也會對於可以選擇的食物感到厭倦，這會降低你遵從阿金飲食法的決心。

重點：這次你可以放心探索能讓你持續減重的各種食物，並且在最終維持住你的新體重。

你以前有試過阿金飲食法，但是還沒減掉多少就放棄了嗎？

如果你覺得阿金飲食法的限制太多，會很高興知道現在的阿金飲食法有彈性多了。舉例來說，現在你從一開始就可以享受各種滿足胃口的蔬菜，也會學到如何輕鬆又安全地享用任何種類的外食。

如果你覺得食物太貴，我們會幫助你避免攝取蛋白質並且提供肉品清單，讓你不會超出預算。

重點：任何人都可以在任何地方實施阿金飲食法，包括素食者（Vegetarian）與完全素食者（Vegan）。

這次會不一樣

　　如果你是減肥之戰的沙場老將，我們保證這次是個驚喜：這次會不一樣！不過首先，你必須了解甩掉肥肉和變得健康靠的不只是意志力。你會感覺到餓或不餓，背後其實有生物學的因素。

　　本章稍早我們有提到代謝惡霸會侵蝕你的決心，並嘗試讓你對減肥的努力付之烏有。因為碳水化合物裡的葡萄糖總是第一個被當作能量來源，如果你吃的是典型富含碳水化合物的飲食，身體幾乎沒有運用脂肪作為能量來源的任何需要。所以，吃下大量碳水化合物，就會變成代謝惡霸——而這會妨礙你的身體燃燒自身的脂肪，就像遊樂場裡面的壞小孩不讓其他小朋友盪鞦韆一樣。

　　但是不要絕望！現在你有機會運用寶貴的工具，讓你燃燒自己身體的脂肪作為能量來源，而且還不用餓肚子。當你減少攝取碳水化合物到一定程度，你的身體就會轉換成主要依靠燃脂代謝，強迫代謝惡霸滾一邊去。你的身體傳達給大腦的訊息會有戲劇性的變化。「我好累又好餓，現在就餵我吃甜點還有含大量澱粉的食物吧！」這樣的碎碎唸會安安靜靜閉嘴，你將發現自己維持了好幾個小時都不會去想食物。

　　科學家稱此為「燃脂代謝」（fat-burning metabolism），但我們稱這個盟友為「阿金優勢」。你能以阿金優勢半路阻擋代謝惡霸，然後減掉肥肉，不必忍受過度飢餓、嘴饞、精疲力盡或產生任何被剝奪的感覺。當你一整天、一整夜都在燃燒脂肪當做能量，血糖會維持相對平穩。當然，阿金優勢讓你更容易遵守飲食法並且成

不吃碳水化合物？沒有啦！

阿金飲食法老是被誤解成不吃碳水化合物的飲食法。打從阿金醫師一九七二年出版第一本書《阿金博士的減肥大革命》開始，一直是建議限量，而不是完全不吃碳水化合物，事實上第一版的阿金飲食法第一天就有生菜沙拉。這麼多年來，第一階段能吃的蔬菜種類和量大幅增加了，主要是因為我們更了解碳水化合物中的纖維有好處。

阿金飲食法其實是探究你可以吃哪些原形食物的終極方法（原形食物包括蔬菜、水果、堅果、豆類和全穀類，以上皆含有碳水化合物），而不會妨礙你減肥、維持體重或影響代謝方面的健康。找到有多少種富含纖維的碳水化合物適合你吃，同時又可以維持阿金優勢，就是長期成功的關鍵。

功達標。現在你明白吃太多糖和其他精製碳水化合物會妨礙你減肥還有恢復精力，再問一次，阿金飲食法適合你嗎？也許更符合邏輯的問法是：阿金飲食法怎麼會不適合你呢？

以研究為基礎

現在你曉得阿金飲食法的威力了，讓我們簡單看一下近期評估阿金飲食法安全性和功效的研究。這篇比較新的研究以碳水化合物限量飲食法的較舊資訊為基礎，包括已維持數千年之久並採取低碳水化合物飲食的各種原住民狩獵文化。

最近十年以來，許多關於限制碳水化合物攝取量的研究大幅改變了研究的趨勢。其中有七項研究比較阿金飲食法與其他常見的減重法，為期六個月至兩年不等。在每項研究中，雖然採取阿金飲食法的人想吃掉多少熱量就吃掉多少，但他們遵守限量攝取碳水化合物的原則，所以減掉的總體重至少與採取其他飲食法的人相當，甚至能減更多。

此外，限制碳水化合物攝取量之後，高血脂、低密度脂蛋白濃度和高血壓等危險因子皆持續改善。採取阿金飲食法數個月或數年之後，各種參數都還是一樣好，大部分個案甚至變得更好，而一開始採取阿金飲食法的個案，沒有任何重要參數變差。值得一提的是，七項研究中的受試者在頭幾週或幾個月之後，都還是維持各種程度的飲食法。他們沒有選擇自己偏好的飲食，而是被隨機分配各種飲食法中的其中一種，這會限制整組的達成度。儘管如此，被分配到阿金飲食法的那組，平均的表現都比高碳水化合物飲食組更好。

另一項研究一開始和阿金飲食法的誘導期很類似，但並非採取阿金飲食法，也沒有將低碳水方案與其他飲食法做比較，但這項在科威特進行的研究顯示，持續接受低碳水飲食的受試者有許多好的轉變。研究對象包含六十六位肥胖者（有些人的血糖和膽固醇偏高），每天吃下八十至一百公克肉類或魚類的蛋白質、二十公克來自生菜沙拉的碳水化合物、五小匙用於烹調和淋在蔬菜上的橄欖油，以及多種維生素／礦物質補給品。十二週之後，碳水化合物攝取量提升到每天四十公克（與持續減重期類似），包含一些莓果。

受試者於門診監測及追蹤一年後，體重平均減輕二十七公斤以上。此外，血糖偏高的小組（有些為糖尿病患者）症狀快速緩解，他們的血糖在八週內回到正常範

圍，且在研究期間均維持正常。這種飲食法勝過其他七項研究中的任何隨機組別，一部分是因為由受試者選擇自己的飲食法，而不是被分配飲食法。此外，還有可以提供支持的行政人員讓受試者諮詢，包括建議可以吃哪一種脂肪，這表示安全又有效的低碳水飲食法結合能夠提供支持的臨床工作人員具有相當的潛力。

在後續章節中，我們會介紹阿金飲食法的基礎知識，詳細說明阿金優勢如何讓你取得控制權，征服威脅你、掌控你人生的代謝惡霸。我們也會提供實際建議，教你處理每天面臨到的困難。但首先，我們來看看透過阿金飲食法減了將近約四十五公斤的崔西・馬紹爾。

成功小故事 1 甩掉肥肉寶寶

生完兩胎讓崔西・馬紹爾的體重胖到了巔峰，還伴隨著幾種嚴重的健康問題。現在她減了將近四十一公斤，不僅恢復健康，也恢復身材和生活的樂趣。

重要統計數據

目前階段：持續減重期

每日淨碳水攝取量：40～45 公克

年齡：42 歲

身高：168 公分

過去體重：121 公斤

目前體重：78 公斤

已減重：43 公斤

目標體重：68 公斤

過去腰圍／臀圍：40 吋／48.5 吋

目前腰圍／臀圍：29.5 吋／38.5 吋

過去血壓：160／90

目前血壓：118／74

目前三酸甘油脂：48

目前 HDL 膽固醇：58 mg／dL

目前 LDL 膽固醇：110 mg／dL

目前總膽固醇濃度：178 mg／dL

你的體重一直是個問題嗎？

是啊，我在一九九七年實踐阿金飲食法，兩個半月內瘦了二十公斤。我一直輕鬆保持體重，感覺超棒，直到二〇〇三年我懷孕了。我不斷孕吐，在床上躺了三個月。我懷二兒子的時候已經四十一歲了，而且這胎懷得更辛苦。

你有什麼樣的健康問題？

我從懷孕的時候開始有高血壓還有心雜音，後來還有產後焦慮症。

你為什麼決定再試一次阿金飲食法？

其實我生完大兒子之後就恢復阿金飲食法了，減掉了十一公斤，然後發現我又懷孕了。現在我知道，其實在懷孕過程中，還是可以採取終生維持期的飲食方式。

我生第二個兒子之後，醫生完全贊成我恢復阿金飲食法。當時我讀了好幾本阿金醫師的書，而且知道自己相當沒辦法抗拒碳水化合物，所以阿金飲食法對我來說是生活方式的大轉變，不只是一種減肥法。我記得每天實踐阿金飲食法還有維持苗條的感覺有多棒，我要找回那種感覺！

你的健康狀況有什麼改善？

我的血壓跟血脂數值很好，醫生對於我的進步覺得很棒。我的心雜音消失了，我睡得更好了。我覺得比較有精神，現在有時候會想要做做運動。

你的健身習慣如何？

我每個禮拜和小孩一起散步三天，其他四天自己去散步。我加入健身房做一些心肺運動，但是也發現光是去健身房還不夠。最近開始做改良式伏地挺身、腿部拉筋，還有其他柔軟操，體重幾乎馬上開始往下掉。我開始很愛運動，感覺真的超讚的！

體重過重最糟糕的事情是什麼？

我覺得自己不像自己，好像迷失在一個巨大的身體裡頭。我想要躲起來，覺得讓我的小孩有一個很肥的媽媽很丟臉。

你如何應對必須減重很多所面臨的困難？

我一次只想著要減掉四點五公斤。現在我離目標越來越近，一次只想著減掉二點三公斤。

你會如何形容自己的飲食方式？

其他人吃的東西我都吃，只是吃法不一樣。像今天我烤了一個南瓜派給老公，用幾個小蛋糕模烤了低碳水南瓜起司蛋糕給自己。早餐我可能會吃拌了鮮奶油和奶油的碎球芽甘藍，還有一塊用橄欖油煎的大蒜豬肋排。午餐通常是一大碗沙拉，裡面有洋蔥、番茄、酪梨、一塊雞肉，還有我自己做的沙拉醬。點心通常是莓果跟堅果。晚餐我們會吃一種蛋白質跟一種蔬菜。我會煮飯或地瓜給家人吃，我自己吃另一種低碳水蔬菜。

實踐阿金飲食法對你為家人準備食物有影響嗎？

當然有啊，如果你教小孩應該怎麼吃東西，他們就會吃適當的食物，我用阿金生活方式來養育他們。除了假日，我試著不要讓家裡出現馬鈴薯。我不會買任何含有高果糖玉米糖漿的東西。我會讀過所有的食品標示，確保食品成分的安全。

你要給其他人什麼建言嗎？

未雨綢繆。準備的食物比你一餐所需的食物更多，這樣就永遠不怕沒有東西吃。用一杯加了鮮奶油和低碳水甜味劑（代糖）的咖啡，來滿足對甜食的癮頭。看看你過去體重理想時的老照片來激勵自己。書寫飲食日記。學習調整食譜，比如用茄子條來取代義大利麵。

你遇到最困難的事是什麼？

最困難的部分就是下定決心開始，一旦你開始進行，感覺就會很棒。對我來說，實踐阿金飲食法越久就越容易。

Chapter2
未來的道路

如果你尋求短期飲食法作為解決方案,那麼就註定要進入減肥又復胖的輪迴之中。

　　大部分人減肥失敗的主要理由,是沒有辦法維持有規範的飲食。對可以吃的食物感到枯燥無趣或不滿足、擔心飲食法不恰當或過度飢餓,最終又回到原本的飲食習慣。吃是一件令人愉快的事,任何與食物為敵的飲食法註定要失敗。阿金飲食法正好相反,讓食物變成你的朋友,一切只與選擇有關,而不是否定。等你讀完本章,就會比較了解帶給你阿金優勢的各項要素,這樣的代謝優勢讓你有穩定的能量來源,使你能夠維持這個飲食法。

節食的困境

　　大部分人對「飲食法」(認為是節食)的理解是,一段時間內為了減肥而不太能吃東西。這樣的短視思維讓許多「節食者」陷入相同的困境。他們一起跳上減肥專車,只甩掉一點點過多的包袱,然後又跳下車,再把一樣多的肥肉撿上身。

　　如果你想要以短期飲食控制作為解決方案,就註定要進入減肥又復胖的輪迴之中,但在阿金的世界就不會這樣。首先,以低碳水法減肥不需要少吃東西。其次,阿金飲食法常常被誤解為只是減肥餐(無庸置疑,的確可以幫助人們快速又有效地減肥),但其實阿金飲食法是可以從各方面使你的人生更豐盛的生活方式。

這也是阿金飲食法的正式名稱「阿金營養法」（Atkins Nutritional Approach）的原因。你還是可以把它叫做「阿金飲食法」，我們也是這樣叫，只要你心裡記得它其實是更廣義的概念就好。阿金飲食法是一種飲食方式，可以增進你的生活品質，經過三個逐漸放寬的階段之後，阿金飲食法就會進入終生維持期。

先來瞧瞧所有階段

本書第二部分會詳細說明飲食法的四個階段，但現在我們先來簡單介紹各個階段，讓你弄清楚阿金飲食法其實是針對生活的處方，而不光只是減肥餐而已。

第一階段・誘導期

是大部分人（但不是所有人）開始的階段。最短維持兩週，但是如果你要減重很多，維持更久的時間也沒有關係。在誘導期，你會訓練自己的身體燃燒脂肪，開始減重。

實行方式是限制自己每天攝取二十公克的淨碳水化合物（Net Carbs）。請見下頁「淨碳水化合物是什麼？」小節。在這二十公克的碳水化合物之中，至少有十二至十五公克必須是我們所謂的「基礎蔬菜」，你每天都會吃基礎蔬菜，搭配蛋白質，還有健康、天然的脂肪。但任何含糖、果汁和濃縮液，還有麵粉跟其他穀類的東西都不能吃。

第二階段・持續減重期（OWL）

這個階段你會持續探索基礎蔬菜，並且開始恢復吃一些食物，例如莓果、堅果和種子類，甚至可以吃一些豆類。你會慢慢增加每天的碳水化合物攝取量，一次增加五公克，直到找到你個人攝取碳水化合物同時又能持續減重的耐受量，此稱為「減重碳水化合物攝取量」（Carbohydrate Level for Losing；CLL）。通常會停留在這個階段，直到距離目標體重還差四點五公斤左右。

第三階段・維持前期

可以吃的原形食物碳水化合物種類變多了，包括其他水果、澱粉類蔬菜，並且終於可以吃全穀類（但無論如何，不是每個人都可以恢復或者經常食用所有食

物）。只要你能繼續減輕體重，就可以慢慢增加每天的碳水化合物攝取量，每次增加約十公克。

當你達到目標體重，就能測試一下你可以耐受但又不會增加體重或破壞珍貴代謝適應力的碳水化合物攝取量，這個攝取量就是你的阿金碳水化合物平衡（Atkins Carbohydrate Equilibrium；ACE）。

當你的體重穩定達到一個月，你對食物的渴望已在控制之中，就是準備好前往下一個階段的時候了。

第四階段・終生維持期

其實這根本不算一個階段，而是一種生活方式。你會繼續攝取各種維持前期吃的原形食物，遵守你的 ACE，並且定期監測體重和測量各項數據。終生維持期有兩種方式，可以符合各種 ACE 需求。有些人必須維持攝取低量碳水化合物並避免特定食物，以繼續享受限制碳水化合物帶來的健康益處；有些人則可以耐受吃更多種、更大量的碳水化合物。

在下一章，我們會具體說明你從第一天開始應該吃什麼，開始瘦下來之後可以恢復吃什麼，然後你的新飲食習慣就能根深蒂固。我們也會清楚列出最好不要碰的少數幾種食物。阿金飲食法不是單純禁止缺乏營養又充滿碳水化合物的食物，而是清楚說明這些食物對體重控制和整體健康的危害。我們相信，一旦你了解這些食物如何破壞你的努力，就會判它們出局。

淨碳水化合物是什麼？

實施阿金飲食法的時候唯一重要的碳水化合物稱為「淨碳水化合物」，又可以叫做可消化碳水化合物或具影響力的碳水化合物。好消息是，即使你不是食物科學家或數學專家，也能理解如何計算淨碳水化合物。只要**把碳水化合物總公克數減掉原形食物中的膳食纖維公克數，就是淨碳水化合物的量。**

為什麼這樣算呢？纖維素雖然是碳水化合物，卻不會影響你的血糖濃度，所以不會像其他碳水化合物一樣變成代謝惡霸。我們來算數學吧！

半杯蒸熟的四季豆含有四點九公克的碳水化合物，其中兩公克是纖維，所以四

點九減二得到二點九公克的淨碳水化合物。還有一個差異更明顯的例子，一杯蘿美生菜含有一點四公克的碳水化合物，但其中一半以上是纖維（一公克），所以淨碳水化合物只有零點四公克。難怪實施阿金飲食法的時候會吃一大堆生菜沙拉！

維持低碳水飲食的時候，你必須以碳水化合物總公克數減掉糖醇（包括甘油）還有纖維，得到的才是淨碳水化合物。

> **祕訣**
>
> 請至 www.atkins.com ／ tools 查看碳水計算表，上面有上百種食物的總碳水化合物、淨碳水化合物和其他營養數據（臺灣地區請至「衛生福利部食品藥物管理署〔FDA〕／食品藥物消費者專區／食品營養成分資料庫」查詢：https://consumer.fda.gov.tw/Food/TFND.aspx?nodeID=178）。

糖醇是什麼？

許多低碳水化合物食品以甘油、甘露醇、山梨醇、木糖醇、赤藻糖醇、異麥芽酮糖醇、乳糖醇和麥芽糖醇做為甜味劑。這些形式的糖稱為糖醇（或多元醇），能帶來與糖相似的甜味和口感，卻沒有什麼熱量，也沒有我們不想要的代謝作用。由於糖醇不會完全被腸道吸收，雖然每種糖醇的熱量不太一樣，但熱量大致上只有糖的一半。這種不完整又比較慢的吸收狀態，對血糖和胰島素反應的影響甚微。這表示糖醇不太會干擾燃脂，所以在阿金飲食法中可以接受糖醇。其他益處包括促進結腸健康和預防蛀牙。無論如何，有一部分的糖醇不會被吸收，具有輕瀉作用，所以攝取過量會造成一些胃腸問題。耐受程度因人而異，所以最好一點一點慢慢試。大部分人發現，自己每天可以吃二十至三十公克，而不會產生不良反應。

測量你的進展

大部分人實施阿金飲食法的頭幾個禮拜減重很快而且很穩定，其實有些人在實施阿金飲食法的頭兩週就減掉將近七公斤，但是有許多因素會影響你個人的減重型態。有些人只需要減掉幾公斤，卻可能要努力一陣子才有成效。男性減重會比女性更快，而年輕人通常會比中老年人更具優勢。賀爾蒙變化（例如停經）肯定會使你的新陳代謝變慢，於是就更難減重。有些人天生新陳代謝就比較慢，有些處方藥也會妨礙減重。你的另一半或朋友減重的速度可能和你不一樣，但請記得，**變瘦還有雕塑身材不是一場比賽，而是一段發現自己的身體如何運作的過程。**

通常必須減重很多的人每週都會看到穩定進展，但體重起起伏伏是很自然的事，經過一段時間之後，每個人都會經歷減重趨緩的時期。有時即使體重沒有改變，身材變小幾吋也可以讓你看到進步。這就是為什麼我們要鼓勵你，在站上體重計的同時，也拿捲尺來量一量。你會明白，目標不只是穿小一號的衣服和擁有苗條身材，也包括享受健康還有心滿意足的感覺。

如果你開始實施阿金飲食法的時候患有第二型糖尿病或高血壓，會立即有所改善，數值的進步，就是讓你和醫師看見阿金飲食法正在發揮作用的證據。我們在第四部分會更詳細說明糖尿病和其他更嚴重的病症對阿金飲食法的反應。

水的重量和脂肪的重量

正如任何減肥方案，你最一開始減掉的體重其實有一部分是水的重量，畢竟你的身體有三分之二由水構成。阿金飲食法在頭幾天有天然的利尿作用，因此攝取大量的水分和其他液體以及補充多種維他命、礦物質非常重要，才能確保你不會耗盡身體儲存的電解質（鈉、鉀、鎂）。我們馬上就會討論到哪些補給品很重要，所以，如果你頭幾個禮拜瘦了二至七公斤，就是和不必要的水的重量還有一些脂肪說再見了。一旦過量的水分排掉，你才會開始減掉體脂肪。

阿金飲食法一次又一次讓我們看到可以減去大量脂肪，尤其是腹部區域。每次進行比較的時候，阿金飲食法在減脂方面總是勝過其他飲食法。大多數研究顯示，當碳水化合物攝取量減少、蛋白質攝取量適度增加，燃脂的百分比會更高，除脂體重（lean body mass）也更高。在這之後，只要你遵守攝食原則，就能安心確保持續減掉的體重主要是脂肪。

可預期的狀況

你的身體開始專注在燃燒脂肪後會進行許多調整，接著就會達到我們稱為「阿金優勢」的代謝優勢。無論如何，在頭幾個禮拜你的身體正在進行轉變，會經歷一些症狀。最常見的有頭痛、頭暈、無力、疲憊（有時稱為「阿金流感」），還有便祕，好在這些症狀全都很容易就能避免。我們在這裡只是稍微提到，到了第七章時會更完整說明要如何應對這些症狀。

就像之前說的，當你開始實施低碳水飲食法，第二型糖尿病和高血壓有時候會大幅改善，所以對於某些藥物的需求也會降低。請務必與醫師密切配合，才不會把藥物劑量過高和阿金飲食法本身的作用混淆了。而且，剛開始實施阿金飲食法的時候，不適合同時開始新的或更劇烈的運動方案。挑戰運動限度之前，先讓你的身體有二到三週的時間調適。不過，如果你已經相當積極或定期健身，運動的時候也不覺得體力變差，那就繼續下去沒有關係。

攝取碳水化合物會讓你的身體留住水分，但燃燒脂肪卻有利尿作用，表示你會隨著液體而排出更多鹽分。如果你以前常常脹氣但現在不會了，那是好事。再者，如果你有高血壓，利尿作用表示你的血壓值在頭幾天或頭幾個禮拜就會下降。

但對大部分人來說，液體流失太快不是件好事。想處理這個問題，只要喝大量的水和其他液體，並且確保每天最少攝取半小匙的鹽就可以了。你可以單純加鹽、喝幾杯鹹湯，或者添加測量過份量的醬油。從一開始就遵守這個方法，應該就不會有頭痛、頭暈、疲倦、便祕的問題。適量補充鈉是阿金飲食法許多科學變革的其中一項（而且這不會使阿金飲食法變成高鈉飲食法），我們會在第七章說明更多細節（還有少數例外不應該這麼做的人）。

營養基礎知識

蛋白質、脂肪和碳水化合物一般稱為主要營養素（或稱為「巨量營養素」），而你可能對於各種食物含有不同量的主要營養素有大致上的概念。你多吃或少吃其中一兩種，有差別嗎？再說，「大卡」（Calorie）又是什麼？熱量跟碳水化合物又有什麼關聯？我們從這些簡單的部分說起。

主要營養素是以熱量的形式提供身體必要能量的三大類營養素，身體得到必要能量，而能發揮生命必需的所有身體機能。極少數食物只含有單一主要營養素，例如糖（全是碳水化合物）還有橄欖油（全是脂肪）。

然而，大部分食物含有兩種或全部三種主要營養素。舉例來說，一杯全脂鮮乳含有八公克的蛋白質以及大約相同量的脂肪，還有十一公克以上的碳水化合物。一百一十公克左右的波特菇含有將近六公克的碳水化合物（其中將近二公克是纖維）、極少量的脂肪，還有將近三公克的蛋白質。

所謂一大卡（也稱作仟卡）只是食物能量的單位。在本書中，我們用「Calorie」

（C大寫；大卡）來表示仟卡，「calorie」（熱量）來表示能量。你的身體需要主要營養素的能量，才能進行身體活動還有運作其他所有身體機能，包括呼吸、保暖、處理營養素以及大腦活動。一公克的蛋白質或碳水化合物含有四大卡，而一公克的脂肪含有九大卡。所以就每公克而言，脂肪是比較濃縮的能量來源。有些主要營養素的成分幾乎是直接轉化成能量，有些則必須分解成各種成分，然後才能當作能量運用。

阿金飲食法和其他飲食法不一樣

想要成功實施阿金飲食法，你必須忘記從其他飲食法學到的事情。原因如下：

	低脂飲食	低碳水飲食	註解
方法	計算熱量，限制所有脂肪	計算碳水化合物，排除反式脂肪	阿金飲食法所吃的食物令人滿足，使飢餓感降到最低，同時節制了熱量的攝取
主要食物	各種碳水化合物	健康的脂肪、蛋白質、健康的碳水化合物	避免會使血糖濃度升高的糖、義大利麵、麵包和其他精製碳水化合物食物
食物秤重	是	否	誰會帶一個秤去餐廳啊？
計算熱量	是	否	阿金飲食法強調優質飲食，而非低熱量飲食
計算碳水化合物	否	是	你只需要用碳水化合物計算表來規範自己吃的東西
吃加工食品	是（某些方案）	否	你吃的是健康的原形食物，而不是昂貴的加工餐點
點心	是，不過有熱量限制	是，一天兩次	誰不想吃起司、堅果或芹菜條沾酪梨醬呢？

食物如何變成能量……還有肥肉

人體的新陳代謝很複雜，我們盡可能簡化說明。這個化學過程把食物轉化成能量或身體的組成單位，也就是變成你的器官、組織和細胞的一部分。吃下正確的食物可以促進身體的新陳代謝，尤其是如何處理脂肪。當你吃的碳水化合物食物比較

少（主要靠吃下富含纖維的蔬菜來達成），身體會轉換成燃燒脂肪作為主要能量來源，而不是燃燒碳水化合物。

一般正常體重的人身上所儲存的脂肪，換算成能量大約有十萬大卡（假設這些能量足夠讓你以穩定的速度跑兩百小時），但我們之中有些人身上儲存的脂肪甚至已超過這個量。阿金飲食法比其他飲食法更厲害的地方，就是讓你掌握解鎖這些能量的關鍵。

把碳水化合物想成代謝惡霸，可以幫助你了解從燃燒碳水化合物轉換成燃燒脂肪的含意。運作方式如下：當你吃下碳水化合物，碳水化合物被消化並轉換成葡萄糖（糖），血流把葡萄糖運送到全身。這表示血糖波動主要是受到碳水化合物攝取量的影響。不只是碳水化合物的量，你吃下的碳水化合物性質也會決定這個影響的程度，明白這點很重要。舉例來說，跟吃下一個甜甜圈、喝一杯柳橙汁或者一碗加糖的穀片比起來，吃一碗糙米和豆類使血糖濃度上升得比較緩慢，也比較不那麼劇烈（就算食物吃起來不甜，也可能很快轉換成葡萄糖，最好的例子就是馬鈴薯泥還有白麵包）。

血液循環中的糖量其實非常少，大概只有幾小匙，所以吃下大量碳水化合物之後，身體就會把吸收的葡萄糖從血流快速運送到細胞裡面，以維持血糖濃度正常。這是胰島素這種荷爾蒙的工作，它會傳遞訊息給細胞，要它們從血流中帶走葡萄糖。一旦葡萄糖進入細胞中，可能會發生三件事情：

- 可能立即燃燒變成能量。
- 能夠以類似澱粉的物質儲存起來（稱為肝醣），並留待稍後使用，但儲量有限。
- 或者轉變成脂肪。

如果細胞選擇最後一項，把葡萄糖轉變成脂肪，就再也無法回頭了。脂肪沒辦法逆轉成葡萄糖，只能以脂肪的形式燃燒或儲存。

胰島素除了當交通警察指揮葡萄糖進入細胞內，也會控制脂肪細胞釋放儲存起來的脂肪。**你的胰島素濃度越高，釋放到全身當作燃料使用的脂肪就越少。**所以當你吃下高碳水餐點，尤其是富含精製澱粉跟糖的餐點，胰島素就會飆升，把血液中的葡萄糖塞到細胞裡面，你的脂肪使用量也將隨之大幅下降。簡單來說，你的身體永遠優先處理碳水化合物。

為什麼大家總是「優先禮讓」碳水化合物呢？因為你的身體儲存碳水化合物的能力有限，儲存量最多只能供應半天的能量（相較於體脂肪儲存量，即使是身材纖

瘦的人，體脂肪也足以供應兩個月的能量）。所以我們消化和吸收碳水化合物之後就將之燃燒是很合理的事情，否則很快就會耗盡儲存空間。

此外，糖和其他精製碳水化合物消化的速度很快，整個過程可能變動非常劇烈。現在想想，這個過程每天要發生三次、四次或五次，每次胰島素濃度上升來處理升高的血糖，脂肪燃燒就會停擺。身體在你吃下充滿碳水化合物的餐點之後沒有其他選擇，這個代謝惡霸永遠都佔第一位。因為這種生物學強迫因素，脂肪的熱量永遠被排到隊伍最後面，於是只能被存起來、存起來、存起來。

只要你年輕又健康，根本不會受到這整個過程的影響，但有些人卻無法承受血糖大幅擺盪。如果你的胰島素反應太大或持續太久，血糖濃度就會下降，然後砰！體力就耗盡了。

你可能在吃完午餐幾個小時過後就感受到體力大幅下降：難以集中精神、想睡覺，而且往往會很想吃某些東西，例如巧克力、洋芋片或糖果。你猜猜幾個小時過後會發生什麼事？就是倒帶重播而已。持續這個型態好幾年以後，可能會慢慢發生胰島素抗性，意思就是需要越來越多胰島素才能運輸相同量的葡萄糖。你的身體正在發生的事情是向惡霸妥協，這是逐漸發生代謝症候群、甚至是第二型糖尿病的前奏（我們會在第十四章深入討論這件事）。

與演化的整個過程相比，我們的身體沒有太多時間學習如何應對大部分飲食的新穎精製碳水化合物和糖，畢竟這不過是過去半個世紀左右發生的事。然後你一直說蜜大腿是沙拉醬和炒蛋害的！隨身攜帶脂肪「霹靂腰包」的能力，其實幫助我們的祖先在久久才能吃到一餐（依靠打獵不一定能夠準時吃到每一餐）或饑荒的時候存活下來。然而，大部分現代人每天都會吃進含有許多碳水化合物的三餐，更不用提加糖的雙倍拿鐵和下午的巧克力棒，所以根本沒機會用到備用的脂肪。只要我們持續把葡萄糖變成脂肪，讓惡霸繼續礙事，鐵定會變胖。

好在，你依靠阿金優勢就可以把身體切換成主要依靠燃燒脂肪作為能量，從血糖雲霄飛車上下來。當你吃下主要由蛋白質、脂肪和纖維構成的食物，身體製造的胰島素就會減少許多（如果你吃下大量蛋白質，其中一部分會轉變成葡萄糖，但是蛋白質引起的胰島素分泌量不會像碳水化合物那麼多）。當你吃下的碳水化合物是高纖維食物，轉變成葡萄糖的速度相對比較慢，血糖濃度就不會大起大落。身體需要製造的胰島素變少很多，血糖濃度和體力就可以維持穩定。

改變飲食中脂肪、碳水化合物和蛋白質的比例，身體就會轉變成主要燃燒脂

肪，而不是持續在碳水化合物和脂肪之間來回切換。這種完美的正常代謝過程沒有什麼奇怪或危險之處。你燃燒自己的體脂肪當作能量會帶來令你開心的副作用，就是體重下降。為了防止你忽略稍早提到的重點，所以再說一次：**只要你讓身體燃燒脂肪，吃脂肪就不會變胖**。真正的罪魁禍首是吃太多碳水化合物，還有對碳水化合物反應過度，這就是這本書和阿金飲食法的前提。

我們知道你巴不得馬上開始實踐阿金飲食法，但是別急。我們刻意在第二部分之前安排接下來三章談論主要營養素，你就能掌握實踐阿金飲食法的竅門。現在花點時間讀這些，好過之後再說：「糟糕，我應該在猴急嘗試又搞得一蹋糊塗之前先讀過這個才對！」你越了解把什麼食物吞下肚有多重要，就越能下定決心在往後的人生選擇健康的飲食方式。大部分人過去實施阿金飲食法失敗，其實是因為對阿金飲食法有錯誤觀念而做錯了。

當你明白正確的飲食方法（以及原因），以及如何緩慢、穩定減重以達到終生體重控制的目標，長期減重成功的可能性就會大幅增加。

成功小故事 2　持久的成功

　　珍娜・費里曼是一位藝術家也是作家，她七歲時意外受重傷，也是從那時候就開始為體重而困擾。臥床幾個月又一直被餵食（包括每天喝奶昔幫助骨骼癒合），於是她變成一個小胖妹，長大也變成胖胖女。

　　但這些都是過去的事了。

重要統計數據

目前階段：持續減重期

每日淨碳水攝取量：30 公克

年齡：64 歲

身高：160 公分

過去體重：71 公斤

目前體重：60 公斤

已減重：11 公斤

目前血壓：110／70

過去三酸甘油脂：181

目前三酸甘油脂：83

過去 HDL 膽固醇：41 mg／dL

目前 HDL 膽固醇：54 mg／dL

你第一次嘗試瘦下來的情況如何？

我十九歲時就開始實施「舊的」慧儷輕體（Weight Watchers）減重方案。我減掉許多的體重，但記得那時候晚上躺在床上，會因為餓到不行而睡不著覺。想當然，我最後停掉減肥方案然後復胖了。多年以來，我試過各種飲食法，但是都失敗。同時，我又在兩次懷孕期間變胖，年紀越大就變得更胖。二〇〇四年我參加地區醫院的一項研究，目標是低熱量、低脂飲食（DASH），並且每個星期有衛教會談。我減肥減得很慢，而且總是在餓肚子。

你有任何相關的健康問題嗎？

有。我的膽固醇需要吃高劑量的藥控制，關節會痛，而且我覺得很累，又覺得自己很老。因為「膝蓋和髖關節壞掉」（醫生說是關節炎），所以沒辦法全程參與DASH 飲食法的運動。我有冠狀動脈疾病和糖尿病的家族史，應該早晚也會有。

你為什麼決定嘗試阿金飲食法？

在那個研究的最後，我還是繼續吃低脂、低熱量的東西，極度努力維持體重。我感覺到自己被剝奪，而且實踐那種飲食法的最後一年只瘦了一點八公斤。同時，我以為膽固醇指數應該會下降，沒想到卻持續升高。朋友跟我說她實施阿金飲食法之後體重下降，而且變健康了。既然我離正常體重八字都還沒一撇，而且再也不想被低脂飲食折磨，就決定放手一試。

你怎麼做？

我五個月內就達到目標體重，然後建立新的目標要再減兩公斤，結果還減掉超過這個數字。我的膽固醇藥劑量降低了，皮膚也不再乾燥。我的關節再也不會痛，所以可以增加運動量了。我非常期待繼續這種神奇的生活方式還會看到什麼進步。而且我終於可以穿下八號的褲子，我這輩子從來沒有穿過！

你的健身方法是什麼？

我一開始在家用時速二點四公里走跑步機五分鐘。在我瘦下來，膝蓋和髖關節不那麼痛之後，就把時速加倍而且開始走斜坡。現在我每個星期走跑步機三到四次，每次二十到三十分鐘。其他時候我會騎健身車，做一連串的核心運動，還有短時間的自由重量訓練。

體重過重最糟糕的事情是什麼？

正常體重的人沒辦法想像小胖子承受的痛苦。我知道這對我的自尊心跟信心造成很大的影響，過去失敗的所有飲食法只是徒增痛苦而已。

你喜歡阿金飲食法的哪個部分？

我最喜歡的點是它很健康又符合人性，還鼓勵吃原形食物。最可惡又痛苦的飢餓感消失了。以前我總是因為肚子餓而放棄減肥，現在再也不會了。我去海外參加兒子的婚禮時，身邊都是充滿熱量的高碳水化合物食物，但是我沒有被誘惑，甚至連婚禮蛋糕都沒吃。過度飢餓和嘴饞的感覺消失了。

你要給其他人什麼建言嗎？

盡你所能，讀所有關於阿金飲食法的東西吧！遵守原則，然後試兩個禮拜，看看會發生什麼事。阿金追隨者會給你建議和支持。

還有什麼想補充的嗎？

遵循政府的建議讓我變胖，現在我的身體告訴我，阿金才是正確的飲食方式，我過去幾年得到的建議都錯得離譜！

Chapter3
正確且適量的碳水化合物

精製麵粉比較適合在幼稚園美勞課做成膠水用,而不是當作營養來源。精製穀類和包藏禍心的甜美「毒藥」——糖,振興了食品加工產業,但這些產品也使人攝取過量碳水化合物,危害健康和生活品質。

除了控制體重還有健康之外,還有一個同等重要又相關的目標,就是找到一個營養充沛的飲食型態,穩定供應你機體運作的能量。你必須了解營養的基本知識,但也必須學習辨識自己的身體訊號。在這個個人化的過程中,第一步是讓你的飲食重新回到平衡。

你可能認識一些幸運的傢伙,什麼都吃卻不長一丁點肉(別恨他們)。而我們其他這些人,總是因為新陳代謝無法負荷現代加工飲食典型的高碳水化合物而痛苦不堪。幸運的是,如果你攝取不一樣的食物,身體的表現就會不一樣。你唯一需要做的,就是啟動燃燒脂肪的開關來反擊代謝的惡霸,也就是所謂的阿金優勢。

本章的重點是,你應該吃多少、吃哪一種碳水化合物,才能達到阿金優勢。在後續章節,我們會探討蛋白質和脂肪在體重管理中的角色。

碳水化合物是什麼?

首先,我們先澄清一些詞彙。碳水化合物通常有兩種「口味」:糖和澱粉(也稱為簡單型碳水化合物及複雜型碳水化合物)。最常見的簡單型碳水化合物有葡萄糖、果糖和半乳糖,每種都含有一個單糖單元。這些單糖可以組合在一起變成蔗糖

（葡萄糖加果糖）或是乳糖（葡萄糖加半乳糖）。蔗糖是餐用砂糖、蜂蜜、楓糖漿、紅糖、蔗糖漿和糖蜜的主要糖分。

另一方面，澱粉是由長鏈葡萄糖組成，被攝取後會再分解成葡萄糖成分。澱粉是麵包、義大利麵、穀類、米飯和馬鈴薯主要的碳水化合物。但綠葉蔬菜和其他蔬菜是阿金飲食法的重點，所含的糖和澱粉量相對較少，所以常被稱之為「非澱粉類」蔬菜。

碳水化合物可以做什麼？

碳水化合物可以提供能量，但如果你想要減重，絕對必須攝取比較少的熱量，才能減少攝取到的能量。依照這個邏輯，降低你的碳水化合物攝取量就相當合理。但是控制碳水化合物還有另外一個更重要的理由，即飲食中的碳水化合物會使胰島素濃度升高，進而控制身體不要運用脂肪作為能量來源。胰島素就像路障一樣，會阻礙你使用身體的脂肪。如同我們前一章所說，當你吃下大量的碳水化合物，它們就會降低身體燃燒脂肪的能力，這就是為什麼你減不掉多餘肥肉的原因。

為什麼要吃碳水化合物？

如果碳水化合物是代謝的惡霸，為什麼要吃它們呢？很多食物都含有碳水化合物，也帶來許多有益的礦物質、維生素、抗氧化物和其他微量營養素，因此是健康的食物。**比較好的碳水化合物來自每份含有適當公克數碳水化合物的食物（扣除纖維的公克數之後），通常可以緩慢消化和吸收，所以不會影響穩定供給整體能量。**蔬菜、某些水果、堅果、豆類和全穀類中所含的未加工碳水化合物也是很好的纖維和水分來源。複雜型碳水化合物的纖維含量高，這就是為什麼它們比糖類和加工過的碳水化合物會更慢被吸收。

大部分蔬菜和其他原形食物碳水化合物如果適量的話沒有問題，但在典型的美式飲食中，很大一部分不是綠葉蔬菜、煮過的蔬菜、莓果類和其他低糖水果及全穀類。反之，是由研磨穀物、精製澱粉和各種形式的糖構成的食物，請想想貝果、義大利麵和餅乾。其他食物（例如洋芋片和玉米瑪芬蛋糕）和原料食材已經長得不太一樣了，即使是第一眼看起來很健康的食物，通常也都含糖。以最受歡迎的「減

肥食物」——低脂優格為例，一盒一百一十三公克的知名品牌草莓優格，即含有二十一公克的碳水化合物，其中有十九公克是糖！

阿金飲食法不只要辨識和避免充滿無用碳水化合物的食物，也要找到正確且適量的碳水化合物，以符合你個人的新陳代謝狀態。當你知道自己的身體對於碳水化合物攝取有多敏感，就會在阿金飲食法的減重初期就停止攝取某些原形食物碳水化合物，然後開始把重點放在綠葉蔬菜和其他非澱粉類蔬菜。有些人的新陳代謝狀態最終可以耐受適量的豆類、全穀類，甚至一些澱粉類蔬菜。

所有這些食物在阿金飲食法的後續階段都是可接受的食物，但有些人覺得即使是澱粉類原形食物碳水化合物，也會影響減重或維持體重，若是如此，就應該避免或是偶爾才吃。實行阿金飲食法幾週或幾個月之後，你就會清楚自己的狀況。

> **你被碳水化合物療癒了嗎？**
>
> 無法不碰某些食物和酗酒或依賴鴉片類藥物，這些和真正的成癮不一樣，但就健康的角度而言，吃這些食物依然是很危險的事。
> - 你最喜歡的食物是麵包、洋芋片跟其他零食或餅乾、西點及其他甜食嗎？
> - 你沒辦法只吃一（或二）份碳水化合物嗎？
> - 你一整天都把這些食物當零食嗎？
> - 當你無聊或憂鬱的時候，想吃這些療癒的食物嗎？
> - 你吃完一餐或點心之後，過幾個小時就又餓了嗎？
> - 你有發現自己就算不餓，只要這些食物放在面前就會吃嗎？
> - 你常常在下午或其他時間覺得累、煩躁、頭痛、無法應對壓力或專注嗎？
>
> 這些症狀全都是你被困在惡性循環中的證據，你渴求高碳水化合物的飲食，但它們會讓你的血糖濃度大起大落，這種情況跟真正的成癮不一樣，你還可以做選擇。如果你可以不碰這些食物一到兩個星期，就可以達到阿金優勢，很快就會發現自己不吃這些食物比較舒服。

水果不等於蔬菜

雖然水果跟蔬菜常被視為可以互相替代，因為它們都是植物、能夠促進代謝，但其實它們之間的不同之處比相似之處還要多。

儘管如此，美國農業部的飲食指南金字塔仍繼續把它們分在同一類，而這不是

個好主意。大部分水果含糖量高出許多，因此在你體內的作用也和萵苣、四季豆與其他非澱粉類蔬菜非常不同。

實施阿金飲食法，你得暫停攝取所有水果，直到度過誘導期為止。橄欖、酪梨和番茄是例外。你相信嗎？這些都是水果，但促進代謝的能力卻比較接近蔬菜。持續減重期可以恢復攝取的是莓果類，莓果類的碳水化合物含量相對較低，而且含有抗氧化物和纖維。把水果視為讓餐點或點心增添風味的調味料，會比較有幫助。

小心額外的添加糖

相對於含碳水化合物的原形食物，精製穀類食品、含糖零食還有其他許多包裝食品（實在不勝枚舉），只是徒增熱量而幾乎毫無有益的營養成分。糖讓事情變得複雜，一切都是糖害的。水果中的糖是天然的，但不代表可以肆無忌憚地吃水果（即使在終生維持期也不行）。乳製品、蔬菜和其他碳水化合物食物裡面也有天然的糖。但是添加糖（added sugar），正如字面上的意思，會增加食物中的含糖量，這是個很大的問題。添加糖可能是人工製造的糖或天然糖，所以舉例來說，蜂蜜芥末醬裡面的蜂蜜依舊算是添加糖。根據美國農業部的資料，每個美國人每年平均攝取七十公斤的添加糖，從一九七〇年代早期的平均五十六公斤節節攀升至此。換算成熱量等於一天七百五十大卡。

這種隱形的甜蜜「毒藥」振興了食品加工業，卻危害健康和生活品質，人們早因碳水化合物超過負荷而受苦。實際上，超市主要走道的每一項產品都含有添加糖。學習仔細閱讀食品營養標示和產品標籤上的成分，才能揪出添加糖。除了無酒精飲料、烘焙食品、果汁飲料、甜點、糖果和穀物明顯有添加糖以外，添加糖還潛藏在醬料、沙拉醬、番茄醬、醃菜，甚至是嬰兒食品之中。所有人工製造的糖充滿空虛的碳水化合物，還是造成蛀牙、胰島素抗性等健康問題的元凶。聽起來最糟不過如此，對嗎？大錯特錯！

最危險的角色

高果糖玉米糖漿（High-fructose corn syrup；HFCS）在惡名昭彰的糖類之中有很特別的地位。玉米糖漿原本單純只有葡萄糖，但在製造過程中增加玉米糖漿的果

糖含量，最後製造出 HFCS，吃起來更加的甜。最終產物通常含有百分之五十五的果糖和百分之四十五的葡萄糖。相對的，餐用砂糖含有等量的果糖和葡萄糖。啊，你想知道只差百分之五有什麼差別嗎？你接下來就會知道，多出來的百分之五果糖註定要變成脂肪。

HFCS 已經滲透我們的食品供應業。有些公共衛生當局認為過去四十年來肥胖率翻倍與加糖無酒精飲料的 HFCS 用量提升有關。一九七〇年，每年美國人消耗的 HFCS 大約是零點二三公斤。到了一九九七年，每人每年的消耗量攀升到二十八點三五公斤左右。從一九七五到二〇〇〇年，光是每人每年的汽水消耗量就從平均九十五公升激增到一百八十九公升！

相反的，蔗糖含有一半果糖和一半葡萄糖，水果中原本就含有蔗糖，人類攝取水果的歷史已有數千年之久。這就是為什麼你會看到食品標籤上列了 HFCS，而即使工廠製造出好幾噸的 HFCS，還是常常看到廣告標榜「全天然」。雖然加工食品中 HFCS 的化學結構類似於水果中的果糖，但激增的量卻會造成問題。原形水果（和蔬菜）所含的果糖量相對較少，而且同時含有纖維和健康的抗氧化物及其他微量營養素，人工製造的食品只是空有熱量，卻沒有水果帶來的任何好處。

雖然身體大部分細胞可以很快代謝葡萄糖，但果糖主要由肝臟處理，大部分會轉變成脂肪，到這裡之後，脂肪就會一路變成你的腰間贅肉。雖然人類的祖先可以耐受水果中存在的少量天然果糖，但我們現代人卻攝取了相當大量的果糖。

坦白說，近期的研究也清楚指出我們的身體不適合處理果糖。請兩組體重過重的人維持他們平常的飲食。其中一組人每日熱量的四分之一必須攝取特製的葡萄糖飲料，另一組人則是攝取熱量相當的果糖飲料，除此之外沒有其他飲食要求或限制。結果每個人的體重如預期增加，但只有果糖組的腹部出現贅肉，而腹部是體重增加時最危險的部位。果糖組的胰島素抗性增加，三酸甘油脂濃度也大幅提高，而葡萄糖組都沒有出現這些指標。所以，請略過成分中含有 HFCS 的任何食品。

別吃穀物

大約在一世紀之前，一項瑞典的發明永遠改變了全世界人類的飲食。不鏽鋼滾輪改變了碾穀這件事，有了不鏽鋼滾輪，就可以又快又低價製造出精製麵粉和其他精製穀類。結果好消息成了壞消息。

> ### 意志力的迷思
>
> **迷思**：只要靠意志力就可以成功減重。
> **事實**：就跟髮色一樣，新陳代謝的狀態和特性因人而異，而且差異很大。同卵雙胞胎的研究，可以為基因控制新陳代謝狀態提供一些最好的例證。給予許多組雙胞胎相同的低熱量飲食，大部分的人體重下降。然而，整組之中每個人體重下降（和脂肪減少）的量卻差異很大。你猜發生什麼事？每對同卵雙胞胎減掉了相近的重量。這代表有相同基因的人對於能量限制的身體反應相同，但有不同基因設計的人（在此例是不同對雙胞胎）有各種身體反應，有些很容易減重，有些則減得很慢。實施一天燃燒掉一千大卡的運動方案時，每對雙胞胎的反應相似性和不同對雙胞胎之間的反應差異也是如此。所以不要因為別人減重速度比你快而覺得沮喪，如果你已經盡了一切努力還是只能龜速減重，那只好怪到某一位祖先頭上吧！

白麵包原本是有錢人家的專利，現在人人都吃得起。然而，去除富含油脂的胚芽和富含纖維的麩皮，麵粉幾乎就失去所有必需營養素。全球有數百萬人因為以精製麵粉製成的麵包為主食而營養不良死亡，然後美國政府才強制麵粉需添加至少八種必需維生素和礦物質，以補充去除胚芽和麩皮時流失的部分微量營養素（鎂除外），於是這種新的、改良的精製麵粉便號稱「富含營養」。

無論有沒有加強營養，精製麵粉都比較適合在幼稚園美勞課做成膠水用，而不是當作營養來源。精製麵粉依然是殺人幫兇，只是讓糖尿病和心血管疾病花更久時間造成傷亡。

儘管如此，糖類、精製麵粉和其他精製穀類（HFCS 是精製玉米食品），已然變成我們飲食的主軸。整個社會依賴高度加工穀類的程度就跟依賴糖一樣。不幸的是，全球的人都在追隨美國人的飲食方式。

就好像喝能量飲料（也就是添加牛磺酸、瓜拿那、水果味香料或一丁點果汁的糖水）和直接吃水果並不一樣，已經被奪去必需營養素的穀類也只是不含營養的原形食物仿製品。大多數人在阿金飲食法較後面的階段可以吃全麥麵包、鋼切燕麥、糙米、藜麥之類的東西，但精製穀類就不是這麼一回事了。當你進入終生維持期，指望自己未來再也不碰精製穀類製品並不合理，但也不要指望它們能帶給你多少營養。如果最後你的胰島素抗性沒有因為減重而改善，即使是全穀類，那麼你的代謝功能也可能無法承受（幸好通常會改善）。

碳水化合物讓你胖

我們會在第五章詳細說明吃脂肪會讓你變胖的錯誤觀念。不過，碳水化合物和蛋白質也會被代謝成體脂肪（蛋白質的程度較少）。猜猜看，農夫想要把豬跟牛養肥帶到市場賣掉的時候都餵牠們吃什麼？答案就是：穀物。越來越多人相信，害美國人的腰圍變粗的罪魁禍首是糖、HFCS 和精製麵粉（第二名的代謝惡霸）。

想想超常見的美國人飲食：早餐吃吐司餅乾（Toaster tart）和柳橙汁；忙碌中就以一杯濃湯和一包洋芋片解決午餐；而晚餐是微波雞塊跟馬鈴薯泥；中間參雜幾罐汽水和「垃圾食物」零食，就這樣過一天。你很容易就看到三百公克的碳水化合物，甚至這些碳水化合物大部分來自精製穀類還有各種類型的糖。低熱量、低脂飲食依靠的也是大量碳水化合物，包括許多不太營養的碳水化合物。相反的，實施阿金飲食法的時候，你吃的碳水化合物主要來自原形食物，尤其是蔬菜。

當你實施阿金飲食法，就會重新調整三種主要營養素的平衡，移除阻礙你燃燒脂肪作為能量的路霸。猜猜那個路霸是什麼呢？就是含有太多碳水化合物的飲食造成的血中胰島素濃度偏高。而這樣的飲食改變，讓你主要燃燒脂肪作為能量，因此更容易減重，這就是阿金優勢。

以下是朱利安・史尼德的成功故事（他靠阿金飲食法減了超過四十五公斤）。

成功小故事 3　三十而立

朱利安・史尼德從青少年時期體重就過重，二十多歲的他覺得是時候認真看待自己的體重和健康了。他已經減了超過四十五公斤，而且還在變壯當中，顯然他三十幾歲的身材會比二十幾歲的時候更好。

重要統計數據

目前階段：持續減重期
每日淨碳水攝取量：50～75 公克
年齡：30 歲
身高：185 公分
過去體重：139 公斤

目前體重：90公斤
已減重：49公斤
目標體重：84公斤

你的體重一直是個問題嗎？

我小時候會打籃球，所以還是跟一般十一、二歲的小孩一樣苗條。十七歲的時候，我們從紐約搬到北卡羅來納，原本我到哪都得走路，搬家後都是以車代步。加上我們辦了很多家庭烤肉聚會、野炊和其他有一堆食物的聚會，這些場合比以往都多。到我十八歲的時候，體重到達一百零九公斤。後來，我在速食餐廳當經理，想吃多少就可以吃多少，也讓我很難控制體重。

你怎麼會聽說阿金飲食法？

我的餐廳主管靠阿金飲食法減了大約四十五公斤。她讓我讀《阿金博士的減肥大革命》，但是沒多久我就把它放著長灰塵。二〇〇七年四月我開始認真讀這本書，那時候我的體重超過一百三十六斤，對於營養方面的知識所知甚少。阿金飲食法看起來很奇怪，但又說我可以吃牛排跟蛋，所以我就試了！

除了體重之外，你還有任何健康問題嗎？

沒有，但是我有糖尿病、高血壓和心臟病的家族史。醫生說我得做點什麼，否則生這些病只是遲早的事。

你開始阿金飲食法之後發生什麼事？

我在五個月內減了驚人的二十三公斤。這時候我心裡想：「哇！我現在一百一十六公斤重。」我感覺超棒，維持這個體重快要兩年。

你為什麼會再次嘗試阿金飲食法？

二〇〇九年七月的時候我滿三十歲了，下定決心要讓自己更結實、更健康。我回到誘導期，兩星期就減了七公斤，然後進入持續減重期。三十歲的時候，我的體重是一百零七公斤，但我知道這只是剛開始。

你什麼時候開始增加運動方案？

第二次誘導期的時候，我每隔天走三點二公里的路。生日之後，我加入健身房還請了私人教練。一開始我對於她給我的方案覺得很痛苦，但是現在我很喜歡她的運動方案，而且覺得身體改變了。我固定慢跑六點四公里，每個禮拜五天從不間斷，每隔天舉重一次，還使用運動器材健身。

你平日都吃什麼？

早餐我會吃麥片配蔗糖素（代糖）、鮮奶油和三顆蛋。午餐是一份大的沙拉加上烤雞肉跟調味醬。晚餐我最喜歡的蔬菜是四季豆，可能會搭配火雞，有時候是一些糙米。我每個禮拜會吃一兩次全穀類，但是從來不會吃精白或漂白的穀物。我每隔天吃一個蘋果，有時候還會吃半根香蕉。點心通常是杏仁，但如果體力不夠或者會餓，我會吃一塊烤雞肉或一些鮪魚。

你正在接近自己的體重目標。下一步呢？

我想要看看自己可以變得多結實。我現在的目標體重是八十四公斤，但是我還有更大的目標，就是在一年內結實到可以加入警隊。要加入的話，必須能夠跑四點八公里，然後做一百下伏地挺身，我現在最多可以做五十下。我覺得自己可以做到任何事，不只是跟體重有關的事。沒有極限！

你要給其他人什麼建言嗎？

我想讓任何為了體重而痛苦的人知道：你也可以做到！你會更了解自己。我的第一次阿金飲食法的經驗只跟減重有關，但是後來我到達另一個境界，並且了解這真的跟健康有關。我是一個完美主義者，所以很準確計算碳水化合物，我很推薦這麼做。我實在太想變得苗條又結實，所以打從一開始就可以抗拒某些食物。現在你可以把我押在滿桌不健康的食物前面，但一點都沒辦法誘惑到我。如果你正確執行阿金飲食法，你也可以做到。

Chapter4
蛋白質的威力

蛋白質令人有飽足感,所以蛋白質含量高的飲食減肥效果也比較好。當你以蛋白質取代飲食中的部分碳水化合物,血糖波動幅度就會比較小。

蛋白質食物對於你的健康還有低碳水生活方式而言非常重要,一旦蛋白質和膳食脂肪聯手,就能讓你戰勝碳水化合物。首先我們要來看看蛋白質擔任的幾個重要角色如何維持瘦體組織(lean tissue),同時促進脂肪流失。然後我們會帶你看看如何確保自己攝取適量的蛋白質。最後,你會明白阿金飲食法為什麼不是高蛋白質飲食法。

辛勤工作的蛋白質

蛋白質是你體內每個細胞和器官的組成成分,是由珍珠般連結成串的二十種不同胺基酸組成。當你吃下含蛋白質的食物,消化過程會打斷胺基酸之間的連結,胺基酸就被吸收到血流中。在血液中,胺基酸會被運送至全身,提供建造和修復細胞必需的結構單元,若沒有持續補充胺基酸,原有的細胞會萎縮,新的細胞也沒辦法製造。當你開始吃減肥餐,想要減少的是儲存體脂肪的細胞,但不是肌肉或其他重要的細胞。吃蛋白質也會增加血中胺基酸濃度,造成:

- 飽足感上升
- 血糖濃度更穩定
- 燃燒更多熱量

　　許多研究顯示，攝取蛋白質會比攝取碳水化合物或脂肪讓人更有飽足感。這可能是攝取超過最低量蛋白質的飲食法減重效果比較好的原因。當你以蛋白質取代飲食中的部分碳水化合物，血糖波動幅度就會比較小。**消化和代謝蛋白質消耗的能量是處理碳水化合物或脂肪所消耗的兩倍以上（大約是百分之二十五的能量）。這表示消化蛋白質的時候，比消化其他兩種主要營養素時燃燒更多熱量。**蛋白質含量較高的飲食能預防肥胖與肌肉流失，發生代謝症候群、第二型糖尿病和心臟病的風險也比較低。

　　通常大家會認為「一卡就是一卡」，贊成這個概念的人表示只要吃下去的熱量都算，碳水化合物、蛋白質和脂肪的比例不會影響減重和身體組成。不用說，營養學家持續為此爭論。為什麼呢？因為我們不是實驗室裡的動物或醫院裡的病人，我們活在真實世界，隨著時間過去，很難精準評估這些因素。研究顯示，攝取較高蛋白質的飲食在減重過程中，較能維持除脂體重（與攝取的熱量無關），強力證實低碳水化合物、高蛋白質的飲食對身體組成有益。

　　身體裡的蛋白質持續被拆解和組建時，成人的蛋白質分解與合成通常會達到平衡，所以除脂體重（肌肉和器官組織）的量維持相當恆定。瘦下來的時候，你只想要減掉脂肪而已，但就大部分飲食法而言，減掉的總重量通常有四分之一來自除脂體重。維持除脂體重的關鍵是，保持你的蛋白質合成量大於或等於蛋白質分解量。想當然耳，到了某一個程度，吃蛋白質食物會增進蛋白質合成，蛋白質攝取不足則會造成除脂體重流失，這不是件好事。這是我們建議每餐（包括早餐）要攝取一些蛋白質的另一個理由。

吃蛋白質搭配運動

　　搭配運動，身體可以更有效運用膳食蛋白質。**攝取足夠的蛋白質搭配大量負重（阻力）活動，例如上下樓梯和舉重，有助於減重期間保持和強化肌肉。**搭配大量的負重運動，甚至可能會增加一些除脂體重，而且等於是用脂肪在換肌肉。減掉脂肪的同時，肌肉保留和增加越多，你的感覺就越好，外表越好看，身材也會越好，

> ### 吃得起的牛肉
>
> 仔細看看超市肉品櫃裡你真的買得起的品項。除了比較貴的品項特價時買起來放冷凍以後慢慢吃之外,找找可以降低預算的肉品。同樣的肉品會以各種不同的名稱販售。
> **烘烤**:上後腰脊肉(上後腰中段肉塊;沙朗)。
> **燴煮**:板腱肉(大塊)或7骨牛排(牛肩肉,骨頭像7的形狀),也稱為燜燉牛肩或牛肩燉肉,非常合適做燉菜。前胸也是另一個非常節省預算的肉品,和牛肩肉一樣可以長時間慢慢燉煮。
> **烤箱或鐵網烤**:上後腰脊肉(沙朗)是相對便宜的牛排。開始烤之前先用大量的鹽醃一小時左右,讓肉變嫩。然後沖水、拍乾再開始烤。側腹橫肌牛排醃幾個小時之後會變嫩。烤之前或之後切成肉絲,就可以做出很棒的墨西哥烤肉。腹脇肉牛排是稍微貴一點的替代選項。
> **平底鍋煎**:無骨沙朗(上後腰脊)和沙朗尖(翼皮牛排)是相對便宜的肉品,可以用來煎炒。
> **牛絞肉**:牛肩絞肉比較便宜,而且滋味比後腿絞肉或沙朗絞肉好(後腿絞肉或沙朗絞肉較澀)。瘦肉百分之八十至八十五的絞肉最好吃,可以找找看。

更能夠拎著好幾袋雜物上樓梯或者追上小孩。不僅如此,肌肉變多的好處是,不論你正在運動揮汗或是在沙發上發懶,還是比相同體重但體脂肪比例較高的人燃燒更多熱量。

還是說清楚一點,雖然身體活動很重要,對於實施阿金飲食法要持續減重的人而言尤其重要,但你不必真的去重訓。儘管如此,很多人在減重之後對運動產生興趣。必須減重很多的人會發現,他們必須先瘦下來一點,才能舒服地運動,但一切由你做主。我們會在第二部分深入討論身體活動的重要性。

多少蛋白質?

政府建議的蛋白質每日攝取量(RDA)是成人每日每公斤體重零點八公克(台灣為每公斤體重乘上百分之一百二十公克),就一個六十八公斤的人而言,這樣的量大約是吃下一大塊雞胸肉還有一把堅果。我們必須明白 RDA 標註的是一般健康成人所需蛋白質的最低量,而不是最理想量,這點很重要。許多因素會增加你的最低蛋白質需求,例如年紀、性別、身體組成(脂肪與除脂體重的比例),還有你是

否正在成長、懷孕、有發炎反應，或者正在控制飲食。即使是你可能遭遇的壓力程度，也會是影響的因素。研究顯示，成人攝取高於 RDA 的蛋白質對身體有益，尤其是在減重時。

你需要多少蛋白質？

以下是女性和男性的參考範圍，讓你對阿金飲食法所有階段蛋白質攝取量的彈性有個基本概念，同時也列出大部分人典型的蛋白質食物攝取量。

依據身高為女性和男性建議的蛋白質範圍及典型蛋白質攝取量
※ 每 1 盎司典型蛋白質食物≒ 7 公克蛋白質

身高（公分）（穿著一吋高的鞋）	建議蛋白質攝取範圍（公克）	典型蛋白質食物攝取量（盎司）	建議蛋白質攝取範圍（公克）	典型蛋白質食物攝取量（盎司）
	女性		男性	
	每日公克數	每日盎司數	每日公克數	每日盎司數
147	63–125	13 (91g)		
150	64–130	14 (98g)		
152	65–135	14 (98g)		
155	66–138	14 (98g)		
157	68–142	15 (105g)	74–154	16 (112g)
160	70–145	15 (105g)	75–157	17 (119g)
162	71–149	16 (112g)	76–159	17 (119g)
165	73–152	16 (112g)	78–162	17 (119g)
168	75–156	16 (112g)	79–165	17 (119g)
170	76–159	17 (119g)	81–168	18 (126g)
173	78–162	17 (119g)	82–171	18 (126g)
175	80–166	18 (126g)	84–175	18 (126g)
178	81–169	18 (126g)	86–178	19 (133g)
180	83–173	18 (126g)	87–182	19 (133g)
183	85–176	19 (133g)	89–186	20 (140g)

身高（公分）	建議蛋白質攝取範圍（公克）	典型蛋白質食物攝取量（盎司）	建議蛋白質攝取範圍（公克）	典型蛋白質食物攝取量（盎司）
	女性		男性	
（穿著一吋高的鞋）	每日公克數	每日盎司數	每日公克數	每日盎司數
185			91–190	20 (140g)
188			93–194	21 (147g)
191			95–199	21 (147g)
193			98–204	22 (154g)

七的法則

　　誰有時間去秤食物，或者一直在公克跟盎司之間換算來換算去呢？別擔心。現在你知道自己每天的目標是多少盎司的蛋白質，那就只要遵守「七的法則」就好。**每盎司煮熟的雞肉、肉類、豆腐、其他蛋白質食物、堅果或硬起司、牛奶或大顆雞蛋大約含有七公克的蛋白質**。每天依據你的身高還有上述的範圍攝取十到二十五份這種一盎司單位的食物，就能滿足需求。以下這個視覺對照表可以幫助你估算一份食物的盎司數：

食物	視覺參考
1 盎司的肉、禽肉、豆腐等	小火柴盒／汽車遙控鑰匙
3 盎司的肉、禽肉、豆腐等	一副樸克牌／一支手機
8 盎司的肉、禽肉、豆腐等	一本薄的平裝書
3 盎司的魚肉	支票簿／iPod
1 盎司的硬起司	四顆骰子

　　把你的蛋白質攝取分散到一整天，每餐吃至少四至六盎司（包括早餐）；高大的男性則需要八盎司。除非你一開始吃的份量比較大，否則進入其他階段通常不需要減少蛋白質攝取量。另一方面，如果你的條件符合建議攝取範圍數值比較高的部分，做了書中談到的其他所有步驟還是很難減重，那可以減少蛋白質份量，看看這是不是讓體重停滯不前的原因。

判斷自己是否攝取足夠蛋白質的方法很簡單：測試飽足感。攝取自己認為足量的蛋白質後（通常自然帶有適量的天然脂肪），問問自己飽了沒有。如果飽了，很好；如果還沒，就再吃一點。如果還是餓，試試加一點橄欖油、鮮奶油或好吃的沙拉醬或醬料。只有在覺得自己吃了太多或太少時，才必須注意蛋白質攝取量。

減重期間，不要浪費時間計算應該吃的蛋白質量要佔主要營養素攝取總量的多少百分比，而是如上表呈現，依據最適合你身高和性別的蛋白質攝取量去吃。我們假定一盎司等於七公克蛋白質，列出公克範圍中間值換算的盎司數，但你可以選擇吃這個範圍內差不多的量。只要選定你的公克範圍然後除以七，就能算出你的每日目標是幾盎司。

變化越多越好

大部分人想到蛋白質，尤其是在阿金飲食法的前提之下，會想到牛肉和其他肉類、禽肉、魚肉、甲殼類海鮮、雞蛋和乳製品。動物製品都是很好的蛋白質來源，卻不是唯一的蛋白質來源，也不是實施阿金飲食法唯一能吃的東西。世界上許多地方的人仰賴植物來源的蛋白質，例如堅果和種子類、豆類、全穀類，即使是蔬菜也含有少量蛋白質。

動物性蛋白質被視為完全或完整的蛋白質，代表它含有全部九種必需胺基酸（你的身體無法自行製造這些胺基酸），而許多（但不是全部）植物來源含有較低量的一種或多種必需胺基酸，所以被視為不完全蛋白質。實施阿金飲食法的時候，很難靠植物來源滿足大部分或所有蛋白質需求，但這是有可能做到的事，之後我們會在第六章說明。

由你喜愛的食物組成的飲食，對你而言就是最好的飲食，我們得大力強調這點。講到蛋白質，你可能牛肉、雞肉、乳製品和雞蛋吃得很開心，卻忽略了其他大部分蛋白質來源，但如果變換花樣是你人生的樂趣所在，不妨每個禮拜花點工夫吃二到三次魚和甲殼類海鮮，或者嚐點豬肉、小羊肉、小牛肉。你或許也會喜歡山羊肉、火雞、鴨肉，甚至是野雉肉，真正的饕客也許還會吃鹿肉、鴕鳥肉、兔肉、野牛肉或麋鹿肉。

整體飲食變化越大，就能獲得越多身體需要的維生素、礦物質和其他微量營養，而促進健康。蛋白質來源越多變化，就越易於平衡攝取胺基酸和必需脂肪，下

一章會談到這個。重點是，只要有考慮到食物的碳水化合物含量，你就可以隨心掌控口味和費用。

帶有相對較多脂肪的蛋白質來源，會讓人比較有飽足感，所以舉例來說，吃鴨肉會比吃雞胸肉更快覺得飽。植物性蛋白質的脂肪量較低（除了豆腐和堅果），讓人比較沒有飽足感，所以烹調的時候要添加健康脂肪，還要更注意植物性蛋白質來源的碳水化合物含量。

只要控制碳水化合物攝取量，就不需要避免吃肥肉或者去掉肥的部分，我們的原則永遠都是這樣。然而，如果你想要，也可以吃比較瘦的肉，只要確保在同一餐所吃的蔬菜上灑一點藍起司粉、調味奶油、沙拉醬或一些橄欖油就好。再次強調，你可以自己做選擇。

阿金飲食法不是高蛋白飲食法

讓我們來解除你對於阿金飲食法含有過多蛋白質，而可能造成某些健康問題的疑慮。阿金飲食法通常是每天攝取十三到二十二盎司的蛋白質食物，所以很難被視為高蛋白飲食，而是最適量蛋白質飲食。

在任何情況下，大部分對於吃太多蛋白質的顧慮其實沒有事實根據，只是根據有限或有瑕疵的研究做出結論。舉例來說，高蛋白質攝取量會傷腎的錯誤觀念，可能來自於原本就有末期腎病的人無法排出適當蛋白質攝取量所產生的廢物這個事實。沒有證據說，任何健康的人會因為吃了阿金飲食法的蛋白質量而發生腎臟損傷。喝的水不夠多反而還更加危險，因為脫水對腎臟而言是更大的壓力因子。

高蛋白飲食可以增加尿液中排出的鈣，讓人顧慮是否會對骨骼產生負面影響。不過，近期研究顯示，流失的鈣會被鈣質吸收量增高給抵消，最後的淨結果是骨質提升。所以擔心健康成人發生骨質疏鬆症的風險提高，也一樣是無稽之談。

下一章，你會學到脂肪對體重控制和健康的重要性。我們先來看看在十四年前為了身體健康而減掉多餘體重的洛拉琳・漢彌頓。

成功小故事 4　隨心自在

十四年來，洛拉琳・漢彌頓一直實踐阿金飲食法來控制體重和增進體力。

當她明白自己的身體如何運作，並相信自己的直覺後，就自然且習慣性地採取低碳水生活方式了。

重要統計數據

目前階段：終生維持期
每日淨碳水攝取量：80–100 公克
年齡：35 歲
身高：168 公分
過去體重：75 公斤
目前體重：59 公斤
已減重：16 公斤

你為什麼會嘗試阿金飲食法？

我第一次實行阿金飲食法是大一的時候。打從十四歲開始，我必須非常注意自己吃的東西，但十九歲開始一不注意，我就胖了十四公斤，而且感覺不舒服。我感覺很累，很難從一間教室走到另一間，心裡也覺得很煎熬。我在早上跟下午血糖不穩定，醫生判斷我是邊緣性低血糖。他告訴我要少吃糖、多吃蛋白質。讀了阿金飲食法之後，我決定試試看。我減掉十六公斤，更有體力，血糖也不再不穩定。

你有碰到任何重大阻礙嗎？

當然有遇到停滯期，還有減最後兩公斤的時候很辛苦。身為一個大學生，當時很難找到能吃的東西。每次我到餐廳點沒有麵包的起司漢堡，大家都覺得我瘋了。當然，現在這種事已經不足為奇。

你有做任何運動嗎？

我買了一個小跑步機，每天會走五分鐘，慢慢增加到每天十五分鐘，每個禮拜走五天。現在我每天會拉筋還有用滑步機運動十分鐘。

你有在任何時候破過戒嗎？

沒有，但我有試過其他方法幾次。

我試過Slim-Fast代餐奶昔，但是一直覺得好餓而且脾氣很差！

我懷孕的時候正處於阿金飲食法的終生維持期，我認為可以繼續維持，但又不確定會不會造成什麼影響，所以採取的是適量的低碳水法。我希望很快可以再懷孕，這次我會繼續維持在終生維持期。

十四年之後，實行阿金飲食法已經自然成習慣了嗎？

我的先生吃東西的方式跟我一樣，所以對我而言很輕鬆。事實上，我們第一次約會的時候就發現彼此都很注意碳水化合物，我以前的約會對象都不是這樣的人。我們遵守自己版本的阿金飲食法，因為我們知道對自己而言，什麼行得通、什麼行不通。試過一陣子，你就會了解自己的身體。有時候，我會吃一片淋上無糖糖漿的麵包或美式鬆餅。如果隔天我覺得非常餓，就會吃大量的肉和奶油還有沙拉醬，讓自己有飽足感。

所以基本上維持體重對你而言很輕鬆？

是的。我大概一個禮拜秤三次體重，這件事可以激勵我。我的體重在五十九公斤到六十一公斤之間起伏。我達到六十一公斤的時候，可以很快就減掉多餘的一兩公斤，但我的身體不想要低於五十九公斤。如果我意識到自己吃太多碳水化合物，早餐就會吃蛋，午餐和晚餐就會吃雞肉或牛肉和一些蔬菜，然後一個禮拜左右就可以再減掉多餘的體重。

你有什麼關於長期維持體重的祕訣要教其他人嗎？

大部分人必須了解，弄清楚自己的阿金碳水化合物平衡（ACE）還有身體會如何處理碳水化合物之後，就能夠把自己喜歡的食物帶回生活中。把注意力放在你可以吃和享受的好東西上，會比專注在無法掌握的事情上更好。你必須把自己的心思限制在只想好處。抗拒只會讓你更想要某一樣東西。如果你知道想要吃不適當的食物只是一時的，就能推開重重阻礙並堅持下去。

Chapter 5
認識新朋友：脂肪

俗話說：人如其食，但「吃脂肪就會變胖」這樣過度簡化的概念並沒有科學基礎。更準確的說法是：人如身體選擇儲存的養分（而養分則來自於你吃的東西）。

　　我們不應該再視膳食脂肪為敵，這裡再次清楚明確強調：脂肪是能量的重要來源，也是必需營養素，我們不能沒有脂肪。雖然很違反直覺，但用天然脂肪來取代糖和精製碳水化合物，對於幫助控制體重也非常重要。事實上，脂肪是高能量食物，可以讓你擁有代謝優勢，我們稱之為「阿金優勢」。當你增加脂肪攝取量而不是碳水化合物，你的體力會更好、更穩定。

　　但首先要來談談一些詞彙和定義。科學家談到脂肪的時候，通常會用「脂肪酸」一詞，這是一群稱為「脂質」的物質的一部分。由於脂質不溶於水，膳食脂肪讓你的身體能夠吸收蔬菜中的脂溶性維生素 A、D、E、K，還有某些微量營養素。

多功能的脂肪

　　含脂肪的細胞讓你的身體許多部分（包括骨骼和器官）得到緩衝，也幫助我們隔絕寒冷。脂肪酸也是細胞膜的必要成分，把細胞包裹起來，做為細胞的守門員，控制物質的進出。我們的許多細胞（包括腦細胞）含有特定的必需脂肪酸，是健康的大腦功能所必需，讓神經和激素系統可以傳遞訊號給身體其他部位，還有維持其他重要功能。

你可能會說：「這些都很棒，但我真正想知道的是，脂肪要怎麼讓我變瘦？」正如你已經知道的，就像蛋白質一樣，脂肪可以增進飽足感。因為脂肪具有風味，讓食物更加美味。所以呢？作為論點，我們假設五百大卡的脂肪帶來的飽足感跟一千大卡的精製碳水化合物相同。如果你想要減重，會選擇哪一種呢？飲食中的脂肪也會減緩葡萄糖進入血流的速度，調節吃下碳水化合物後的血糖高低落差，避免很快又感覺到餓。重點是，攝取脂肪取代碳水化合物，就比較不容易吃太多。這些互相交織的特性是減重和保持體重的過程所必須。

儘管膳食脂肪擁有這麼多好處，過去半個世紀以來卻一直被妖魔化。已經有太長時間，大眾（甚至是營養科學家）相信吃脂肪就會讓人變胖這種過分簡化的概念。這相當不尋常，因為沒有具說服力的研究告訴我們天然脂肪有壞處。事實上，恰好相反。

首先，就其本質而言，正確選擇的膳食脂肪不會對健康構成威脅。其次，現在有充分證據顯示，在阿金飲食法早期階段攝取脂肪作為多達百分之六十的熱量並不會危害健康。但是，這邊有一個很大的「但是」，不是為了講雙關語。**同時攝取脂肪和相對高量的碳水化合物（尤其是精製碳水化合物），正是肥胖、糖尿病、心血管疾病和其他一堆疾病的致命配方**。我們先前稍微談過，但在本章，我們會證明膳食脂肪在低碳水生活型態的前提下是有益的。

卡路里不卡卡

每公克脂肪所含熱量比蛋白質和碳水化合物都高，也難怪讓人對於攝取高脂食物有所畏懼（一公克的脂肪含九大卡；一公克的蛋白質或碳水化合物含四大卡）。就每公克來看，減少吃下的脂肪量似乎是減少熱量的最好方法，但是食物的重量不是重點，重點只在於食物進入體內之後如何運作；同時攝取脂肪與正確比例的碳水化合物可以發揮相當好的作用。

統計數據顯示，美國人從一九七一年到二〇〇〇年攝取的脂肪量沒有改變，但碳水化合物就不是這麼回事了。碳水化合物的攝取量與肥胖比率同時激增，現狀是人們以更大量的碳水化合物取代部分的膳食脂肪。真正的元兇是因為攝取大量碳水化合物而攝取高熱量，幫兇則是缺乏定期運動。絕對的脂肪攝取量停留在相同的量，甚至稍微減少，而這都是「吃脂肪就會變胖」的錯誤觀念害的。

此外，只限制熱量沒有辦法減重的原因是，會讓你很想吃東西，就像汽車需要汽油帶來動力，身體需要靠你吃下的食物提供能量才能運作。身體感覺到食物供應不足的時候，就會節約珍貴的能量，就像以慢速駕駛節省汽油一樣。我們的祖先捱餓渡過食物短缺的時期，依靠的救命法寶就是這種自我調節過程。攝取較少熱量時，新陳代謝功能就會對所消耗的熱量斤斤計較。來自健康、天然脂肪的熱量，正是讓新陳代謝作用轉用正確混和的燃料以及維持體力水準所必需。

膳食脂肪會發生什麼事？

吃下高脂食物之後會發生什麼事，取決於同時吃下什麼食物，以及你的身體如何反應。如果你年輕、活動量又大，可以吃下很多脂肪和碳水化合物，但還是保持苗條。另一方面，如果你已經失去青春的恢復能力、長時間久坐，並且維持某種飲食習慣，就很容易囤積體脂肪。如果你已經過胖又吃很多碳水化合物，無論吃了多少脂肪，也幾乎不可能以過多的體脂肪作為能量來源。反之，脂肪只會繼續囤積，日復一日、年復一年，這就是為什麼大部分人採取低脂／高碳水飲食法都會失敗。但是減少碳水化合物攝取量，可以讓你脫離這種囤積脂肪的型態。當碳水化合物攝取量偏低，身體會恢復燃燒脂肪的能力，攝取相對高量的脂肪對於體重或健康就不會有任何不良影響。

有些人誤以為阿金飲食法加上低脂飲食法是最完美的搭配。才不是！只要你限制碳水化合物，來自脂肪的膳食熱量會直接被當作能量，不太可能被儲存起來。堅果、酪梨醬、鮮奶油、橄欖、青醬、奶油還有加了美乃滋做成的雞肉沙拉可以帶來飽足感，因此就能控制食慾，同時可以保證攝取足夠的熱量，新陳代謝作用就不會調成「低速」模式而減緩減重的速度。單靠蛋白質無法發揮作用，脂肪和蛋白質聯手才能讓你不會感覺被剝奪。

如果你試著靠不攝取脂肪來誘使身體更快速減重，會發生什麼事呢？短時間內就會出現問題，這些問題都可以處理，但必須有嚴密的醫學監控。醫師有時候的確會讓住院病人攝取低碳水和低脂飲食，以解決嚴重的代謝問題，但是這樣的飲食方案必須在密切的監控下施行。攝取足夠的脂肪是讓阿金飲食法安全發揮作用的關鍵。請停止煩惱，並開始享受實踐阿金飲食法時能吃的美味食物吧！

代謝脂肪對身體而言是再自然不過的事，而最快速進入燃脂模式的方法就是誘

導期，讓身體戒除對碳水化合物及葡萄糖的習慣。把新陳代謝功能完全轉換成首先燃燒脂肪，需要花幾週的時間，但限制碳水化合物的第一週過去之後，你就已經成功一大半。然而，即使只有一餐高碳水餐點，都會拖慢你的轉換過程。

另一個常見的錯誤觀念是，吃高脂食物會引發身體燃燒體脂肪，但事實並非如此。只有限制碳水化合物才能刺激身體燃燒脂肪。膳食脂肪也不會比體脂肪先燃燒，既有的體脂肪會與吃進來的膳食脂肪混和儲存，就好像你開始加入更多新的汽油，油箱裡面剩下的汽油會跟新油混和在一起。當你開始適應脂肪代謝，混和脂肪中的某些成分會燃燒得比較快，剩下的部分重新循環，混和的脂肪會定期再重新混和。身體以這個方式挑選要燃燒的脂肪，還有保存起來待日後使用的脂肪。如同我們一再強調，人非如其食，而是如同身體選擇儲存的養分，養分則來自你吃的東西。你的責任是為身體做出好選擇，讓身體完成自己的工作。

> **膽固醇迷思**
>
> **迷思**：吃高脂食物會讓膽固醇升高到危險值。
> **事實**：攝取較少碳水化合物和較多脂肪，無疑會讓人擔心膽固醇還有相關的心血管健康，但是請冷靜。就像脂肪，膽固醇是一種脂質，是生命體正常細胞功能、製造激素以及對抗感染所必需的。然而，膽固醇與脂肪不同之處，是它不含熱量，身體不會燃燒膽固醇作為能量。儘管吃下動物製品後會吸收一些膽固醇（植物不含膽固醇），無論你吃了多少膽固醇，肝臟也會從無到有製造出體內大部分的膽固醇。飲食中的膽固醇量的確會對膽固醇濃度有某種程度的影響，但是你的遺傳傾向還有所吃下的其他混和營養素（這點才是最重要的）也會影響膽固醇濃度。讓你的身體正確的混和營養素，它就知道如何安全處理膽固醇。

三種「口味」的脂肪

儘管大部分食物含有混合的脂肪，而通常依據主要脂肪的化學結構，可以分成三大類：

- 單元不飽和脂肪酸（Monounsaturated fatty acid；MUFA）可在橄欖油、芥花油、核桃及其他大部分堅果還有酪梨中找到。MUFA 在室溫下通常是液態。
- 多元不飽和脂肪酸（Polyunsaturated fatty acid；PUFA）在室溫和冷藏下永遠都呈

液態。可在大部分蔬菜油、種子油和部分堅果油中找到。葵花油、紅花油、亞麻籽油、大豆油、玉米油、棉籽油、葡萄籽油和芝麻油都富含 PUFA，脂肪含量高的魚類也是，如沙丁魚、鯡魚和鮭魚。

- 飽和脂肪酸（Saturated fatty acid；SFA）在室溫下易凝成固態。奶油、豬油、板油、棕櫚油、椰子油全都相對富含飽和脂肪。

切記，大部分高脂食物含有一類以上的脂肪。舉例來說，芥花油所含的單元不飽和脂肪是多元不飽和脂肪的兩倍，所以將其視為 MUFA。大部分人認為牛排裡所有脂肪都是飽和脂肪，其實某些牛肉塊含的 MUFA 和 SFA 幾乎一樣多，甚至含有少量 PUFA。

飽和脂肪迷思

迷思：飽和脂肪是一堆健康問題的元凶。

事實：我們應該就事論事。近期的研究明確指出，均衡攝取天然脂肪時也包含了飽和脂肪的益處。哈佛研究學者發現，受試者攝取越多 SFA，動脈中的脂肪斑塊就越少。儘管某些類型的 SFA 會增加膽固醇濃度，以蛋白質或任何一種脂肪取代膳食碳水化合物，都可以降低血中三酸甘油脂濃度並提升 HDL 膽固醇濃度。此外，小而緻密的 LDL 粒子數量會減少，變成較疏鬆、較低風險的類型。那麼 SFA 去哪了呢？限制碳水化合物攝取量時，身體製造的飽和脂肪比較少、燃燒的飽和脂肪又比較多。奇怪的事實是，研究顯示，如果在阿金飲食法的減重期吃飽和脂肪，當你吃越少碳水化合物，血中的飽和脂肪就會降低越多。即使是在阿金飲食法的體重維持期，飽和脂肪攝取量高也與 SFA 血中濃度低相關。

這三類脂肪全都可以是健康的，但是讓飲食達到正確的平衡才能提供身體必要的多樣化。現今，美式飲食傾向富含多元不飽和脂肪，這對採取低脂飲食的人沒有問題。然而，在脂肪攝取量較高的情況下，某些 PUFA 會使 HDL 和 LDL 膽固醇都下降。雖然我們想要 LDL 膽固醇下降，但不想要 HDL 膽固醇下降，否則會有心臟病的風險，所以我們建議你不要增加太多 PUFA（此建議不適用於含脂量高的魚類，將於下文討論）。

另一方面，MUFA 會降低 LDL 膽固醇和三酸甘油脂濃度，不會降低 HDL 膽固醇濃度。吃這些油的比率越高越好，就從橄欖油開始吧！用特級初榨橄欖油搭配沙拉和蔬菜。烹調時，最好用初榨橄欖油、芥花油和高油酸的紅花油（標示上會寫

供高溫使用），它們都富含 MUFA，發煙點也相對高。紅花油不會讓食物增添任何味道。芥花油和紅花油都不貴；然而，芥花油應該冷藏保存才不會有油耗味。芥花油加熱時會有點味道。烹調的時候可以隨意加上奶油，也可以在享用蔬菜、肉或魚的時候加一小塊。在低碳水飲食的前提下，椰子油也很好。注意不要把油加熱到發煙點或者燒焦，以免化學變化讓好的脂肪變壞了。

有趣的是，無論吃哪一種天然脂肪，當你達到阿金優勢，身體自然有處理它們的方式。分析所有種族和地理區域的人的體脂肪時，主要傾向為 MUFA，這表示身體會從你提供的材料中挑選，以得到它想要的混和內容儲存為體脂肪。

再論反式脂肪

過去十年，研究學者發現反式脂肪攝取量偏高與心臟病風險偏高有關，更近期，已證實反式脂肪會增加身體的發炎程度（關於反式脂肪與發炎的更多細節，請見第十三章）。二〇〇六年以來，美國食品藥物管理局（FDA）已強制規定所有包裝食物的食品營養標示必須標明所含反式脂肪的量及百分比。雖然 FDA 並未完全禁止反式脂肪，只是讓消費者提高警覺，卻讓許多製造商減少產品中的用量或者完全不使用反式脂肪。過去或目前仍以反式脂肪製作的無數產品，包括油炸食物、烘焙食品、餅乾、脆餅、糖果、輕食小點心、糖霜點心，以及植物性酥油。大部分人造奶油產品都經過重新配方，但只要每份產品所含反式脂肪少於零點五公克，製造商就可以聲稱產品不含反式脂肪。為了確定產品中沒有反式脂肪，便要檢查成分表中是否有「酥油」、「氫化蔬菜油」或「部分氫化蔬菜油」，如果你看到成分表有上面任何一個字，就不要吃。此外，也要避免速食店和其他餐廳的油炸食物。

必需脂肪酸

必需脂肪酸（essential fatty acids；EFA）是身體無法自行製造的膳食脂肪化合物家族。Omega-3 和 Omega-6 EFA 都是身體健康安適所必需的多元不飽和脂肪。食物鏈中，從綠色植物的葉子和綠藻開始就含有 Omega-3，一路累積到甲殼類還有冷水魚的脂肪中。Omega-6 脂肪主要蘊含在種子和穀物中，還有雞隻和豬隻會把飼料中所含的必需脂肪酸傳給我們。除非你採取極低脂飲食，否則你獲得的 Omega-6 遠超過建議量，遠超過祖先、甚至祖父母所獲得的量。美國心臟協會的建議是每日攝取的熱量應包含百分之五至十的 Omega-6，有助於降低心血管疾病的風險。

人類細胞膜必須有 Omega-6 和 Omega-3 EFA 才能發揮功能，不過，二者進入細胞膜時會彼此競爭，所以保持均衡攝取非常重要。現代美式飲食非常仰賴大豆、玉米及其油脂的製品，主要含有 Omega-6。此外，以大豆和玉米養肥的動物肉類富含 Omega-6。結果，Omega-6 與 Omega-3 EFA 之間的一比一完美膳食比例就被破壞了。

舉例來說，大豆油中 Omega-6 對 Omega-3 的比例是十比一，玉米油的比例是一百比一，我們很難達到完美平衡，所以比較實際的目標是 Omega-6 對 Omega-3 達到二比一或三比一。想要達到理想的比例：

- 調味及烹煮食物時，強調使用橄欖油、芥花油、高油酸的紅花油，還有其他 MUFA 油品。
- 攝取富含 Omega-3 的食物或補給品，例如冷水海水魚或魚油（請見「如何獲得 Omega-3」小專欄）。
- 避免所有富含 Omega-6 的玉米油、大豆油、葵花油、棉籽油及花生油。

如何獲得 Omega-3

鮭魚和鮪魚、沙丁魚、鯡魚、鯷魚和其他冷水魚都是 Omega-3 的極佳來源。為什麼只有這些魚，而不包含其他熱帶魚類呢？水域越冷，魚類就需要越多 Omega-3 脂肪才能存活。現在的養殖鮭魚 Omega-3 含量已經接近野生鮭魚了。甚至連五十七至八十五公克的水煮罐裝鮪魚都可以提供一日所需的 Omega-3。如果你不喜歡魚類或魚油膠囊的味道，替代方法是魚油加上檸檬或柑橘油來遮蓋魚腥味。非魚類來源（亞麻籽、杏仁、核桃和芥花油）濃縮程度通常不如魚油，且所含的 Omega-3 必須經過身體費工處理，才能轉換成可用的 Omega-3。從微藻類萃取的ＤＨＡ補給品，是能吸引素食者或其他不喜歡使用魚油的人的新產品，差不多接近食物鏈低層魚類吃的東西。美國心臟協會近期將建議的每週高脂魚類攝取建議量提高到二至三份，或者每天一公克的 Omega-3。

當身體燃燒脂肪作為能量，Omega-3 和 Omega-6 都會與單元不飽脂肪及飽和脂肪一起被代謝。事實上，Omega-3 其實比其他脂肪更快被燃燒。因此，在大量減重後的人身上，這種 EFA 很容易存量偏低，所以減重期間和減重一段時間之後攝取 Omega-3 就變得更加重要（請見「如何獲得 Omega-3」小專欄）。另一方面，限制碳水化合物的好處，是讓身體更妥善運用所具有的 EFA，才能製造出好的細

胞膜。這表示減少飲食中的碳水化合物同時增加 Omega-3 脂肪,是改善細胞膜功能的絕佳方式。

如果你會混淆膳食脂肪和必需脂肪酸,把它們比喻成汽油和機油會有幫助。汽油和機油都衍生自油井湧出的物質,但是汽油是加到車子的油箱,機油則是加到曲軸箱。汽油燃燒後當作能量,機油則是用來潤滑機械,使機械運作的時候沒有摩擦力、減少損耗。每種膳食脂肪都很不一樣,但大多含有非必需脂肪酸、飽和脂肪和單元不飽和脂肪的混和物;而必需脂肪酸(Omega-6 和 Omega-3)則是多元不飽和類。把非必需脂肪酸想成燃料,必需脂肪酸想成代謝的潤滑劑吧!

重返平衡的方式

現在你了解到,想要有效重整新陳代謝功能,必須改變飲食中碳水化合物、脂

> **享受但不過量**
>
> 你必須吃下夠多的天然脂肪才能帶來飽足感(也就是飽的感覺)、讓脂肪代謝維持運作,以及讓食物更美味,但這不代表你應該要吃一堆脂肪,引爆熱量炸彈。就實踐阿金飲食法的大部分人而言,天生的食慾反應就是應該吃多少脂肪的良好指標,但還是有些小訣竅要告訴你。
>
> 拌炒食物的時候加足量的油,讓食物不會沾鍋;用大約一小匙的油(加上檸檬汁或醋)搭配小份沙拉,這些是一般準則。身材瘦小的女性需要的量比較少,高大的男性也許可以多加一點;想換其他脂肪來源補足也可以,比如你不想在咖啡裡面加鮮奶油,那就多吃一點乳酪;如果你一天吃兩份沙拉而需要搭配多一點橄欖油,就少吃一塊奶油。現在你有概念了。
>
> 典型一天可能攝取的脂肪包括以下項目:
> - 油二小匙,用來搭配沙拉和烹調
> - 奶油一小匙
> - 鮮奶油二十八公克
> - 乳酪五十七公克
> - 蛋二至三顆
> - 肉類、禽肉、魚肉或甲殼類海鮮二至三份
> - 橄欖十顆或哈斯酪梨二分之一顆
> - 堅果或種子五十七公克(過了誘導期的頭兩週之後)

肪、蛋白質的比例。如果你的第一個反應是：「好噁心！我才不要吃一堆脂肪！」請仔細閱讀第三部分中的第一階段：誘導期三餐計畫，就會發現在典型的一天之中，你會吃下一大堆蔬菜搭配可以幫助長肌肉的豐富蛋白質。為了幫助這些食物更美味，你可以添加自己最喜歡的沙拉醬、醬料和油品。

成功小故事 5　新的身體，新的事業

莎拉‧卡特減掉四十六公斤之後，終於有動力辭去文書工作並展開自己的事業。八年後，她依舊苗條，事業也蓬勃發展。

重要統計數據

目前階段：終生維持期

每日淨碳水攝取量：50–60 公克

年齡：46 歲

身高：175 公分

過去體重：107 公斤

目前體重：61 公斤

已減重：46 公斤

過去血糖：163 mg／dL

目前血糖：80 mg／dL

目前 HDL 膽固醇：50 mg／dL

目前 LDL 膽固醇：111 mg／dL

過去總膽固醇：235 mg／dL

目前總膽固醇：175 mg／dL

目前三酸甘油脂：66 mg／dL

你的體重一直是個問題嗎？

我的身材魁梧好幾年了。大部分是胖在下半身，所以我穿緊身褲把腿併攏站著的時候，真的很像甜筒盛了兩球冰淇淋。我的體重會因為媽媽準備的食物而起起伏伏，但是我一直覺得很餓、很暴躁，還會偷吃東西。

你為什麼會嘗試阿金飲食法？

我媽媽大概八年前被診斷出糖尿病，醫生告訴她不減肥不行。她的體重才剛開始往下掉。哼，我才不能讓媽媽比我瘦咧！所以我也開始實踐阿金飲食法，結果，哇！我一開始就減掉三點六公斤，三個月內減了三十二公斤。這是我唯一覺得自然的飲食法。其他飲食法都像在打仗，像是一種「死法」而不是「飲食法」。阿金飲食法是我一直以來想要的飲食方式，但以前大家總說這是錯誤的方式。

你花了多久時間減掉四十六公斤？

我在誘導期花了兩週戒掉碳水化合物的癮，然後進入持續減重期，減掉大部分的體重。我每天都在變瘦。接近目標體重的時候，我開始增加碳水化合物到每天吃五十至六十公克左右。總之，我大概花了六個月，才從二十四號的衣服穿到六號。然後，我去逛雜貨店的時候，會把一包二十三公斤的狗飼料扛到肩膀上感覺一下，我覺得自己拖著等於兩包狗飼料的重量過了好幾年實在是一件很驚人的事。

你的健康有任何改善嗎？

三個月之後，我的總膽固醇從二三五（有趣的是，這跟我一開始的體重是同一個數字）降到一七五，每天早餐一直都是吃四顆蛋的煎蛋捲加乳酪。我的血糖從一百六十三降到八十。以前我因為憂鬱症、疼痛還有纖維肌痛得吃很多藥，有時候走路還會因為膝蓋開始沒力所以要拄拐杖。現在我很注意碳水化合物跟麩質的攝取，偶爾才需要吃布洛芬（ibuprofen，一種止痛藥）。我媽媽也做得很好，她減掉二十七公斤，現在也不需要吃任何糖尿病藥了。後來我爸也採取阿金飲食法。

減重成功讓你生活中的其他事情有什麼改變？

我坐在辦公室當祕書二十年，然後決定展開自己的事業。我清理法拍屋，所以一整天要搬東西、除草、清垃圾。我不是愛運動的人，但是我現在活動量很大，不需要特地運動了。

八年過去，你還是很注意自己吃的東西嗎？

對我來說還是很不容易，但是我很嚴格規範自己。因為我的活動量很大，想吃多少就可以吃多少，可是我每隔天會量一次體重。我已經習慣喝咖啡不加糖，加糖的咖

啡會讓我很不舒服，吃麵包也會讓我覺得很累、不舒服。不吃某些食物很難，但是我很清楚吃了之後會感覺如何，然後會問我自己，這樣的代價是不是值得。通常是不值得啦！

你要給其他人什麼建議嗎？

永遠都要準備嘴饞的時候可以吃的食物。我會先煮好雞胸肉，趕時間的時候就微波來吃。我常常沒辦法做早餐就得出門，所以冰箱裡都會放切片的義大利辣香腸和烤牛肉，可以帶在路上吃。我經常開車，所以都會帶著塑身營養棒還有一罐綜合堅果當點心。我知道哪裡有便利商店，肚子餓但手邊沒有點心的時候就可以停車去買。

PART2
能吃什麼

如何量身打造符合你需求和目標的阿金飲食法

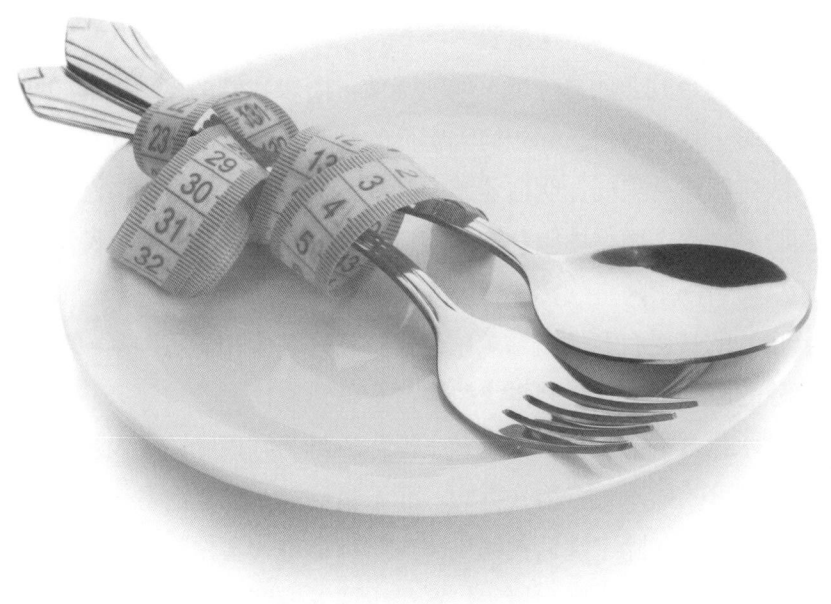

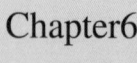

Chapter6
你的阿金飲食法：量身打造

你可以依照自己的代謝狀況、目標和時間來調整阿金飲食法，舉例來說，你可以選擇從持續減重期開始，而不是從誘導期開始。你也可以整合飲食計畫和你的烹飪喜好與飲食限制，這點也一樣重要。

現在你明白阿金飲食法為什麼、如何奏效，所以我們把焦點轉向如何落實。講完基本概念之後，我們會告訴你如何因應你的需求量身打造，包括在過程中的幾個交叉點如何決定路徑。只要你明白並遵守計畫背後的原則，這個方法讓你有很大的自由度，同時讓身體主要燃燒脂肪作為能量，如你所知，這是阿金優勢的精髓。但首先，我們來複習一下阿金飲食法背後的原則。

阿金飲食法的基礎有七個概念，確保維持良好健康和體重控制。第一部分已經介紹過大部分的原則，但讓我們再快速複習一下。

- **專注在淨碳水化合物**。由於纖維不會干擾你的身體利用脂肪，表示你只需要計算會影響血糖濃度的碳水化合物公克數，而不是總碳水化合物。
- **攝取適當的蛋白質**。除了建造和強化體內所有細胞，蛋白質還能讓你有飽足感，並且維持血糖和胰島素濃度平穩。每餐最少要攝取四至六盎司的蛋白質，比較高大的人則需要將近八盎司。
- **了解脂肪的威力**。具有風味的脂肪搭配蛋白質，讓食物可口又讓你吃得飽。增加

攝取單元不飽和脂肪，同時減少大部分的多元不飽和脂肪（Omega-3除外）。在低碳水飲食的前提下，攝取飽和脂肪沒有問題。
- **攝取適當的膳食纖維。**纖維能在血糖管理發揮重要作用，還能帶來飽足感，幫助你感覺吃飽、控制住飢餓感。
- **避免添加糖和精製碳水化合物。**想要維持良好健康、管理食慾、控制體重，必須戒除這徒有熱量的碳水化合物。
- **針對飲食補充維生素、礦物質及其他重要營養素。**阿金飲食法是原形食物飲食法，實行任何飲食計畫的時候，某些微量營養素（如Omega-3脂肪酸及維生素D）很難達到最佳濃度。
- 探尋能夠融入你生活方式且能得到樂趣的體能活動，減重同時增進體力。

你將吃些什麼

現在你知道目標是限制碳水化合物，同時攝取更多健康的脂肪，搭配適量的蛋白質。至少在誘導期，你主要由綠葉蔬菜及其他非澱粉類蔬菜（我們稱為基礎蔬菜）獲得碳水化合物。你會在下一章看到詳盡的清單列出誘導期的適當食物和此階段要避免的食物。

針對接下來兩個階段，我們分別以相似的表列出適當食物（終生維持期的食物則與維持前期相同）。有些人可以恢復吃大部分或所有的食物，有些人不行。我們會幫助你了解什麼適合你、什麼不適合。除非你過目不忘，否則請把這些表影印起來。這樣你就可以隨身攜帶這些重要資訊，這些資訊將是你成功的關鍵。久而久之，你就會習慣成自然。

學習計算

實行阿金飲食法的重點是，讓你的碳水化合物攝取量降到能夠解鎖燃燒脂肪的能力。幾乎適合每個人的初始量是每天攝取淨碳水化合物二十公克。因此，至少在第一階段：誘導期的頭兩週，你的目標是停留在或者非常接近這個數字。

只要你攝取的份量符合碳水化合物公克數計算表列的份量，就能精確計算淨碳水化合物的公克數（就大多數包裝食品而言，你必須閱讀食品營養標示上的碳水化

合物含量,由總碳水化合物減去纖維,算出淨碳水化合物)。第三部分中的誘導期三餐計畫是用來確保你每天攝取大約二十公克的淨碳水化合物,其中十二至十五公克來自基礎蔬菜。

對於碳水化合物和份量要保持敏感,但不要過分苛求。你不需要在一份食物含有零點四公克還是零點八公克碳水化合物這種雞毛蒜皮的小地方計較。可以四捨五入,零點四公克就當作零點五公克,零點八公克就當作一公克來算,我們的三餐計畫就是這樣訂的,你也不會每天都攝取到二十公克的淨碳水化合物。可能是有一天差幾公克才到二十公克,另一天超過一點點。

不要計算熱量,但是我們要請你依照常理判斷,過去有些人犯的錯誤是誤以為自己狂吃蛋白質和脂肪依然可以減重。如果體重有往下掉,就不要去想熱量,但如果體重計的數字不太變動,或者花很久時間還減不了肥,你可能必須面對熱量這個事實(請見第111頁)。你可能會猜想過多熱量會讓減重速度變慢,但有一點會令你驚訝:熱量太少也會拖慢新陳代謝,也會影響進度。

你應該按時吃東西

就是這樣,不要讓自己餓肚子!無論你從哪個階段開始,每天都應該攝取正常份量的三餐(並可自由選擇最多兩次點心)。當你的血糖不再像雲霄飛車一樣起起伏伏,你會很驚訝飢餓感這個老惡魔有多快消失。我們要你一天至少填三次肚子的原因是提供足量的蛋白質,以防瘦體組織流失,並且預防嘴饞誘惑你侵略辦公室的點心櫃。此外,低碳水的傍晚點心(也許是半個酪梨或幾盎司的乳酪),都可以防止你吞下晚餐看到的所有食物。

一定要吃點心嗎?如果只吃三餐而你的食慾仍在掌控之中,而且你不會感覺到累,就不必吃點心。試著少吃一次或兩次點心,看看狀況會如何,然後再依據狀況決定下一步,或者單純每餐吃少一點然後繼續維持點心,有些人最適合吃四到五小份餐點。所以,選擇適合你的方式進行就好。

並且按時喝水

必須飲用適量液體有幾個健康因素,當你沒有充足的水分(許多人大多數時

候是瀕臨脫水的邊緣），身體會釋放激素，讓身體消耗儲存的鉀，使腎臟保留鹽分和水分。鉀是維持肌肉和心臟功能的必需礦物質。想要維持適量的鉀，關鍵是每天喝大量的水、攝取基礎蔬菜，以及攝取適量的鹽（除非你正在服用利尿劑），我們會在第七章詳細討論。攝取適量的鹽（尤其是誘導期）可以幫助你有良好的血液循環、充沛的體力。很多人往往會把身體需要更多液體的訊號誤判成飢餓，所以保持水分充足也可以讓你不會吃太多。

想要確認自己攝取的液體夠不夠，只要看看尿液的顏色就知道了，尿液應該是透明或淺黃色。也要確保至少每四到六小時排尿一次。口渴也是非常清楚的徵象，但是早在你真的感到口渴之前，其實就必須再補充水分了。雖然大家常聽到的說法是，每個人每天必須喝八杯兩百四十 CC 的水，但每個人的需求其實都不一樣，身材比較高大、活動量比較大的人會比身材嬌小、經常久坐的人需要更多水分，高強度運動或搭乘飛機（因為空氣乾燥）也會使水分需求增加。

日常液體攝取大部分應該來自水、清湯和草本茶。喝咖啡和其他含咖啡因的飲料會增加排尿量，但研究顯示，這不會導致水分或電解質不平衡，咖啡因也稍有助於身體燃脂，這表示你可以把咖啡或含咖啡因的茶（適量）算在液體攝取量中。你不能喝果汁（除了少量的檸檬汁或萊姆汁）或者含糖或高果糖玉米糖漿的汽水，這些都含有大量的碳水化合物。牛奶也是一樣，包括脫脂乳，原本就富含乳糖。雖然你在就寢前幾個小時可能會想停止攝取液體，以免半夜起床上洗手間，但請將液體攝取量平均分散在一整天。

補給品保障健康

食物中的維生素、礦物質、抗氧化物及其他微量營養素對於你的健康而言正如蛋白質、脂肪和碳水化合物一樣重要。維生素和礦物質有助於把熱量轉換成有用的能量，以及執行其他讓身體達到最佳表現的許多功能。攝取大量蔬菜、充足的蛋白質和健康的脂肪，你至少可以得到每日最小量的微量營養素。你也應該服用含有礦物質的日常綜合維生素（除非醫師診斷出你缺鐵，否則應該服用含鎂跟鈣而不含鐵的綜合維生素）。

此外，服用 Omega-3 補給品可以確保必需脂肪酸達到適當的平衡。最後，如果你不常曬太陽，可以考慮額外補充維生素 D。

變成目標導向

如同嘗試其他新計畫，第一步就是要設定具體目標，我們鼓勵你設定實際的長程體重目標。如果你正面臨一些健康問題，就和醫療專業人員一起量化長程目標和短程目標。實行阿金飲食法的時候，血糖、胰島素、三酸甘油脂和血糖等指標很快就會改善，但是有些指標可能要花上六個月才會進步。如同任何旅程，你必須知道自己的終點站在哪裡，否則會在途中迷路或分心。你的目標越明確，就越可能達成。舉例來說：

- 我想要在六個月內減掉十四公斤。
- 我想要在六月的婚禮穿上媽媽的十號婚紗。
- 我想要血糖在接下來三個月內降到正常範圍。
- 我想要維持減去十四公斤的體重一年。

不要犯下註定失敗的錯誤：別想恢復三十年前的苗條身材。但也不要小看自己，通常你沒有理由不能再次變苗條，甚至是第一次變苗條。在心中立下堅定的體重目標，可以幫助你抵擋暫時的誘惑。設定短程目標也同樣重要，尤其是知道眼前有一條漫長的路程要走。逐步的目標可以讓你持續有成就感，就不會覺得永遠達不到最終的目標。如果你有很漫長的路要走，也可以設定中程目標，以每五公斤或者更小的衣服尺寸為間隔。如果你的減重目標比較保守，也許更適合設定每次再減二公斤。

一旦你立好目標，想像一下達成每個目標的時候自己的外表還有感覺如何。這樣的觀想不只是白日夢，閉上你的眼睛，澄清你的思緒，然後塑造出全新的你的清晰影像。每天都想像自己會變成什麼樣子。

一起量身打造

你可以依照自己的代謝狀況、目標和時間來調整阿金飲食法，舉例來說，你可以選擇從第二階段持續減重期（OWL）開始，而不是從第一階段誘導期開始。你也可以整合飲食計畫和烹飪口味與任何飲食限制，這點也一樣重要。如果你不一定要吃牛肉，沒關係，就把重點放在禽肉、豬肉、魚肉和羊肉。

如果你對乳製品過敏，還有很多替代產品可以享用。你甚至可以在遵循猶太飲

食教規的同時實行阿金飲食法。阿金飲食法風靡全球的其中一個原因是，幾乎適用於任何料理。

對素食者而言也有足夠變化

我們可沒有說錯，即使是素食者，或者你只是想要盡可能少攝取動物蛋白質、讓餐點有更多變化、降低伙食預算，依然能夠實行阿金飲食法。典型的美國素食者往往攝取過多義大利麵食和其他精製穀類等碳水化合物。只要你每天攝取至少兩種以上的植物性蛋白質，就能達到必需胺基酸的均衡，但是會面臨第二個困難點——植物性蛋白質都和碳水化合物「包在一起」。你的目標是攝取足夠的蛋白質，同時不要攝取太多碳水化合物而妨礙減重或維持體重。身為素食者的你，可以依照需求改良阿金飲食法：

- 確保從雞蛋、乳酪和大豆製品中攝取足夠的蛋白質（請見第 54 頁，以估算你的需求量）。
- 從持續減重期、淨碳水化合物三十公克開始，並且先加入堅果和種子，才加入莓果類。
- 或者，如果你剩下不到九公斤要減，而且想要飲食更具變化但減重慢一點沒有關係，可以從第三階段：維持前期、淨碳水化合物五十公克開始。
- 在沙拉和蔬菜中添加額外的橄欖油、芥花油、高油酸紅花油、核桃油、亞麻籽油和其他油品，補足大部分蛋白質來源脂肪含量較少的部分，且不妨礙脂肪的代謝。
- 請見 groups.yahoo.com ／ group ／ Kosher-Low-Carb。

你在第三部分會看到素食者的三餐計畫。我們會在持續減重期和維持前期的章節更深入說明素食版的阿金飲食法。

完全素食者的阿金飲食法

對於不吃蛋和乳製品的完全素食者而言，實行阿金飲食法會比較困難，但並非不可能。訣竅是從種子、堅果、大豆製品和純素乳酪（rice cheese）、麵筋、豆類和高蛋白穀物（例如藜麥）獲得充足蛋白質。如此碳水化合物攝取量會比遵循標準阿金飲食方案更高，所以減重的進度會比較慢。完全素食者應進行以下改良：

- 從持續減重期、淨碳水化合物五十公克開始,因此你從一開始就可以吃堅果、種子還有其製成的醬,加上豆類。
- 如果你不需要減重太多,就從維持前期、淨碳水化合物六十公克開始,從一開始就能夠吃少量的全穀類和其他植物性蛋白質來源。
- 確保攝取充足的植物來源蛋白質(請見第 54 頁的「你需要多少蛋白質?」來估算你的需求量)。
- 為了不妨礙脂肪代謝,在沙拉和蔬菜中添加額外的亞麻籽油、橄欖油、芥花油、核桃油和其他油品,以補足大部分蛋白質來源中脂肪含量較少的部分。

你在第三部分會看到五十公克淨碳水化合物的三餐計畫,並且可以將素食者的計畫修正成較高量的版本,我們會在持續減重期和維持前期的章節更深入說明完全素食版阿金飲食法。

研究報告:低碳水化合物飲食與運動

營養師與運動員的兩種常見信念是必須攝取碳水化合物才有體力運動,因此高碳水飲食會讓運動能力變得更好。依照這個邏輯,由於阿金飲食法是低碳水飲食法,一定會讓你的體能活動表現變差,對嗎?

錯!事實是身體可以適應低碳水飲食,讓你能夠利用儲存的脂肪,並且燃燒更多脂肪作為能量,這與運動訓練的理想結果相同。事實上,耐力項目運動員的主要目標,就是在運動的時候能夠燃燒脂肪而不用碳水化合物作為能量。單純就代謝的角度來看,阿金飲食法和運動非常互補。

一位學者的研究是讓頂尖自行車手採取近似於阿金飲食法終生維持期的飲食。既然他們的碳水化合物攝取量非常低,依照傳統看法,可以預測他們的表現會非常差。他們在頭一、兩週維持訓練排程確實很辛苦,但四週之後,研究者測試自行車手要過多久時間才到達力竭點,結果與他們過去攝取高碳水飲食的表現幾乎完全相同。然而,能量的選擇卻有戲劇性的變化,四週過後,自行車手在運動過程中幾乎只利用脂肪,極少使用血糖(血糖維持在正常濃度)和肌肉肝醣(儲存的葡萄糖)。

阿金飲食法也能和重訓搭配得很好。在另一項研究中,體重過重的人參與高強度阻力訓練計畫,同時遵循與阿金飲食法持續減重階段相仿的飲食。十二週過後,這些人的身體組成有了極大改變,他們平均減掉七公斤的脂肪,主要賴於低碳水飲食。同時,他們的除脂體重實際上增加了一公斤,主要賴於阻力訓練,這些及其他研究明確反駁了,必須攝取高碳水飲食才能有好的運動表現的常見錯誤觀念。

要不要運動

規律的體能活動可以帶來許多好處，因此是健康飲食的良伴。運動在體重方面的主要好處是有助於長期維持體重。研究顯示，體能活動可以幫助一些人減重，有些人則不行，表示基因決定了這件事。

但規律的體能活動還有其他許多好處，包括：
- 增進體力。
- 搭配低碳水飲食的作用，解鎖儲存的脂肪。
- 由於腦內啡的釋放，可以達到鎮靜作用，並能調節改變飲食習慣帶來的壓力。
- 雕塑肌肉（如果是做某些高阻力運動的話），讓你穿不穿衣服都有型。
- 帶來成就感。

但是請慢慢來。如果體能活動早已是你生活的一部分，在你適應阿金飲食法的頭幾週必須減少運動時間或強度，然後再恢復鍛鍊（或者不恢復鍛鍊），請傾聽身體的訊號。長時間久坐的人可以等到實行飲食計畫至少兩週後再增加體能活動。逐漸磨練你的技巧和耐力，等達到目標體重時，健身方案就可以幫助你維持體重。我們也明白，有些人在開始運動之前必須先減掉一部分體重，不過隨著時間過去，大部分人沒有理由不能在日常生活中加入體能活動。可以從散步開始，在任何地方都可以執行，也不太可能受傷。你可以自行決定適合自己技巧、喜好和時間安排的體能活動類型和程度，至於往後是否要實踐更積極的健身方案，完全由你做主。

在忙碌的時間安排下，你可能覺得散步、健行和游泳比較容易搭配家庭時光、社交活動，甚至遛狗這樣的小雜事一起進行。這些體能活動比正式的運動方案自然，許多人更容易長期維持下去。就像你新的飲食方式，保持體能活動也應該變成習慣，一如你會比較想吃美味的食物，你比較有可能定期執行自己能享受樂趣的活動。美國衛生及公共服務部的美國人體能活動準則建議每週適度運動二個半小時。

準備就緒

如同亨利・福特（Henry Ford）所說的：「**做好準備是成功的首要祕訣。**」一旦你體會到燃燒自身體脂肪帶來控制食慾的好處，就能夠更容易能處理減重帶來的心理負擔。

> **和你的醫師談談**
>
> 實行任何減重或健康促進方案之前，請諮詢醫師，確保沒有干擾你成功的健康因素，同時執行基準檢測。醫師會檢驗你的血壓和血糖濃度，以及脂肪套組（總膽固醇、HDL、LDL 和三酸甘油脂）。每三到六個月或者你達到目標體重之後（以先發生者為準），這些健康指標就成為比較的基準。如果你正在使用任何藥物（如某些抗憂鬱劑、胰島素、類固醇及 beta 阻斷劑），請詢問醫師藥物是否會干擾減重。也許你可以降低劑量或換成其他藥物。如果你正在使用胰島素，控制碳水化合物會讓你的血糖濃度降低，往往必須立刻降低胰島素劑量，這是一件好事，但你必須與醫師討論怎麼做比較安全。高血壓的人往往很快就有改善，如果你為了控制血壓正在服用利尿劑或其他藥物，請自行監測血壓並隨時與醫師聯繫。
>
> 警告：未諮詢醫師請勿自行停止或減少任何藥物的劑量。

得到的控制感，會讓你從心靈深處接受自己正邁向成功。你會發現自己能夠克服過往，甚至克服不良的自我心像，並建立新的習慣。達到阿金優勢之後，你會很享受控制帶來的神奇感受，意識到你能夠改變自己對於某些情境和誘惑的反應。

在你展開阿金旅程之前，請先處理動機和實務上的這些問題。

- 讀完這本書。每當你進入新的階段，就會想要回頭讀不同的單元，但在開始實行阿金飲食法之前必須先有整體概念，這點非常重要。
- 準備碳水化合物公克計算表。從 www.atkins.com ／ tools 印出來。
- 挑個好時機。壓力很大或異常忙碌的時候，不要實行阿金飲食法。實行計畫的頭一週，你必須盡可能掌控外在事件，確保有一個好的開始。同樣地，不要在假日或假期之前開始，但另一方面，也不要一直因為諸多藉口而拖延不實行計畫。
- 從第一天開始就把維持目標體重視為第一優先。
- 尋求親友支持。基於禮貌，告知他們你將要做什麼，但要清楚表明不是在徵求他們的允許或同意。記住，一切與掌控你的生活有關，就由這個決定開始。即使是最親近、最親愛的人，意見也可能相牴觸。他們的協助能夠推你一把，但是他們懷疑、鄙視或拒絕接受你的決定也會摧毀你的努力。提醒他們，你需要得到一切所能得到協助，包括不要破壞你的努力。
- 去蕪存菁。在廚房存放正確的食物和點心（適當的誘導期食物請見第 87 頁），從現在開始，拿走任何犯規的食物，這點也一樣重要。如果你的室友或家人沒有

和你一起實行阿金飲食法，就把你現在要避免吃的東西分開放，同時也要確保隨時能夠獲得我們建議的營養補給品。

- 制訂三餐計畫。事先計畫可以讓你有控制感，針對你將開始的階段，複習適當食物表及三餐計畫。養成習慣，在你到雜貨店採買之前規劃好餐點，如此就能掌握一切，否則你會發現自己抓了冰箱裡或廚房找到的第一樣東西就吃。
- 拿出塵封的體重計並準備捲尺。這兩樣工具都非常重要，可以用來測量基準身材以供幾週或幾個月後做比較，測量體重，以及胸圍、腰圍、上臂圍、大腿圍和臀圍。雖然每天用體重計測量體重不是特別可信賴的工具，但是用於追蹤自己的進度依然相當實用。（請見下頁「每天量體重的迷思」小專欄。）
- 改變微小但具影響力的習慣。如果你早上的習慣是到麵包店買果醬甜甜圈配咖啡，請找一個不會被甜點誘惑的地方喝咖啡。如果有必要，就走另一條路，才不必奮力抵擋熟悉的香甜氣味。
- 複製在你生活中其他領域曾經成功的行為。將體重過重或健康狀況不好視為可能解決的問題，而不是個人的失敗，你就更能掌握這些問題。
- 發展應對社交情境的策略。任何減重計畫想要成功，就必須在真正面臨威脅控制感的情境之前決定要如何應對。
- 在線上或實體社群找到一位阿金夥伴，分享你的心理負擔與成功，還有無法避免不被誘惑、但你知道吃下這些食物會前功盡棄的時刻。許多人發現，其實和住在其他地方的人組成小團體也很不錯，可以每天用電話或在線上確認彼此的狀況。
- 書寫日記以追蹤減重和健康的進步，還有你的感受、目標、困難和勝利。首先記下你目前的體重和各項測量結果，還有你的長程與短程目標，包括目前的照片。每天都要書寫並定期回顧，看看哪些部分奏效、哪些部分有點偏離，還有哪些食物會妨礙你繼續減重或讓你嘴饞。
- 參與線上支持網絡和閱讀網誌。阿金社群包括許多聊天室，網路上也有很多其他低碳水和非官方的阿金網站，而 www.atkins.com 中每天有阿金營養師監控內容的精確度，並且更新加入關於阿金飲食法的最新研究和想法。

還有一件事：**不要執著於完美**。此時，你可能和自己約定好要控制體重。如果你和大部分人一樣，那你會遵守許多約定，也會違背許多約定。如果這些意志力薄弱的情況只是偶爾發生，就把它們視為修正做法、重新取得控制權的機會。我們都會犯錯，但最大的錯誤是把單一失誤和失敗混淆在一起。發生失誤，就承認失誤並

> **每天量體重的迷思**
>
> **迷思**：體重計不會騙人。
>
> **事實**：除非你可以明智地判讀體重計的數字，否則體重計會把你搞瘋！即使是最新型的數位體重計也有這個老毛病：它們無法分辨你的體內有什麼，也沒辦法每天針對飲食狀況給你準確的建議。原因如下：典型的成人身體大約包含三十七點八五公升的水，但安全範圍為正負一公升。由於每公升大約重一公斤，你的體重會在兩公斤的「灰色地帶」浮動。只有在你位於這個灰色地帶的低點或高點時，口渴和腎臟功能才會發揮作用。減少碳水化合物攝取量至每天低於五十公克，可以減掉幾公斤的多餘水分，但那只是把你的兩公斤灰色地帶推得更低，不是縮窄範圍。此外，女性在生理期之前體內通常會留滯一至兩公斤的水分，你就會曉得在你每週減掉一點五公斤脂肪的時候，體重計不可能完全準確測量。更別說每天的狀況都不一樣，反而應該考慮以下事項：
>
> - 根本不需要量體重，而是把焦點放在你的衣服穿起來合不合身，還有身體的感覺好不好。
> - 每週量一次體重，以掌握自己的整體進度，這樣也比較不會對體重計出氣。
> - 每天量體重並在日記上記錄數字。每天計算最後三個數值取平均值（甚至可以在手機上做這件事），然後把平均值寫在第二欄。連續三日平均值可以降低各種因素造成的干擾。連續一整週的平均值甚至更好。

且往正確的方向繼續前進。管理體重並增進健康只與掌握控制權有關。無論你喜歡哪一種方法，都不要讓愚蠢的體重計還有幾公斤的水分控制你的心情，還有自我價值感。

應該從何開始？

下一章，我們會引導你瀏覽四個階段。但首先要決定是從第一階段誘導期開始，或者從後續階段開始。就從這個重要決定開始，接下來你會遇到很多機會可以依據需求自行調整阿金飲食。對許多人而言，誘導期只是短暫的起步階段，以便在繼續下一步之前有好的開始。有些人可能會維持在誘導期比較長時間，才能在進入下一階段之前減去大量體重。我們建議要減重比較多或者有某些健康問題的人從誘導期開始，否則你可以從第二階段、甚至後續階段開始，隨你高興。

以下自我測驗可以幫助你選擇怎麼樣才最適合你。想當然耳，攝取越多公克的碳水化合物（隨每個階段逐漸增多），就越慢減掉多餘的體重。

你要減掉的體重少於七公斤嗎？

若是如此，或許可以從第二階段持續減重期（OWL）開始，尤其如果你年輕、活動量又大的話。反之，如果你年齡稍大，減重可能比較慢，就可以選擇從誘導期開始。

你要減重七至十四公斤嗎？

可能還是得從誘導期開始。如果你想要食物的選擇有比較多變化，但是減重比較慢，那也可以從持續減重期開始。

你要減重十四公斤以上嗎？

你絕對要從誘導期開始。

你的日常生活是長時間久坐嗎？

除非你要減掉的體重少於七公斤，就可以從持續減重期開始並且減比較慢，否則就從誘導期開始吧。

你幾年來都是變胖又減重又復胖嗎？

你的身體可能對於減重有抗性了。就從誘導期有好的開始吧。

你超過五十歲了嗎？

你的新陳代謝會隨著年齡增長而變慢。請從誘導期開始，如果能輕鬆減重且你也願意，就在兩週後進入持續減重期。

你患有第二型糖尿病嗎？

從誘導期開始並維持在誘導期，直到能控制血糖和胰島素濃度為止。

你的腰圍超過四十吋（若為男性），或者比臀圍還要寬（若為女性）

嗎？你有高血壓、高三酸甘油脂、低 HDL 嗎？

你可能有代謝症候群或者正處於糖尿病前期（請見第十三章）。請醫師幫你測量血糖、血壓和胰島素濃度，然後與醫師配合，從誘導期開始，並且維持在誘導期，直到能控制血糖和胰島素濃度為止。

你的三酸甘油脂偏高嗎？

從誘導期開始，可以幫助你更快改善三酸甘油脂濃度。

你是素食者（vegetarian）或完全素食者（vegan）嗎？

關於從哪個階段開始的說明，請參見第 82 頁。

即使你決定從較後續的階段開始，請務必讀過以下章節，了解實施阿金飲食法的頭幾週可以吃哪些食物還有預期的狀況。

接下來，我們花幾分鐘認識每懷孕一次就變胖一些的五寶媽珍妮佛‧穆諾。

成功小故事 6　跟上家人的腳步

珍妮佛‧穆諾得兼顧家庭和全職工作，所以總是沒時間又沒體力。為了體重而苦惱好幾年又生了五個小孩之後，她決定採取阿金飲食法。

她距離目標體重已經剩下不到一半的路了，而且非常喜歡現在有體力跟小孩相處的自己。

重要統計數據

目前階段：持續減重期

每日淨碳水攝取量：30-40 公克

年齡：33 歲

身高：160 公分

過去體重：90 公斤

目前體重：72 公斤

已減重：18 公斤

你為什麼會嘗試阿金飲食法？

因為體重的關係，我總是覺得很累，我的膽固醇過高，血壓也是。我有心臟病的家族史，所以知道自己必須減重，而在女兒出生五個月後，我覺得是時候了。我在汽車經銷商訂單管理公司工作，和同事聽說阿金飲食法是最棒的減重方法，所以就決定一起進行。

你懷孕的時候有變胖嗎？

其實我懷孕的時候沒有胖多少，但生完小孩之後確定有變胖。我看到什麼就吃什麼，週末還會吃速食。我的家族來自墨西哥，所以我很愛墨西哥菜（米飯、豆類和辣肉餡捲餅），這些高碳水食物完全就是助紂為虐。雖然我已經開始吃低碳水墨西哥玉米餅，但還是很怕辣肉餡捲餅會破壞計畫，所以完全不碰。

最開始的幾個月過得如何？

一開始還滿順利的，我從誘導期開始，頭兩個月就減掉十一公斤。我的血壓變正常了，所以不用再吃藥，而且體力變得很好。最近我瘦的速度變慢了，大概每個月減掉一至二公斤。

你如何因應減重這件事呢？

我盡量保持自己的動力。開始實行阿金飲食法時，我找到一個網站可以幫自己拍照，然後可以操作照片，看到自己達成目標體重的樣子，當我被不該吃的食物誘惑時，就會看那張照片，然後遠離那些食物。我也很認真記下自己吃的所有東西。我和同事一起開始運動，每天散步十分鐘三次，到任何地方都盡量走路，下班回家之後會邊看電影邊走跑步機。我每天會裝滿一個大水壺，然後把裡面的水喝光光。

你平日都吃什麼？

早餐我會吃香腸還有乳酪片，但不吃麵包。午餐通常會吃沙拉加上雞肉或牛排，或者會吃墨西哥夾餅的菜肉餡料，但不吃餅，晚餐也差不多這樣。我會烤雞肉、牛排、漢堡肉或火雞肉排，搭配很多的生菜沙拉，因為我沒有很喜歡吃煮過的蔬菜。點心通常是乳酪條加上小黃瓜，或者炸豬皮加檸檬汁。

你要告訴其他人什麼訣竅嗎？

家裡不要有垃圾食物，這不但是為了自己，也是為了你的小孩。有夥伴一起減肥對你而言幫助很大。隨時保持注意。

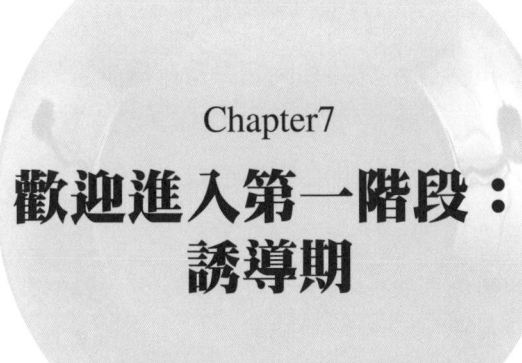

Chapter7
歡迎進入第一階段：誘導期

食物是生命所必需，而阿金飲食法成功的主因是享受你吃的食物。如果阿金飲食法只是胡扯又營養不足的飲食法，你就沒辦法維持下去，也沒辦法變得苗條又健康。

正如它的名稱，誘導期就是導入阿金飲食法的開始。誘導期也稱為第一階段，你每天會攝取淨碳水化合物二十公克，主要來自基礎蔬菜。你不一定要由此開始，但是誘導期是突破障礙、利用儲存的脂肪、讓細胞轉變成燃脂大軍最快速的方法。誘導期也會讓你有體力、覺得自己有力量。

上一章的最後我們問了幾個問題，幫助你確定應該從哪個階段開始阿金飲食法（我們在本章還有下兩章的最後也會這麼做，幫助你確認要繼續維持還是前往下一階段）。關於時間點，沒有牢不可破的規定，我們會提供工具，讓你做出最適合自己的選擇。舉例來說，如果你要減重很多，停留在誘導期超過兩週的話，就會更快看到顯著結果。不過，你也可以選擇能夠吃堅果和莓果類，並且稍微增加碳水化合物攝取量，但是減重速度比較慢。

如果你還沒決定要不要從誘導期開始，稍微看一下第一階段可以吃什麼，應該也可以幫助你下定決心。

誘導期的適當食物

這是一份很長的清單，但還是無法列出所有食物。有疑慮的食物就不要吃吧！

肉類、魚類和禽類

大部分不裹麵包粉的魚類、禽類和肉類只含有極少量的碳水化合物,甚至不含碳水化合物。

我們會在下方註解列出含碳水化合物的項目。

所有魚類,包括:

鱈魚	鰈魚	大比目魚	鯡魚 *	鮭魚
沙丁魚	真鰈	鱒魚	鮪魚	

所有貝類及甲殼類海鮮,包括:

蛤蜊	蟹肉†	龍蝦	淡菜‡	牡蠣‡
蝦子	烏賊			

所有禽類,包括:

春雞	雞肉§	鴨肉	鵝肉	鴕鳥肉
雉雞肉	鵪鶉肉	火雞肉§		

所有肉類,包括:

牛肉¶	山羊肉	羔羊肉	豬肉、培根、火腿¶	小牛肉	鹿肉

* 避免有添加糖的醃漬鯡魚和所有「裹麵糊去炸的」魚類和甲殼類。
† 避免人工蟹肉(魚漿製成的蟳味棒)和其他加工甲殼類產品。
‡ 牡蠣和淡菜含有碳水化合物。攝取量限制在每天一百一十三公克。
§ 避免加工雞肉和火雞製品,例如雞塊和其他裹麵包粉或有餡料的產品。
¶ 某些加工肉品(如義大利辣香腸、熱狗,還有培根、火腿之類的東西)都經過糖漬,所以碳水化合物含量會增加。此外,也要避免冷切肉和其他添加硝酸鹽的肉類,以及加麵包粉製成的肉類產品,例如肉丸、肉餅、索爾茲伯里牛排(譯註:以碎牛肉製成)。

任何方式烹調的雞蛋,包括:

水煮蛋	魔鬼蛋	炸蛋	歐姆蛋	水波蛋
炒蛋				

註:一顆蛋含有零點六公克的淨碳水化合物。

大豆及其他素食產品：

產品	每份的量	淨碳水化合物公克數
無糖杏仁奶	1 杯	1.0
植物肉漢堡	1	4.0
烤植物肉	4 盎司	4.0
不加麵包粉的植物肉排	1	3.0
麵筋	1 塊	2.0
大豆蒟蒻麵	$\frac{1}{2}$ 杯煮過的麵	1.0
純素「乳酪」	1 片	1.0
純素「乳酪」	1 盎司	2.0
無糖豆漿	1 杯	1.2
天貝	$\frac{1}{2}$ 杯	3.3
板豆腐	4 盎司	2.5
嫩豆腐	4 盎司	3.1
素培根	2 條	2.0
素肉	3 片	1.5
素熱狗	1 條	2.0–5.0（各品牌不一）
大條素肉腸	2 盎司	2.0
小條素肉腸	2 條	4.0
不含酪蛋白的純素「乳酪」	1 片	5.0
不含酪蛋白的純素「乳酪」	1 盎司	6.0
素食漢堡	1 個	2.0
素肉燥	$\frac{3}{4}$ 杯	2.0
素肉丸	4-5 顆	4.0

註：請查閱每項產品確切的碳水化合物含量。Quorn 公司產品含有奶和蛋，而大豆乳酪含有酪蛋白（乳製品），所以完全素食者均不適用。
每盎司約二十八公克。

乳酪

大部分乳酪每盎司所含的淨碳水化合物都少於一公克。你每天最多可以吃四盎司的乳酪。一盎司大約是單片裝美國乳酪的份量，或者略大於一立方吋的方塊（譯

註：大約是一顆大彈珠或一顆貢丸的大小）。一、兩大匙的乳酪絲所含的碳水化合物沒多少。誘導期要避免吃瑞可塔乳酪和茅屋乳酪。

此外，很多乳酪明顯含有其他成分，所以碳水化合物含量比較高，例如草莓奶油乳酪。也要避免「減肥」乳酪、「乳酪製品」和乳清乳酪，這些都不是百分之百的乳酪。大豆或米製成的素食「乳酪」可以吃，但記得看一下碳水化合物含量。

除了這些，你可以享用大部分的乳酪，包括：

乳酪	每份的量	淨碳水化合物公克數
藍乳酪	2 大匙	0.4
布里乳酪	1 盎司	0.1
切達或柯比傑克乾酪	1 盎司	0.4
奶油乳酪	2 大匙	0.8
菲達乳酪	1 盎司	1.2
軟式山羊乳酪	1 盎司	0.3
高達乳酪	1 盎司	0.6
全脂莫札瑞拉乳酪	1 盎司	0.6
帕瑪森乳酪	1 盎司	0.9
瑞士乳酪	1 盎司	1.0

註：如需更詳細的乳酪清單，請見 www.atkins.com／tools。

基礎蔬菜

包含生菜沙拉的蔬菜及其他通常會烹煮過的蔬菜。這些蔬菜是阿金飲食的基礎，你前進到各個階段時，將再由此往上增加碳水化合物攝取量。你每天會吃十二至十五公克來自基礎蔬菜的淨碳水化合物，大約等同於六杯生菜沙拉，還有最多兩杯煮過的蔬菜，依你選擇的蔬菜而定。

生菜沙拉

一份生菜通常是一杯的量，差不多是你的一個拳頭大小。測量生菜的重量（除了朝鮮薊心）。注意，番茄和甜椒含的碳水化合物比其他生菜多，所以只能攝取少量；也包括其他常被當作蔬菜的水果，例如酪梨和橄欖。

蔬菜	每份的量	淨碳水化合物公克數
苜蓿芽	$\frac{1}{2}$ 杯	0.2
醃漬朝鮮薊心	4 塊	2.0
罐裝朝鮮薊心	1 顆	1.0
芝麻葉	1 杯	0.4
哈斯酪梨	$\frac{1}{2}$ 顆	1.8
四季豆	生的 $\frac{1}{2}$ 杯	2.1
白菜	生的 1 杯	0.4
萵苣	生的 1 杯	0.8
青花菜	$\frac{1}{2}$ 杯	0.8
甘藍菜（高麗菜、紫甘藍、皺葉甘藍）	$\frac{1}{2}$ 杯菜絲	1.1
白花菜	$\frac{1}{2}$ 杯	1.4
芹菜	1 根	0.8
西芹頭（根芹菜）	$\frac{1}{2}$ 杯碎丁	3.5
菊苣葉	$\frac{1}{2}$ 杯	0.1
大白菜	$\frac{1}{2}$ 杯菜絲	0.0
蝦夷蔥	1 大匙	0.1
黃瓜	$\frac{1}{2}$ 杯切片	1.0
白蘿蔔	$\frac{1}{2}$ 杯	1.0
苦苣	$\frac{1}{2}$ 杯	0.4
闊葉苦苣	$\frac{1}{2}$ 杯	0.1
茴香	$\frac{1}{2}$ 杯	1.8
綜合綠葉蔬菜	1 杯	0.4
結球萵苣	1 杯	0.2
豆薯	$\frac{1}{2}$ 杯	2.5
散葉萵苣	1 杯	1.0
什錦嫩生菜沙拉（Mesclun）	1 杯	0.5
新鮮蘑菇	$\frac{1}{2}$ 杯	2.1
綠豆芽	$\frac{1}{2}$ 杯	1.2
黑橄欖	5 顆	0.7

蔬菜	每份的量	淨碳水化合物公克數
綠橄欖	5 顆	0.0
洋蔥	2 大匙碎末	1.5
歐芹（以及所有新鮮香草）	1 大匙	0.1
青椒	$\frac{1}{2}$ 杯	2.1
紅甜椒	$\frac{1}{2}$ 杯	2.9
紫萵苣	$\frac{1}{2}$ 杯	0.7
小蘿蔔	6 根	0.5
蘿美生菜	1 杯	0.4
青蔥	$\frac{1}{4}$ 杯	1.2
菠菜	1 杯	0.2
番茄	小型 1 顆（3-4 盎司）	2.5
番茄	中型 1 顆	3.3
小番茄	5 顆	2.2
水田芥（西洋菜）	$\frac{1}{2}$ 杯	0.0

煮熟的蔬菜

由於以下基礎蔬菜大部分通常會煮過才食用，除非另有標註，否則所列的碳水化合物含量都是煮過之後的含量。有些蔬菜也出現在生菜沙拉清單上，但煮過之後會讓它們更紮實，所以碳水化合物含量有差異。標準的一份煮過的蔬菜是半杯。有幾種煮過的蔬菜碳水化合物含量比上列生菜更高。除非另有標註，否則請確保在煮過之後才秤重。

注意，像是球芽甘藍、西芹頭、大頭菜、韭蔥、蘑菇、洋蔥和南瓜所含的碳水化合物比大部分蔬菜高，所以通常份量要比較少。你可以清蒸、拌炒或燉煮大部蔬菜。水煮會破壞或去除營養素（除非你把煮菜的水當成湯喝掉）。

註：誘導期不宜攝取未列在此表上的蔬菜。

蔬菜	每份的量	淨碳水化合物公克數
朝鮮薊	中型 $\frac{1}{2}$ 顆	3.5
蘆筍	6 根	2.4

蔬菜	每份的量	淨碳水化合物公克數
罐裝切片竹筍	$\frac{1}{2}$ 杯	1.2
四季豆	$\frac{1}{2}$ 杯	2.9
甜菜葉	$\frac{1}{2}$ 杯	3.7
白菜	$\frac{1}{2}$ 杯	0.2
寶塔花菜	$\frac{1}{2}$ 杯	2.3
青花菜	$\frac{1}{2}$ 杯	1.7
甘藍菜苗	$\frac{1}{2}$ 杯	2.0
球芽甘藍	$\frac{1}{4}$ 杯	1.8
高麗菜	$\frac{1}{2}$ 杯	1.6
紫甘藍	$\frac{1}{2}$ 杯	2.0
皺葉甘藍	$\frac{1}{2}$ 杯	1.9
刺菜薊	$\frac{1}{2}$ 杯	2.7
白花菜	$\frac{1}{2}$ 杯	0.9
芹菜	$\frac{1}{2}$ 杯	1.2
瑞士甜菜	$\frac{1}{2}$ 杯	1.8
佛手瓜	$\frac{1}{2}$ 杯	1.8
羽衣甘藍	$\frac{1}{2}$ 杯	2.0
蒲公英葉	$\frac{1}{2}$ 杯	1.8
茄子	$\frac{1}{2}$ 杯	2.0
闊葉苦苣	$\frac{1}{2}$ 杯	0.1
茴香	$\frac{1}{2}$ 杯	1.5
棕櫚心	1 個	0.7
芥藍	$\frac{1}{2}$ 杯	2.4
球莖甘藍	$\frac{1}{4}$ 杯	2.3
韭蔥	$\frac{1}{2}$ 杯	3.4
蘑菇	$\frac{1}{4}$ 杯	2.3
香菇	$\frac{1}{4}$ 杯	4.4
芥菜	$\frac{1}{2}$ 杯	0.1
仙人掌葉（仙人掌皮）	$\frac{1}{2}$ 杯	1.0

蔬菜	每份的量	淨碳水化合物公克數
秋葵	$\frac{1}{2}$ 杯	2.4
洋蔥	$\frac{1}{4}$ 杯	4.3
青椒碎丁	$\frac{1}{4}$ 杯	1.9
紅甜椒碎丁	$\frac{1}{4}$ 杯	1.9
南瓜	$\frac{1}{4}$ 杯	2.4
無糖大黃	$\frac{1}{2}$ 杯	1.7
德國酸菜	$\frac{1}{2}$ 杯（瀝乾）	1.2
青蔥	$\frac{1}{2}$ 杯	2.4
紅蔥頭	2 大匙	3.1
荷蘭豆	$\frac{1}{2}$ 杯	3.4
酸模	$\frac{1}{2}$ 杯	0.2
金線瓜	$\frac{1}{4}$ 杯	2.0
菠菜	$\frac{1}{2}$ 杯	2.2
夏南瓜	$\frac{1}{2}$ 杯	2.6
黏果酸漿	$\frac{1}{2}$ 杯	2.6
番茄	$\frac{1}{4}$ 杯	4.3
白蕪菁泥	$\frac{1}{2}$ 杯	3.3
菱角	$\frac{1}{4}$ 杯（罐裝）	3.5
櫛瓜	$\frac{1}{2}$ 杯	1.5

沙拉醬

任何加工沙拉醬只要每份（一至二大匙）淨碳水化合物含量不超過三公克就可以吃。更好的選擇是自己做低碳水版的沙拉醬（請見第三部分的食譜）。

沙拉醬	每份的量	淨碳水化合物公克數
藍乳酪沙拉醬	2 大匙	2.3
凱薩沙拉醬	2 大匙	0.5
義式沙拉醬	2 大匙	3.0
檸檬汁	2 大匙	2.5
萊姆汁	2 大匙	2.9

沙拉醬	每份的量	淨碳水化合物公克數
油醋醬	2大匙	1.0
田園沙拉醬	2大匙	1.4

油脂與油品

　　油類不需要擔心碳水化合物，每份的量大約為一大匙。標示「冷壓」或「機榨」的油品營養素沒有受到熱的破壞，所以會比較好。

　　只用初榨橄欖油來搭配沙拉或蔬菜或拌炒，並且用橄欖油、芥花油、高油酸紅花油來做其他烹飪用途。絕對不要使用特色油品來烹調（例如核桃油或芝麻油），而是在餐點離火之後再用這些油品來調味。

　　避免標示「低熱量」或「低脂」的油品，以及所有人造奶油和酥油製品，這些產品仍含有小量的反式脂肪。「不含反式脂肪」的標示，其實代表產品每份最多含有零點五公克的反式脂肪。關於油品選擇的細節請見第五章。

奶油　　　　　　　　　　　　美乃滋＊
芥花油　　　　　　　　　　　橄欖油
椰子油　　　　　　　　　　　高油酸紅花油
亞麻籽油　　　　　　　　　　芝麻油
葡萄籽油　　　　　　　　　　核桃油

＊ 大部分市售美乃滋都是大豆油做的。找找看有沒有用芥花油或高油酸紅花油製作且不添加糖的品牌。或者依照第三部分的食譜自己動手做。

無熱量甜味劑

　　把每包當成一公克淨碳水化合物來算，每天不攝取超過三包。

- Splenda（蔗糖素）。
- Truvia 或 SweetLeaf（由甜菊製成的天然產品）。
- Sweet'N Low（糖精）。
- 木糖醇（保健食品店和某些超市有販售）。

低碳水簡便食品

　　當你找不到合適的食物、沒時間自己煮，或者要很快吃一下點心的時候，很方

便就可以買到某些低碳水食品。有越來越多公司在製造阿金飲食法誘導期可以吃的健康食品。只要記住兩件事：

- 不是所有低碳水能量棒、奶昔和其他簡便食品都一樣。檢查成分表和食品營養標示，確認淨碳水化合物公克數（「無糖」未必是「不含碳水化合物」或「低碳水」）。每份的淨碳水化合物必須在三公克以下才是適合誘導期的食品。
- 這些食物可能會讓你比較方便實行阿金飲食法，但不要過度食用。不要用它們來取代從基礎蔬菜攝取的十二至十五公克淨碳水化合物。

調味料、香草和香料

許多調味料潛藏了碳水化合物。仔細閱讀標示，看看是否有添加糖、麵粉和玉米澱粉，以及其他不應該吃的增稠劑。

大部分番茄醬、醃醬、烤肉醬都含有添加糖（標示上通常會寫玉米糖漿、玉米糖漿、玉米糖漿固形物、蔗糖漿等等）。

鹽、黑胡椒、辣椒、大部分香料、羅勒、芫荽、蒔蘿、奧勒岡葉、迷迭香、龍蒿、百里香和其他乾燥香草幾乎都不含碳水化合物。但是請確認綜合香草或香料中有沒有添加糖。

以下產品適合使用，食用任何表中未列出的產品前，請檢查成分表。

調味料、香草或香料	每份的量	淨碳水化合物公克數
安丘（Ancho）辣椒	1 條	5.1
鯷魚醬	1 大匙	0.0
豆豉醬	1 小匙	3.0
醃漬續隨子（酸豆）	1 大匙	0.1
醬醋契波透辣椒（Chipotle en adobe）	2 條	2.0
蛤蜊汁	1 杯	0.0
無糖椰奶	$\frac{1}{2}$ 杯	1.9
無糖可可粉	1 大匙	1.2
辣肉餡捲餅醬	$\frac{1}{4}$ 杯	2.0
魚露	1 小匙	0.2

調味料、香草或香料	每份的量	淨碳水化合物公克數
大蒜	1 大瓣	0.9
薑	1 大匙薑泥	0.8
辣根醬	1 小匙	0.4
墨西哥辣椒（Jalapeño）	$\frac{1}{2}$ 杯切片	1.4
味噌醬	1 大匙	2.6
第戎芥末醬	1 小匙	0.5
黃芥末	1 小匙	0.0
墨西哥乾辣椒	1 條	1.7
青醬	1 大匙	0.6
Pickapeppa 紅辣椒醬	1 小匙	1.0
酸黃瓜或猶太酸黃瓜	$\frac{1}{2}$ 條	1.0
甜椒／烤紅椒	1 盎司	2.0
綠莎莎醬（無糖）	1 大匙	0.6
紅莎莎醬（無糖）	1 大匙	1.0
賽拉諾辣椒	$\frac{1}{2}$ 杯	1.6
醬油	1 大匙	0.9
塔巴斯科（Tabasco）或其他辣醬	1 小匙	0.0
塔可醬	1 大匙	1.0
芝麻醬	2 大匙	1.0
巴沙米可醋	1 大匙	2.3
蘋果醋	1 大匙	0.9
紅酒醋	1 大匙	1.5
米醋（無糖）	1 大匙	0.0
雪莉醋	1 大匙	0.9
白酒醋	1 大匙	1.5
山葵醬	1 小匙	0.0

飲品

- 清湯／高湯（非低鈉且無添加糖、氫化油或味精）。
- 蘇打水

- 高脂或低脂鮮奶油，或半對半鮮奶油（每日一至一點五盎司）。
- 含咖啡因或無咖啡因咖啡。
- 含咖啡因或無咖啡因的茶。
- 添加無熱量甜味劑的無糖汽水。
- 檸檬汁或萊姆汁；每日僅限二至三大匙。注意，二大匙的檸檬汁含有二點五公克的淨碳水化合物，等量的萊姆汁含二點九公克。
- 無調味或香精調味氣泡水（必須為「無熱量」）。
- 草本茶（無添加大麥或果糖）。
- 不加糖、無調味的豆漿或杏仁奶；八盎司的份量分別含有一點二及一公克淨碳水化合物。
- 水（自來水、泉水、過濾水或礦泉水）。

哪些東西不能吃？

現在開始你必須遠離某些食物。顯然，我們沒辦法列出你應該避免的所有食物。遵循這些準則並運用你的常識判斷，請避免下列品項：

- 水果和果汁（除了列在蔬菜表上的水果和檸檬汁、萊姆汁）。
- 有熱量的汽水。
- 以麵粉或其他穀類製品做的食物（除了每份所含淨碳水化合物不超過三公克的低碳水食品）或糖，包括麵包、義大利麵食、墨西哥玉米餅、瑪芬蛋糕、糕點、餅乾、洋芋片、蛋糕和糖果等等。
- 任何添加糖的食物，無論是哪一種食物。看看是否有黑糖漿、原蔗糖漿、葡萄糖、右旋糖、蜂蜜和玉米糖漿這些詞彙。
- 任何種類的酒精。
- 除了亞麻籽可以接受之外，其他堅果和種子，以及堅果和種子醬（在誘導期的頭兩週）都要排除。
- 穀類，甚至是全穀類：米、燕麥、大麥、藜麥、蕎麥碎粒等等。
- 菜豆、鷹嘴豆、扁豆及其他豆類。
- 任何沒有列在誘導期適當食物表上的蔬菜，包括澱粉類蔬菜，例如歐防風、胡蘿蔔、馬鈴薯、山藥、甘薯、橡實南瓜及印度南瓜。

- 硬式乳酪、鮮奶油、酸奶油和奶油以外的乳製品。現在不能喝任何牛奶或山羊奶,也不能吃優格、茅屋乳酪或瑞可塔乳酪。
- 「低脂」食物,通常碳水化合物含量很高。
- 「減肥」食品,除非有標明「不含碳水化合物」,或是每份所含淨碳水化合物不超過三公克。這樣的食物大部分適合低脂飲食計畫,而不是低碳水飲食計畫。不要被「無糖」、「不含糖」、「天然」、「無添加糖」這些字眼給騙了。檢查一下碳水化合物含量,標示上一定有寫。
- 任何類型的「垃圾食物」。
- 口香糖、爽口薄荷糖、咳嗽糖漿和止咳喉糖,甚至是維生素液,都可能富含糖或者其他有熱量的甜味劑。(你可以吃添加山梨醇或木糖醇來增加甜味的爽口薄荷糖及喉糖,每顆計算為一公克碳水化合物,一天最多三顆。)
- 任何含有人工反式脂肪(氫化或部分氫化油)的食物。

記住,如果對食物有疑慮,就不要吃。

把清單變成三餐

你的目標是攝取有各式各樣蛋白質來源、天然脂肪和基礎蔬菜的餐點。如果你喜歡沙拉,就如你所願吃沙拉。如果是要烹煮的蔬菜,可以從朝鮮薊到櫛瓜、將近五十種選項裡面選擇。清蒸、拌炒、烤或者快炒蔬菜,但不要水煮,以免破壞營養素(除非你把煮菜的水當成湯喝掉或加到湯裡煮)。

同樣的,你可以用炙烤、火烤、快炒、水煮或燉煮肉類、禽類、魚類、甲殼類海鮮和豆腐,但不要加麵包粉或麵粉或者油炸。適量享用常被誤認為蔬菜的奇特水果,例如酪梨、橄欖和番茄。

請參考第三部分的誘導期三餐計畫,只要你遵守誘導期適當食物表並計算碳水化合物,就可以依據自己的需求修改三餐計畫。

誘導期準則

許多人在誘導期瘦得非常快,有些人則是慢慢變瘦。無論你的速度如何,都必須嚴格遵守規則才能成功。

對於努力改善血糖和胰島素濃度或脂質的人而言也是如此，否則你在看到阿金飲食法真正能帶來的成果之前就會失敗受挫。

請閱讀以下關於誘導期的規則，然後再讀一遍，以確保銘記在心！

- 一天吃三餐正常份量的餐點，或者四或五餐比較小份的餐點。不要省略任何一餐，或者醒著的時候超過六小時沒有吃東西。
- 每餐至少吃四至六盎司含蛋白質的食物。如果你的身材高大，最多可以吃到八盎司沒有關係。不需要把肥肉或雞皮拿掉，但如果你想這麼做也沒關係。只要在蔬菜裡加一匙橄欖油或一小塊奶油補足脂肪即可。
- 可以享用奶油、美乃滋（由橄欖油、芥花油或高油酸紅花油製成）、橄欖油、高油酸紅花油、芥花油及種子油和堅果油。目標是一份沙拉或其他蔬菜搭配一小匙的油，或一小塊奶油。用足夠的油烹調食物，以確保不會燒焦，但不要再放更多油了，或者用橄欖油噴油罐噴一下平底鍋。關於油品的準則請見第 95 頁。
- 每天不要吃超過二十公克的淨碳水化合物，其中十二至十五公克來自基礎蔬菜，這表示你可以吃大約六杯鬆散裝的沙拉，以及最多兩杯煮過的蔬菜（誘導期的適當食物表請見第 92 頁）。要注意，每種蔬菜的碳水化合物含量不一。
- 只吃適當食物表上列的食物，因為現在不是標新立異的時候。
- 學會分辨飢餓和習慣，在食慾下降時依據食慾來調整吃的量。當你飢餓時，吃到覺得飽但不要吃到撐。如果不確定飽了沒有，先等十分鐘，喝一杯水，如果還覺得不夠才再吃多一點。如果你在用餐時間還不餓，就吃一小份低碳水點心。
- 別讓自己餓肚子，還有不要限制脂肪攝取量。
- 不要假定任何食物的碳水化合物含量偏低。閱讀包裝食品的標示，看看是否有不能吃的成分，並檢查淨碳水化合物含量（以總公克數減掉纖維的公克數），也可以使用碳水化合物公克計算表。
- 外食的時候，對於隱藏的碳水化合物要保持警覺。肉汁醬通常是用麵粉或玉米澱粉做的，這兩種東西都不能吃，沙拉醬、涼拌高麗菜還有其他即食沙拉往往含糖；避免任何油炸或加麵包粉的食物。
- 使用蔗糖素（Splenda）、糖精（Sweet'N Low）、甜菊（SweetLeaf 或 Truvia）或木糖醇做為甜味劑。一天不要超過三包，每包以一公克的碳水化合物計算。
- 為了安全起見，只吃阿金低碳水食品（譯註：例如阿金能量棒）還有誘導期規定可以吃的低碳水食品。一天限制在兩包的量。

- 每天至少喝八杯兩百四十 CC 份量的適當液體，以防脫水和電解質不平衡。包含兩杯清湯（非低鈉），早晚各一杯。
- 每日服用不含鐵劑的綜合維生素／綜合礦物質，以及 Omega-3 脂肪酸補充劑。

第一週可預期的狀況

如果你一直都吃很多品質不良的碳水化合物，這種飲食方式對你而言是非常大的改變，身體要花一段時間適應。你也得放棄原本很多的高碳水化合物療癒食物，可能會讓你心情很差。這兩種反應都很正常。

請在飲食記錄中記下這些感受，還有你所吃的食物，在這個過渡期（或其他任何時候），你可以在阿金社群論壇找到線上支援還有具體問題的答案，並與阿金「新手」、老手接洽交流。

你最好的朋友或另一半實行阿金飲食法時可能在誘導期第一週就減掉三公斤，但不要假定自己也會這樣，所以不要預設任何期待比較好。大部分人頭幾天會先減掉水分的重量，而你可能減掉更多，或者沒有。不要為了加速流失水分而節制液體攝取量或不加鹽。

記得，體型改變也一樣重要，即使體重維持不變，如果你覺得衣服變得比較鬆了，就表示走在正確的軌道上，這也是為什麼我們建議你每週在同一天的差不多時間量體重（或使用體重平均法）還有測量體圍。如此一來，就比較能看到正向結果，而不會因為身體正常的日常變化而忐忑不安。

每個人都不一樣，你的代謝功能要完全切換成主要燃燒脂肪需要花一些時間。低碳水飲食自然而然有利尿作用，會讓你的身體排出鈉和水分。疲憊、起身時或在熱的環境中感到頭暈（例如以熱水淋浴、泡熱水澡、在大熱天除草）、無力、便祕、慢性頭痛和腿部抽筋都是你攝取的鈉可能不夠的徵象。鹽是生命和健康所必須，卻跟脂肪一樣受到不公平的妖魔化。

上述症狀不是減肥（吃太少碳水化合物、吃太多蛋白質之類的）造成的結果，真正的問題只是每天少吃一撮鹽。沒錯，有些對於鹽分敏感的人如果吃太多鹽就會水腫和高血壓，但有趣的是，吃高碳水飲食的時候這些病症最為嚴重。適應低碳水狀態，可以從根本改變你的身體如何處理在高碳水環境下可能造成問題的營養素。

恢復鈉平衡可以防止大部分症狀發生。依據我們的經驗，一般加鹽調味的食物

是不夠的，所以不要等到出現症狀才來處理；你可以從實行阿金飲食法的第一天就開始喝兩杯清湯、用二分之一小匙的鹽，或者用兩大匙的一般醬油，持續到你的碳水化合物攝取量超過淨碳水化合物五十公克為止。

如果你選擇喝湯，請在早上跟下午各喝一杯。理想上是自己煮雞湯、牛肉湯或蔬菜湯比較好（請見第三部分的食譜），但也可以用一般（非低鈉）罐裝或利樂包裝的清湯，或用高湯塊溶於水中。如果你即將劇烈運動，就在運動前一小時喝一份湯。如果你選擇用鹽，就在早上量出適當份量，並於一天之中加入到食物裡，確保把量出來的鹽用完。如果你用的是醬油，請確保不要使用低鈉醬油，把醬油分成至少兩份，當作調味料或烹調時加在餐點中。

如果你正在服用利尿劑或者醫師建議你限制鹽分攝取量，則在飲食中添加鹽之前請諮詢醫師。同時，請確保每餐吃下建議量的蔬菜及足量蛋白質，並飲用足量的液體、服用補給品。如果有症狀出現或持續，你可能要吃更多基礎蔬菜，暫時增加淨碳水化合物攝取量到二十五公克。或者吃一點堅果或種子，甚至喝半杯番茄汁；這些東西通常要到持續減重期才會吃。當你覺得好一點了，就不要再吃這些食物，並且恢復攝取淨碳水化合物二十公克，以加速減重。

遵守這些建議，就不太可能出現上述症狀。

你的盟友：阿金優勢

將近第一週或第二週要結束的時候，大部分人會感受到體力突然增加，而且感覺很舒服，這是你達到阿金優勢並且可以開始鍛鍊低碳水技巧的明顯訊號。

建立新的習慣並學習如何抵抗誘惑對於成功非常重要，但這樣還不夠。實行阿金飲食法成功的另一個主要重點是，**享受你吃的食物**。如果阿金飲食法只是胡扯、無聊又營養不足的飲食法，你就沒辦法維持下去，也沒辦法變得苗條又健康。有各式各樣美味食物可以選擇，並且確保廚房裡總是有正確的食物和食材，對於養成習慣非常重要，才能造就一個永遠苗條的你（請見「避免捉襟見肘」小專欄）。**食物是生命所必需，當你發現哪些類型和量的食物最適合你的代謝功能，就能帶來健康、達成體重控制，得到滿足感又心情愉悅。**讓我們更深入探討誘導期可以吃哪些食物吧！

> **避免捉襟見肘**
>
> 你已經嚴格遵循阿金飲食法,但在辛勤工作一天後,小孩吵著肚子餓要吃晚餐,而且家裡完全沒有符合阿金飲食法原則的存糧,你只好跟家人一起吃大麥克漢堡加乳酪。如果這個狀況聽起來很熟悉,那你必須準備隨時可以吃的緊急存糧。把冷凍庫、冰箱和食物櫃存滿以下食物,應該隨時都可以做出一道美味的低碳水餐點。
>
> **冰箱**:雞蛋、豆腐、奶油白醬鯡魚(無添加糖)、烤雞(無蜜汁)、烤牛肉或新鮮火雞切片、無添加糖的硬式義大利薩拉米香腸及其他冷切肉、綜合沙拉。
>
> **冷凍庫**:漢堡排、小羊排、蝦子、雞胸肉,全部都用夾鏈袋個別包裝,以便用一碗熱水就能快速解凍。
>
> **食物櫃**:罐裝或真空包的鮪魚或鮭魚、沙丁魚、蟹肉、蛤蜊、維也納香腸。

蔬菜大挑戰

我們最常聽到阿金飲食法新手說的,就是他們沒辦法吃到足夠的蔬菜來達成日常碳水化合物攝取量。有鑑於蔬菜中的纖維、礦物質和植物性化合物的重要性,新的科學觀念使我們改為建議誘導期應該吃的蔬菜量是十二至十五公克的淨碳水化合物。一天至少吃一份,最好是兩份沙拉。為了讓你更容易追蹤碳水化合物攝取量,我們設計了基本主菜和配菜沙拉的小食譜,你也可以視需要修改。

- 配菜沙拉:先從兩杯綠葉生菜開始(淨碳水化合物八十公克)。加入切片的小蘿蔔六根(零點五公克)、中型番茄二分之一顆(一點六公克),還有一大匙的橄欖油和一點點醋,這樣你只消耗了大約四公克的淨碳水化合物。討厭小蘿蔔或番茄嗎?只要用碳水化合物含量差不多的蔬菜取代就好,這樣就完成了。或者加幾片酪梨,也就是再加一公克的碳水化合物。
- 主菜沙拉:從四杯你最喜歡的綠葉蔬菜開始(一點六公克淨碳水化合物),加上四分之一杯蔥花(一點二公克)、生蘑菇片二分之一杯(一點四公克)以及黃瓜片二分之一杯(一公克),淨碳水化合物總量為五點二公克。加上烤雞胸肉、蝦子、烤牛肉、鮪魚、豆腐、全熟水煮蛋,或其他蛋白質來源,再搭配油和醋,差不多是再加一公克,最後淨碳水化合物總量不超過六公克。或者,加上一些低碳水或不含碳水化合物的小配菜,例如碎培根、切碎的全熟水煮蛋或乳酪絲。

做一碗沙拉不是太複雜的事,尤其如果買一台生菜脫水器的話。為了節省時

間，清洗並脫水一天份的綠葉蔬菜，然後用紙巾輕輕包起來，裝到夾鏈袋中，整袋丟到冰箱的蔬菜抽屜裡面。同樣地，清洗、挑揀、剪切其他你喜歡的蔬菜，然後放到冰箱裡。或者，省去清洗和準備的工夫，買洗好的袋裝沙拉綠葉蔬菜，還有包裝好的蔬菜切片。更簡單的方法是，到生菜沙拉吧買一堆可以吃的蔬菜。重點在於不要讓任何事物妨礙你吃新鮮的綠葉蔬菜。

早餐吃什麼？

大部分人覺得午餐和晚餐要實行阿金飲食法很容易，如果你對於蛋有多麼萬用感到躍躍欲試，那早餐實行阿金飲食法也非常容易。不過，如果你不喜歡吃蛋，就必須發揮更多創意，我們會在以下說明。美國人從小到大的每日第一餐差不多都是糖組成的，比如含糖穀片、果醬甜甜圈、果汁飲料、烤麵包機果醬餅乾（toaster pastries），以及其他食用價值令人懷疑的食物。但是其他大部分國家，早餐就有很豐富的變化，日本人的早餐通常有湯，北歐人則是吃煙燻魚類，所以是時候拓展你的早餐類型了。

有些誘導期早餐的建議是這些料理的變化版，我們承認的確用了很多蛋，但是切記，你的目標不只是控制碳水化合物，還有每餐攝取足量的蛋白質和脂肪，包括每天的第一餐。以下的點子都是四公克以下的淨碳水化合物，可以讓你的早餐更富變化。有些是可以隨身攜帶的食物，所以適合當成工作日的早餐；除非有特別說明，否則全部都是一份的量。

- 帶著吃肉捲：用幾片乳酪、火腿把幾條小黃瓜加一點芥末美乃滋包在一起吃。也可以用火雞肉片或烤牛肉取代，還有萵苣葉或其他蔬菜，或者用煙燻鮭魚包奶油乳酪都可。
- 巧克力椰子奶昔：把無糖豆漿或杏仁奶四盎司、無添加糖的椰奶二大匙、無糖乳清蛋白粉一勺、無糖可可粉二小匙、香草精二分之一小匙、冰塊三顆、蔗糖素一包（可有可無）放到果汁機打勻至起泡。
- 甜椒包餡：半顆甜椒塞幾大匙的豬肉腸或火雞腸塊，然後以大火微波十至十五分鐘或在攝氏一百七十七度烤箱烤四十五分鐘。把過多的油脂倒掉，搭配無添加糖的莎莎醬一起享用，或者，如果你想要的話，也可以配水波蛋或乳酪絲。預先做好一些，就可以每次加熱一份來吃。

- 罐裝鹹牛肉泥。大部分食譜用的是馬鈴薯，但我們用白蕪菁或切碎的白花菜，或者用吃剩的雞肉或火雞肉來取代罐裝鹹牛肉。
- 蔬菜馬鈴薯煎餅。以培根油拌炒白花菜加切碎的蕪菁和洋蔥，直到褐化、變軟，然後加入碎培根或香腸，並搭配無添加糖的番茄醬一起享用。
- 烤鑲餡蘑菇：在波特菇的傘部刷油，兩面都炙烤一或二分鐘，放上煎成褐色的牛絞肉和一些乳酪絲，再炙烤一或二分鐘。
- 芙蓉蛋：用一點油將蔥花和二分之一杯豆芽菜炒軟，然後加入兩顆打勻的蛋，烹煮並攪拌一至二分鐘，加點醬油或無添加糖的莎莎醬一起享用。或者可用切碎的櫛瓜、菠菜或煮剩的蔬菜來取代豆芽菜，也可以用半包洗好、瀝乾的蒟蒻麵取代豆芽。
- 早餐湯：煮滾一杯水。轉小火，加入高湯塊一塊、板豆腐約一百一十二公克切丁、半包洗好的蒟蒻麵，還有一份細蔥花。小火微滾幾分鐘，盛到湯碗中。可以用煮剩的雞肉、牛肉或豬肉塊取代豆腐或加入水田芥、嫩菠菜葉。

當我們講到早餐，不太可能沒喝含咖啡因的咖啡。適量攝取咖啡因其實可以改

關於蛋的迷思

迷思：蛋會升高膽固醇濃度並增加健康風險。
事實：蛋是你可以攝取的高營養密度食物之一。一顆大的蛋含有六公克高品質、易消化的蛋白質，以及所有必需胺基酸。雞蛋也是好幾種維生素和礦物質的重要來源。一顆大的蛋黃含有大約四至五公克的脂肪，主要是不飽和脂肪，也含有膽鹼；膽鹼是脂肪分解和腦部功能所必需的重要物質。蛋提供高品質的蛋白質，成本卻也比其他許多動物性蛋白質食物低廉。

五十年來的大量研究顯示，吃蛋和心臟病之間沒有關聯。近期的研究對象為九千五百位體重過重但健康的成人，結果顯示一天吃一顆以上的蛋，對於膽固醇或三酸甘油脂濃度沒有影響，不會增加受試者心臟病或中風的風險。蛋也與血壓下降有關。與早餐吃貝果的受試者相比，吃蛋的受試者也減掉較多體重，並且覺得更有體力。兩組都是實施低熱量飲食，吃蛋組與貝果早餐組的熱量相同。過去的研究顯示，早餐吃蛋的人覺得更有飽足感，午餐也會攝取較少熱量。相較於吃貝果的人，吃蛋的人減掉百分之六十五以上的體重，BMI降低百分之五十一。最後，另一項研究比較遵循阿金飲食法但分吃蛋與不吃蛋的兩個組別，發現一天吃三顆蛋的人HDL膽固醇增加比較多。所以早餐、午餐、晚餐都盡情吃蛋吧！享受雞蛋的奇妙多變而不用有任何罪惡感。

善長期健康還有體重的調節。咖啡含有幾種抗氧化物，還有輕度增進燃脂的額外好處。如果你想要，可以添加鮮奶油（但不是加鮮奶）或四種適當的甜味劑。順帶一提，極度渴望咖啡因並不是真的成癮，只是定期飲用造成的結果，如果你錯過每日必喝的咖啡，可能注意到某些戒斷症狀，例如輕微頭痛，這樣的反應很正常，而且與阿金飲食法無關。然而，柳橙汁（還有其他果汁）是另一種常見的早餐飲料，把它想成液態的糖，你就明白為什麼不能喝。

點心時間

　　點心是阿金飲食法中很重要的部分。早上和下午中段的點心可以幫助體力維持在一定水準並且預防疲勞、心神不寧、無法專注、極度想吃不適當的食物，或者在下一餐吃得太多。應該要吃脂肪和蛋白質製成的點心，但是並非所有點心都是這樣的成分。適量攝取蔬菜（以及後續的莓果類和其他水果）沒有問題，但是一定要搭配一些脂肪或蛋白質，才能把對血糖的影響降到最低。除了低碳水奶昔或能量棒，我們列出十種誘導期適合的零罪惡感點心，每種的淨碳水化合物都不超過三公克。

- 乳酪條一盎司。
- 芹菜鑲奶油乳酪。
- 黃瓜「船」盛滿鮪魚沙拉。
- 綠橄欖或黑橄欖五顆，也許有鑲乳酪。
- 哈斯酪梨半顆。
- 牛肉乾或火雞肉乾（無糖漬）。
- 惡魔蛋一顆。
- 萵苣葉包切達乳酪絲。
- 火腿切片捲生的或煮過的四季豆。
- 兩片番茄佐新鮮羅勒末和莫札瑞拉乳酪小丁，炙烤一分鐘。

　　頭兩週過後，你也可以吃一盎司的堅果或種子當作點心。

誘導期的餐後甜點

　　實行阿金飲食法的時候，即使在第一階段，也還是能選擇吃餐後甜點。

以下是一週的餐後甜點建議，每份的淨碳水化合物都不超過三公克，可以做為低碳水餐點的完美句點。當你度過頭兩週，而且開始能吃堅果和種子之後，選項會突然多很多。

- 巧克力「布丁」：把高脂鮮奶油兩大匙、無糖可可粉一大匙和蔗糖素一包加在一起，用叉子或刮勺混拌幾分鐘，直到變成霜淇淋質地。也可以加入一兩滴香草精調味。
- 摩卡「布丁」：在上述配方中加入一小匙即溶咖啡粉。
- 巧克力椰子「布丁」：在基本配方中加入一小匙椰子萃取物。
- 覆盆子慕斯：依照覆盆子無糖果凍包裝上的食譜製作，直到果凍在冰箱中半成形。打發高脂鮮奶油二分之一杯，輕輕拌入果凍中。放回冰箱，待其成形。依此配方可製作四份。
- 萊姆慕斯：使用無糖萊姆（或其他任何口味）果凍替代。
- 糖煮大黃：把大黃當作水果來用。取一莖切成一吋小塊，與一大匙的水和一包蔗糖素放入醬汁鍋以小火煮軟。溫熱時或放涼享用皆可，可以加一點高脂鮮奶油。依此配方可製作兩份。
- 香草凍飲：取一只大的麥片碗，放入二分之一杯無糖豆漿溶解一勺低碳水香草蛋白粉。加入一杯碎冰並攪拌，直到混和物變成霜淇淋質地。如果太濃稠，可以再加一點豆漿，或者與碎冰一起放入果汁機攪打。如果想要，也可以加一點適用的甜味劑。

一起外食吧！

正如許多人一樣，你可能有很多餐在外面吃。速食很方便又便宜，但通常提供的食物往往充滿太多徒有熱量的碳水化合物：麵包、脆皮、麵包粉、調味料，當然還會配薯條。幸好，如果你不怕麻煩，還是有其他選擇。現在有些炸雞連鎖店會供應火烤、炙烤、燒烤或不裹麵漿、裹粉的「壓力油炸」雞。不過，還是要注意某些含許多糖的醬料。逼不得已的情況下，可以把炸雞的脆皮剝掉，只吃肉。

現在很多速食連鎖店會供應搭配火腿或雞肉的沙拉，甚至是含糖量少的沙拉醬。如果你要求，大部分速食店也會幫你做沒有麵包的乳酪漢堡，或者也可以要一支叉子，把料挑出來吃。大型連鎖店會在自己的網站上提供自家食物的完整營養資

料。漢堡王（Burger King）和冰雪皇后（Dairy Queen）甚至可以讓顧客選擇要不要麵包或調味料，並且可以看出營養方面的變化。

舉例來說，如果拿掉華堡的麵包跟番茄醬，淨碳水化合物立刻從五十一公克降到三公克。關於在美國十二家大型連鎖店應該點什麼餐還有避免吃什麼，請見第十一章「低碳水速食及餐廳外食」。

那你最喜歡的料理呢？同樣的，只要遵循某些原則，就可以外食又兼顧阿金飲食法。選擇簡單的火烤、炙烤、燒烤肉類和魚類。避免加麵包粉和可能含有害反式脂肪的油炸料理，也要避免含馬鈴薯或其他澱粉類蔬菜的燉菜。肉汁醬通常都是用麵粉或玉米澱粉增加濃稠度，所以最好別吃。請店家把馬鈴薯或其他澱粉類換成一份（希望是）新鮮的蔬菜或配菜沙拉。

幾乎所有料理都有馬鈴薯、麵包、米飯、義大利麵、玉米或者豆類這樣的主食。雖然吃義大利菜的時候幾乎不可能不來上一盤義大利麵，但真正讓料理具有辨識度的其實是某種調味和烹調方式。這些元素可以應用在各種蛋白質來源和蔬菜上。關於如何在義大利、墨西哥、印度、中國、日本和其他餐廳做選擇，請見第十一章「低碳水速食及餐廳外食」。

無論哪一種菜式或價位的料理，所有餐廳都有一些共通點：

- 餐飲業就是服務業。他們喜歡常客，所以儘管詢問餐點中含有什麼，不要遲疑，也不需要解釋你為什麼想知道。指定任何你想做的改變，例如沙拉醬或任何搭配的醬料，然後請他們不要上麵包籃、洋芋片和莎莎醬。
- 不要相信菜單。雖然很多大型連鎖店跟餐廳都有備而來，菜單上標示「健康」或「低碳水」的部分不代表真如其名。如果他們沒有列出碳水化合物含量，就不要太認真相信他們宣稱的內容。
- 控制食物份量。大部分連鎖店和其他餐廳都會製作非常大份量的餐點，你永遠都可以把吃剩的部分打包帶回家。
- 吃沙拉時小心謹慎。確保選擇以油醋為基底的沙拉醬，無論是法式、義式或希臘式油醋醬都可以。偶爾可以吃美乃滋（有時候沒辦法避免大豆油）或藍乳酪沙拉醬，藍乳酪沙拉醬通常以美奶滋或最好以酸奶油為基底。酌量使用沙拉醬，如果有脆麵包丁就挑掉。
- 詢問服務人員關於醬料的問題，如果有疑慮，就退還醬料包。許多醬料包含有非常多的糖、玉米澱粉或玉米糖漿。

- 預先瀏覽菜單。即使是比較小的餐廳，通常也會在網路上張貼菜單。抵達餐廳前先決定要點什麼菜，就不會受到誘惑而點了比較不適當的餐點。
- 避開誘惑。舉例來說，如果擔心去墨西哥餐廳吃飯會勾起你長久以來吃高碳水化合物的癮頭，那就去別的餐廳吃飯吧！

邊走邊吃

　　許多人奔波度日、通勤工作、載小孩上學還有參加活動，馬不停蹄地忙碌。肚子餓的時候，你經常靠販賣機或小吃攤解決，但往往只有含大量糖跟澱粉的食物可以選擇。這就是為什麼一定要常備可以隨身攜帶的低碳水食物，讓你在路上甚至飛機上都可以吃。我們建議的誘導期點心中有一部分（例如乳酪條）也能像低碳水代餐能量棒和利樂包奶昔一樣符合需求。單獨一個品項可以當作點心，但如果要拼湊成一餐，就得包含許多品項。把每項食物單獨以夾鏈袋裝好，然後放到保冰袋裡面。以下是一些建議。

- 切好的蔬菜加上奶油乳酪。
- 乳酪切片或乳酪丁。
- 全熟水煮蛋。
- 冷切肉。
- 堅果和南瓜籽（在誘導期頭兩週之後）。
- 真空包鮪魚。
- 熟的雞柳條、雞翅或雞腿，或者切好吃剩的牛排。

　　當你出差或出去玩的時候呢？請遵守上述關於外食的建議。如果你叫客房服務，請指明自己不要什麼還有需要什麼，並請服務人員拿走房間裡任何「妨礙」到你的品項。當你在電視機前用餐，眼角餘光一直瞥到圓滾滾的硬皮麵包，實在不是一件好事。同樣的，當你吃完，就把餐盤放到房門外，才不會在幾個小時之後又開始啃麵包。

　　請抗拒想要看看客房迷你冰箱裡面放了什麼的衝動。除了瓶裝水之外，客房迷你冰箱是一個充滿含糖、澱粉類點心的雷區（而且瓶裝水在其他地方買還比較便宜）。如果你認為自己可能會屈服於誘惑，就不要拿冰箱的鑰匙，或乾脆把鑰匙歸還櫃台。

你做得如何呢？

誘導期過了一週左右，你應該已經掌握一些基礎。如果你感覺：「超舒服的！」表示你的體重一定已經減輕不少，而且感覺活力充沛。在你減掉身上大量水分的重量之後，請有心理準備，減重速度會稍微慢下來。為了增添變化（還有防止無聊），開始嘗試新食物是個好點子，尤其是新的基礎蔬菜，並且可以探索用什麼新方式來準備原本就喜歡的食物。

如果你每天都寫記錄，可以看到自己有沒有吃足夠的蔬菜還有喝足夠的水。你也會開始了解，自己如果沒吃點心體力會大幅下降。如果你在固定時間就會餓，檢視一下自己的蛋白質攝取量，幾乎可以肯定你吃的量不夠多。你可能已經發現飢餓和習慣之間的差異，若是如此，就太好了！有些人過了一生都還搞不清楚差別在哪。如果你覺得無力或頭暈，想想上一杯湯是什麼時候喝的，如果已經超過六或八個小時，就再喝一杯吧。

如果你的第一週並不輕鬆，或者沒有如你預期瘦得那麼快，可能需要一些小調整才能上軌道。如果你很難改變一些根深蒂固的習慣，現在是時候修正失誤，為新的習慣打下基礎了。這是比實行新飲食法的第一週就減掉幾公斤還要更困難的任務。我們都知道沒辦法一夕之間改變。當你經歷阿金飲食法的前三個階段，就有機會鍛鍊新的習慣。總有一天，你經過超市的餅乾、夾心餅或點心走道或者冰淇淋區，眼睛眨都沒眨一下，就知道你已經拋棄了舊習慣了！現在你很難相信會有那麼一天，但我們向你保證，一定會的。

改變習慣非常重要，但你可能是遵守計畫卻發現進度緩慢的人（無論多精確遵守，而且不幸的是，女性往往比較常面臨這個問題），我們會在本章的最後談談這一類人。

代謝抗性只代表你的身體抗拒減重。如果你過去近期內曾經減重又復胖，很可能就是這樣的狀況。如果誘導期過了兩週，你的體重都還沒有往下掉，或者只瘦了一公斤（通常只是水分的重量），就必須確定是不是真的每個環節都做對了。

非常少人實行阿金飲食法沒有變瘦，所以我們會給你最重要的兩個建議：第一，確保自己完全遵守計畫；其次，要保持耐心。有時候，最開始的幾公斤會超級慢才從你的人生消失。即使你認為自己已經正確執行每個環節，這個小測驗可以幫助你維持在正軌上。

你的期望是不是不切實際？

如果你已經減掉一、二公斤（其中部分是水分的重量），你正在減重的路上了，從這個時候開始，你會甩掉脂肪。雖然有些人的減重速度真的比較快，只減掉幾公斤也算是在正常範圍內。請繼續保持下去，小小的成果會越累積越多。

修正方式：重新調整你的期望。最初幾週過去，你的平均減重速度可能會降到每週一公斤左右。

你吃太多蛋白質了嗎？

有時候阿金飲食法新手會趁機攝取極大量的蛋白質。蛋白質是強化身體所必需，但吃太多會妨礙燃脂和減重。

修正方式：每餐減量到六盎司（除非你的身材高大，會需要多一點），並遵守第四章關於每日總攝取量的準則，應該就會看到成果。

你吃的脂肪不夠或者有所保留嗎？

聽起來很奇怪，但是吃太少或者略過餐點會拖慢你的新陳代謝。一天吃三餐，或者如果你真的不餓，就吃含有脂肪跟蛋白質的小點心。當你吃了足夠的蛋白質和脂肪，體重應該就會開始往下掉。如果你攝取太少熱量，代謝作用會變慢，企圖為身體器官和肌肉保留能量。

修正方式：遵守脂肪攝取準則，確保攝取足夠能量以維持代謝率。不要遵循低碳水又低脂的飲食！

你是不是攝取太多熱量？

雖然實行阿金飲食法不需要計算熱量，但如果你吃太多蛋白質跟脂肪，就會攝取太多熱量。我們的確說過實行阿金飲食法不需要計算熱量，大部分人也都不會算，但是你必須認清事實。

修正方式：請見第 67 頁的「享受但不過量」以及第 53 頁建議的蛋白質範圍。女性一日的熱量範圍是一千五百到一千八百大卡，男性則是一千八百到兩千大卡。如果你的體重沒有減輕就吃少一點；如果你習慣計算熱量，就會知道自己落在哪個範圍；如果你沒有算，可以到 www.fitday.com 算一下，就知道有沒有落在範圍內（如果你的體重正在往下掉，就不必擔心熱量）。

你有計算淨碳水化合物公克數嗎？

如果你只是算個大概，那可能會攝取太多熱量。

修正方式：在飲食日記中記下你所吃的每一樣東西的碳水化合物含量。如果你吃的淨碳水化合物為二十公克但體重沒有往下掉，請確保沒有攝取超過建議的蛋白質份量。

你攝取的碳水化合物中，有十二至十五公克來自基礎蔬菜嗎？

如果沒有，你可能會便祕，顯然會影響體重還有體圍。蔬菜中的纖維和水分也會幫助你有飽足感，就會吃比較少。

修正方式：想要學習如何在餐點中加入更多基礎蔬菜，請見第 117 頁「蔬菜大挑戰」。

你攝取了隱藏的碳水化合物嗎？

除非你有閱讀所有醬料、調味料、飲料和包裝食品的標示，否則可能不知道自己攝取了添加糖和其他碳水化合物，而且累積起來很驚人！

修正方式：不要吃自己沒辦法百分之百確定是否含有隱藏碳水化合物的東西。

你每天使用三包以上的無熱量甜味劑嗎？

甜味劑本身不含碳水化合物，卻是由預防結塊的粉劑製成，每一小包粉劑含有不到一公克的碳水化合物。當你一天的總量是二十公克，這些小量累積起來很快就會超標。

修正方式：減量到三小包。若這招沒效，就不要喝加了無熱量甜味劑的汽水。

你真的有喝到八杯兩百四十 CC 的水跟其他液體嗎？

液體幫助你有飽足感，就比較不會吃太多。

修正方式：持續記錄自己的液體攝取量，目標是最少兩公升。

你是否略過餐點，然後在下一餐之前餓扁了呢？

我們建議早上和下午吃點心的其中一個原因是讓你不要太餓，以免吃夠多的時候內心沒有警覺。

修正方式：吃三餐還有兩次點心，讓食慾在控制之中。

你正在服用會讓減重速度變慢的成藥嗎？

非類固醇的消炎藥（NSAID）（包括阿斯匹靈、ibuprofen[Motrin、Advil、naproxen[Aleve、Naprosyn] 和 ketoprofen[Orudis]）會讓水分滯留，且可能阻礙燃脂。其他成藥也可能妨礙減重。

修正方式：如果可以，減少使用這些藥物。如果你需要更進階的止痛藥，使用乙醯胺酚（普拿疼，[Tylenol 或 Panadol]），它不是 NSAID。你的醫師可以建議你其他替代的抗發炎治療。

你正在服用會讓減重速度變慢的處方藥嗎？

有許多藥品會妨礙減重，包含激素替代療法以及避孕藥中的雌激素、許多抗憂鬱劑、胰島素還有胰島素刺激藥物、抗關節炎藥物（包括類固醇）、利尿劑還有 beta 阻斷劑。

修正方式：和醫師談談是否能使用其他處方藥。

警告：未諮詢醫師請勿自行停止或減少任何藥物的劑量。

你的壓力很大嗎？

壓力在減重過程中也扮演很重要的角色，當你製造很多皮質醇（壓力激素），身體就會釋放更多胰島素來緩衝皮質醇的作用。如你所知，胰島素是會儲存脂肪的激素，首先會讓脂肪儲存在腰部，胰島素也會造成鈉滯留，使你滯留更多水分。如果你的腰很粗或者腰圍超過臀圍，表示可能對皮質醇特別敏感，這也是我們建議你開始實行阿金飲食法之前先量體圍的原因。

修正方式：冥想、生物回饋法、低強度運動和瑜伽都能有效減緩壓力。

其他成功指標

如果你的體重沒有往下掉（或者掉很少），已經認真看過並回答上述所有問題，而且可以真心地說沒有一項符合你的狀況呢？你可能一開始就已經沒有過多的水分（水腫），所以也不會經歷常見的水分重量流失。

但有的時候，減重速度緩慢沒有特別的理由。你的身體有它自己的步調跟時程，就是跟其他人的身體不一樣。長期下來，在適當管理下身體總會有反應，但是短期來看，身體可能有自己的理由而想要照自己的方式來。

保持耐心，你早晚會等到身體有反應的時候，最初幾週過後，你的代謝功能切換成燃脂，就會適應飲食法並且開始變瘦。

也要記得，減重不是成功的唯一指標，請看看其他指標。你是不是感覺比以往更好？是不是更有體力？如果是的話，身體正在發生好的變化；你是否幾週前試衣服覺得有點太緊，結果現在覺得變鬆了呢？若是如此，表示你已經接受我們關於測量胸圍、腰圍、臀圍、大腿圍及上臂圍的建議；如果你的尺寸有變小，早晚會在體重計上看到變化，所以忽略這個建議是錯的。你的體重可能正在往下掉，甚至還練出一點點肌肉，如果是的話，真是天大的好消息，你的衣服會更合身，體重計很快就會追上體圍變化的速度。

增加活動量可能有助於渡過這幾個階段。誘導期最初兩週可以放輕鬆，但如果你停留在此階段更久，就要決定前進的時機。如果你已經當正港的沙發馬鈴薯好幾年了，就慢慢來。也許你現在能做的只有在晚餐後繞一個街區散步，即使是小小的努力也會加成。若你過去就有運動的習慣，是時候再恢復運動了。如果你的活動量一直都很大，體重下降時可以考慮增加活動量。許多人會發現阿金飲食法和運動在本質上就互補。

準備好前進了嗎？一切由你決定

誘導期第二週結束，就是做決定的時候了，即使你的開始並不順遂，到了第二週結束時，應該已經修正失誤並看到成果。雖然可能不如你預期那麼迅速，但體重跟體圍應該都正在往下掉，而且你會感覺很有活力。

第一週過後，體力低下往往是沒有定期攝取足夠鹽分的徵象。請讀讀本章關於如何處理缺乏鈉離子的段落。攝取適當鹽分也可以消除或減少切換成脂肪代謝而伴隨的其他症狀。

如果你對於餐點和點心覺得不滿足，表示攝取的蛋白質或脂肪可能不夠。這裡再次強調，這個組合可以調節你的食慾並增進體力。如果你攝取的基礎蔬菜沒有到建議的量，可能也不會感受到纖維帶來的飽足感。略過餐點或點心也會使你更容易

屈服於含糖、含澱粉和其他不能吃的食物。你現在知道了，糖跟精製碳水化合物都會妨礙燃脂。

你知道該怎麼辦，就這麼做吧！與其說阿金飲食法太嚴格，不如好好探索你可以吃的好食物，讓自己吃飽，不要讓飢餓勝過你的良好意圖。如果你能遵守計畫兩個星期，就會體驗到阿金優勢。燃燒脂肪作為能量可以調節飢餓和嘴饞，更別說還有其他益處。少了阿金優勢，就很難實現身體更健康、更苗條的夢想。

決策時刻

根據你過去兩週的經驗，加上你的體重目標，已經來到岔路口，是時候決定要停留在誘導期，或者前進到第二階段：持續減重期，甚至是第三階段：維持前期了。要減重非常多是停留在誘導期較長時間的常見原因，誘導期會讓你瘦得比其他階段更快、更穩定。如果你現在對誘導期的食物選擇感到滿意，就應該考慮停留久一點。但如我們一直以來說的，決定權在你。另一方面，如果你已經接近體重目標、瘦得非常快，或者因為食物選擇有限而快要把持不住，就是前進到持續減重期的時候了。

不要因為你很愛快速減重的感覺而犯下停留在誘導期太久的錯誤，到頭來，前進到其他階段才能確保你已經脫離舊習慣，並且能夠恢復吃某些食物又不會停止減重或引起嘴饞，這點非常重要。

快速減重使人非常振奮，但如果沒有找到在「真實世界」吃東西的舒適圈，也只是治標不治本。當你接近目標，刻意放慢減重速度可以讓你更容易永遠維持減輕後的體重而不復胖。

停留在誘導期不需要擔心任何健康風險，但你必須往前邁進，才能找到自己對碳水化合物的耐受程度是一天三十、五十、六十或更多公克。

如果你處於下列情況，就前進到持續減重期⋯⋯

- 你距離目標體重只剩下六、七公斤要減。繼續前進可以讓你學習新的、永久的飲食方式，這很重要。
- 你對於現在的食物選擇感到無趣。
- 你已經處於誘導期幾個月，距離目標已經剩下不到一半的路程。再次強調，對大部分人而言，經歷過所有階段是非常重要的事。

如果你處於下列情況，可以選擇停留在誘導期……

- 你還有超過十三公斤要減。

如果你處於下列情況，現在應該停留在誘導期……

- 你還必須減重很多。
- 你還在為了想吃碳水化合物而掙扎。
- 你沒有完全遵守誘導期的原則。
- 如果你的血糖或血壓還是偏高。
- 你的體重降得很慢而且活動量不大。

如果你處於下列情況，請前進到維持前期……

- 你距離目標體重只剩四、五公斤，而且減重速度依然很快。

超過兩週之後

如果選擇停留在誘導期，就維持一天攝取二十公克淨碳水化合物，但適當食物表上可以增加堅果和種子。幾大匙（二十八公克）的核桃、杏仁、胡桃、南瓜籽或其他種子或堅果都是很好的點心，或者把它們撒在沙拉或煮好的蔬菜上也可以。

過了兩週，你現在覺得更有體力了，如果你還沒增加任何體能活動，該考慮一下了。按時散步是一個好的開始。當你開始習慣，就會體驗到體能活動對於調整身體和改善心情的好處。

最後，記得持續書寫飲食（和健身）記錄並記下恢復食用的食物，才能用來追蹤是否有任何問題。

當你跟誘導期說再見，就可以前進到下一章，學習如何轉換到第二階段：持續減重期。即使你要直接進入維持前期，也必須先讀過持續減重期的內容。不過，我們先來聽聽蕾貝卡‧瑞生在嘗試其他多種飲食法之後成功實行阿金飲食法的故事。

成功小故事 7　不再餓肚子

蕾貝卡‧瑞生維持「小鳥胃食量」幾十年，卻始終無法減重，於是決定和先生一起實行阿金飲食法。她的身體異常抗拒減重，這次終於看到成果並且逐漸接近目標體重。

重要統計數據

目前階段：維持前期

每日淨碳水攝取量：25 公克

年齡：54 歲

身高：160 公分

過去體重：68 公斤

目前體重：63.5 公斤

已減重：4.5 公斤

目標體重：59 公斤

過去 BMI：26.6

目前 BMI：24.8

目前血壓：120／80

你為什麼決定實行阿金飲食法？

當我先生被診斷出代謝症候群時，醫生建議他實行阿金飲食法，我就決定要跟他一起做了。我從三十歲開始變胖，過去二十年來慢慢胖了十八公斤。

你有任何相關的健康問題嗎？

我有雌激素優勢（譯註：雌激素分泌多於黃體素），而且甲狀腺功能低下。雖然我有心臟病和糖尿病的家族史，但脂肪和其他健康指標一直都正常。

你是否嘗試過其他減重計畫？

只要你講得出來的我都試過了。從南灘飲食法（South Beach Diet）、NutriSystem、LA Weight Loss、冰淇淋飲食法、夏威夷飲食法、Deal-A-Meal、Schwarzbein 飲食原則（Schwarzbein Principle）、碳水化合物成癮者飲食法（Carbohydrate Addict's Diet）、GI 飲食法、諾德士飲食法（Nautilus Diet）、普里特金飲食法（Pritikin Diet）、西雅圖‧沙頓的健康飲食（Seattle Sutton's Healthy Eating），還有慧儷輕體（Weight Watchers）。

我跟我先生開始實行阿金飲食法之前正在試區域飲食法（The Zone）。我們都只瘦了幾公斤，但是都超餓的！

你以前試過阿金飲食法嗎？

有啊，幾年前試過，但是我現在知道以前的方式不對，我沒有吃蔬菜，而且一直在減低熱量，減到一天一千卡就放棄了。

這次有何不同呢？

我讀了一些阿金飲食法的書，還有蓋瑞・陶布斯（Gary Taubes）的《好卡路里，壞卡路里》，促使我再次嘗試阿金飲食法。我從 www.atkins.com 得知嚴格限制熱量會讓我的體重不再往下掉。如果沒有阿金飲食社群論壇的支持，我肯定會再次失敗。現在我也知道，即使體重減得很慢，身形變苗條也表示成功了。我的腰圍減了將近五吋耶！

你如何讓阿金飲食法符合自己的需求？

激素不平衡還有甲狀腺功能低下讓我很難減重，所以阿金營養師克莉蒂・海莫維茲（Colette Heimowitz）要我遵守改良版的誘導期飲食。我從十一公克的淨碳水化合物開始，其中八公克來自基礎蔬菜。我目前在維持前期，二十五公克淨碳水化合物中至少有十五公克來自蔬菜，有時候我會吃堅果、莓果類、優格、蘋果醬和豆類。

你用什麼方法健身？

開始阿金飲食法大概三週之後，我開始散步還有舉重。剛開始，我的肌肉軟趴趴又超無力。醫生要我減掉十六公斤的脂肪還有增加四點五公斤的肌肉。我減到六十三點五公斤的時候，發現所減掉的四點五公斤其實是減掉七點七公斤的脂肪，還有增加三點二公斤的肌肉！

Chapter 8
邁向第二階段：持續減重期

歡迎來到第二階段：持續減重期，或阿金人所說的 OWL。一開始，第一階段和第二階段之間的差異相對比較小，但是飲食逐漸增加，代表開始恢復到能夠永久持續的飲食方式，其他一切都還是跟誘導期一樣。你會計算淨碳水化合物、會吃建議量的蛋白質還有大量天然脂肪，你會繼續喝大約八杯的水還有其他適當的液體，並且確保自己得到足夠的鹽分（假設你沒有在服用利尿劑），然後會繼續服用綜合維生素／綜合礦物質和 Omega-3 補給品。

然而，這兩個階段之間有一個重要的區別：持續減重期可以吃的食物種類比較多。儘管可以攝取較多量，且有越來越多種的碳水化合物，但最好還是一步一步循序漸進。

從誘導期進入 OWL 可能犯的最大錯誤就是以為會有很大的轉變。

大部分人減重時花了大部分時間在這個階段。除非你只有一丁點體重要減，而且打算要很快進入第三階段：維持前期，否則你有大把時間可以熟悉持續減重期。我們建議你停留在這個階段，直到距離目標體重只剩四、五公斤左右。

如果你是從這個階段展開阿金旅程，請務必要讀過關於誘導期的前一章，以便更了解 OWL，在執行計畫之前做好準備。

這一章，除了幫助你轉換到這個階段之外，我們也會把重點放在：

- 逐漸增加你的碳水化合物攝取量，一次增加五公克，而不會停止減重或促使舊的症狀復發。
- 按特定順序逐漸恢復攝取食物。
- 處理困難，例如瓶頸和隱藏的碳水化合物。
- 找到你個人在此階段可以耐受的碳水化合物攝取量，稱為「減重碳水化合物攝取量」（Carbohydrate Level for Losing；CLL）。
- 在體重控制計畫中加入健身活動。
- 自訂 OWL 以符合你的需求。

認識術語

阿金新手有時候會被阿金人的縮寫給搞得暈頭轉向。以下是縮寫的說明：
NET CARBS：淨碳水化合物；是指總碳水化合物的公克數減去纖維的公克數。
OWL：持續減重期（Ongoing Weight Loss），阿金飲食法的第二階段。
CLL：減重碳水化合物攝取量（Carbohydrate Level for Losing），一個人每天可攝取而能持續減重的淨碳水化合物最大公克數。
ACE：阿金碳水化合物平衡（Atkins Carbohydrate Equilibrium），一個人每天可攝取而能維持體重的淨碳水化合物最大公克數。

轉變時的心神不寧

　　確切說明如何執行持續減重期之前，我們先來處理一個重要的問題。你可以從更多樣碳水化合物食物中自由選擇，但隨之而來的風險是脫離安全區。你在誘導期克制自己，接著可能會擔心自己在 OWL 失控，而這就是為什麼有些人脫離誘導期時覺得很辛苦。此外，等到要進入 OWL 時，你最初的熱忱可能稍有動搖，而覺得更難專注在接下來要努力的部分。

　　你並不孤單，我們會手把手帶著你走過每一步。如果新的食物造成問題，你永遠都可以不吃。讓我們先花一點時間了解轉變期。

你對於接下來要做的事覺得害怕嗎？

　　你當然會這樣覺得。如果你是因為身材肥胖而害怕，其實要吃錯食物一段時

間身體才會再變胖；如果你是因為健康問題而掙扎，健康問題同樣不會一夕之間發生。如同伊索寓言龜兔賽跑教我們的事：**緩慢而穩定才會贏。學習慶祝微小但有進展的勝利，不要只專注在最終的目標上。**

你已經用了所有可以運用的工具和輔助嗎？

書寫記錄並且每隔幾天就回頭讀一下，往往可以發現重要的資訊。一星期之後突然復胖一、二公斤並沒有那麼糟糕，你往後會再次減重更多。

找到一位夥伴或運用阿金網站上的線上支援網路，在你需要人安慰或想要分享成功的喜悅時非常有幫助。

你比開始實行阿金飲食法之前更有體力嗎？

如果你攝取足夠的蛋白質、脂肪、蔬菜和鹽，應該會感到體力充沛，如果沒有的話，我們要再次提醒你，不要省略任何一餐或者少吃蛋白質。如果你是中老年人，為了維持體力，必須依照按身高建議的範圍增加蛋白質攝取量，多吃一點畜肉、禽肉和魚肉。

減少攝取糖和其他品質不佳的碳水化合物，也可以消除常見不適還有下午的體力驟降。如果你最近已經開始運動或者增加體能活動量，可能也會注意到體力和耐力都變好了。

你的情緒如何呢？

大部分的人都說，實行阿金飲食法的頭兩週期間或之後不久覺得很愉快、體力變好，這是阿金優勢的另一個好處。

如果順利的話，你也會對人生可以達成的其他改變而體驗到各種正向情緒，我們也知道，體能活動會讓心情變好。這不是說你不必對抗誘惑，也許有時候還會屈服於誘惑。

我們敢打賭，你至少曾經發生過一次，在某個環境下覺得自己沒有東西可以吃。有時候，當體重計和捲尺的數字就是不動或者往反方向移動，你就會懷疑這種新的生活方式到底值不值得。

上述所有情況都是正常的，你正要進入 OWL 的事實，就證明了目前為止達到的成果。

OWL 的開始

如果你已經決定脫離誘導期、開始 OWL，照理講會有以下一個或多個原因：
- 你距離目標體重剩下不到六、七公斤要減。
- 你的減重目標比較保守而且活動量很大。
- 無論目前的體重如何，你會希望飲食能比誘導期更多樣化，而且願意減得稍微慢一點。
- 你是素食者或完全素食者（vegan）。
- 體重不是個問題，但是你想要感覺更棒、更有體力。

OWL 該怎麼做

一開始，你只會增加每日碳水化合物攝取量五公克，變成淨碳水化合物二十五公克，然後逐漸每次加五公克，從誘導期的碳水化合物選擇再慢慢往上增加。除了誘導期的適當食物之外（第 86 頁），現在可以開始從以下 OWL 適當食物中選擇食物了（請務必也要閱讀第三部分中第二階段的三餐計畫，其中也包含許多誘導期的適當食物）。

我們的建議是可以先增加堅果和種子類，然後是莓果類和少數幾種其他水果，然後增加乳製品跟豆類。

停留在誘導期超過兩週的人，可能早就開始享受咀嚼核桃、杏仁、南瓜籽、松子等堅果的樂趣，但如果少量莓果類的香甜（重點是「少量」）對你而言比少量堅果更重要，你可以依照自己的喜好調整順序。

我們把不同的食物類別稱為碳水化合物階梯（carb ladder）上的梯級（請見下頁「碳水化合物階梯」小專欄）。有些人想要限制動物性蛋白質的攝取量，或完全不攝取動物性蛋白質，或者遵循拉美烹飪傳統，我們稍後會討論到這些需求。

一次只能增加一個食物類別中的一種新食物，如此一來，如果某樣食物重新勾起你對食物的渴求、造成胃部的不適，或者打亂你的減重旅程，就可以很輕易地辨識出來。

因此，舉例來說，你可能從一天吃少量的藍莓開始，假設沒有造成任何問題，一兩天之後就可以換成吃草莓。

> **碳水化合物階梯**
>
> 碳水化合物階梯可以透過兩種方式幫助你。首先,碳水化合物階梯是以有邏輯的方式循序漸進增加碳水化合物食物;其次,碳水化合物階梯排訂了這些食物的量和頻率。較低的梯級是你應該最常吃的食物,最上面的梯級則是依據你的碳水化合物耐受量,而訂為「只有偶爾吃」、「極少吃」或「再也不吃」的食物(即使在終生維持期也是如此)。
>
> 梯級1:基礎蔬菜:綠葉蔬菜和其他低碳水蔬菜。
> 梯級2:富含脂肪但碳水化合物含量低的乳製品:如鮮奶油、酸奶油,以及大部分的硬式乳酪。
> 梯級3:堅果和種子類(但不包含栗子)。
> 梯級4:莓果類、櫻桃類和甜瓜(但不包含西瓜)。
> 梯級5:全脂優格和新鮮起司,例如茅屋乳酪及瑞可塔乳酪。
> 梯級6:豆類,包括鷹嘴豆、扁豆之類的。
> 梯級7:番茄和綜合蔬菜汁(加上更多檸檬汁和萊姆汁)。
> 梯級8:其他水果(但不包含果汁或果乾)。
> 梯級9:較高碳水化合物的蔬菜,例如印度南瓜、胡蘿蔔和豌豆。
> 梯級10:全穀類。

實際的期望

　　如果你在誘導期的減重速度很快,必須知道這種可靠又令人愉悅的步調不會永遠持續下去。當你增加碳水化合物攝取量,平均每週減重量肯定會變少,減重速度也會變慢。當你逐漸增加更多種類的碳水化合物,並逐漸採納可持續下去的新飲食方式,我們刻意如此設計。你可能會覺得接下來的路途和在大塞車的時候開車很像:只能龜速慢慢前進幾公里,也許可以加速一下子,然後又停住、變慢,就這樣反反覆覆。這個起起伏伏的過程必然考驗你的耐性,但是知道這是正常的現象,就能幫助你因應。我們後續會再次提到你能夠如何影響自己的進度。

如何恢復攝取某些食物

　　當你開始恢復攝取食物,必須明白三個重點。

第一，如果你一直都只是大概算一下碳水化合物的量，從現在開始，必須準確計算了。

第二，你會增加每天攝取的食物種類，但是攝取的量不會增加很多。當你繼續增加少量的碳水化合物食物，除了確保沒有攝取過多蛋白質，就不必做其他任何事。以你的食慾為依據就好，保持水分充足，感覺吃得差不多了就不要繼續吃。如果你一直都是會把盤裡的東西吃光光的人，現在該停止這麼做了，或者從一開始盛食物的時候就裝少一點。

最後，不是每個人在這個階段都能夠恢復攝取所有適當的食物，有些人只能偶爾吃而已。

增加新的食物時，你會以部分新的食物替代原本在吃的碳水化合物食物，但是不是替代來自基礎蔬菜的十二至十五公克淨碳水化合物。舉例來說，你現在可以吃茅屋乳酪，替代誘導期吃的部分硬式乳酪。下午的點心原本是吃綠橄欖，可以換成夏威夷豆。

你還是在吃誘導期適合的食物，但是可以多一點變化。只要你有追蹤碳水化合物攝取量、攝取建議的蔬菜量、感覺吃飽但不到撐，那一切就沒有問題了。每餐的蛋白質份量應該維持在大約四至六盎司的範圍內。

我們必須再次強調，書寫飲食記錄在開始恢復攝取食物的時候非常重要。這個過程不一定總是很順利，你會想要知道哪種食物造成哪種反應，必要時，就知道要從哪些食物恢復攝取。持續記下你加了什麼食物、多少量，還有你的反應（如果有的話）。

OWL 的適當食物

堅果和種子類

大部分人由堅果、種子還有其製成的醬開始恢復攝取。請避免蜜汁烘烤和煙燻的食品。一或二盎司的核桃、胡桃或南瓜籽就是完美的點心（下頁表列的是相當於一盎司的份量），或者可以把它們撒在沙拉或茅屋乳酪上。可以吃鹽味堅果，但是請記住，往往很難吃到適當的量就停下來。把堅果和種子冷藏或冷凍，以免產生油耗味。花生、腰果、烤大豆（「筍豆」）都不是真正的堅果。腰果跟筍豆比真的堅果含更多碳水化合物，所以最好不要吃（栗子澱粉含量非常高，並且富含碳水

化合物，所以並不適合 OWL）。堅果和種子中的纖維有益心臟，也使淨碳水化合物含量不到那麼高，但它們同時富含有益健康的脂肪，所以熱量都很高，因此一天的攝取量要維持在不超過二盎司（大約四分之一杯）。杏仁、夏威夷豆和其他堅果或種子醬是花生醬的絕佳替代品，但要避免能多益（Nutella）這樣含糖或其他甜味劑的產品。堅果顆粒跟堅果粉也都能讓你有更多烹調選擇。

> **祕訣**
>
> 當你買了一大包堅果或種子，可以分裝成每份一盎司的量，裝入小夾鏈袋冷凍存放。你不必秤重，如果一大包是一磅（四百五十四公克），只要把內容物分成十六等份就好了。當你準備好可以吃堅果點心，就吃一小包（只能吃一小包）。或者依照以下份量準則算出適當數量的特定堅果，再把袋子或容器剩餘的部分放回冰箱。

堅果或種子	每份的量	淨碳水化合物公克數
杏仁	24 顆	2.3
杏仁醬	1 大匙	2.5
杏仁顆粒／粉	$\frac{1}{4}$ 杯	3.0
巴西堅果	5 顆	2.0
腰果	9 顆	4.4
腰果醬	1 大匙	4.1
無糖碎椰子乾	$\frac{1}{4}$ 杯	1.3
夏威夷豆	6 顆	2.0
夏威夷豆醬	1 大匙	2.5
榛果	12 顆	0.5
花生	22 顆	1.5
顆粒花生醬	1 大匙	2.4
滑順花生醬	1 大匙	2.2
胡桃	10 瓣	1.5
松子	2 大匙	1.7
開心果	25 顆	2.5
帶殼南瓜籽	2 大匙	2.0

堅果或種子	每份的量	淨碳水化合物公克數
芝麻	2 大匙	1.6
筍豆	2 大匙	2.7
烤大豆醬	1 大匙	3.0
帶殼葵花籽	2 大匙	1.1
葵花籽醬	1 大匙	0.5
芝麻醬	1 大匙	0.8
核桃	7 瓣	1.5

莓果類和其他水果

第一樣恢復攝取的（甜的）水果是莓果類，有一個非常好的理由，莓果類因為種子而相對富含纖維，使其淨碳水化合物含量較低，同時也富含維生素和抗氧化物。水果或蔬菜的顏色越鮮明，抗氧化程度就越高。還有什麼能比大部分莓果的藍色、黑色和紅色更鮮明呢？甜瓜（但不是西瓜）和櫻桃的碳水化合物含量稍微比大部分莓果類高一些。開始食用莓果類之後，才能適量食用甜瓜和櫻桃，確保它們不會挑起你想要吃更多甜食的慾望。所有水果都應該視為點綴，而不是餐點或點心的主要成分。

新鮮莓果搭配一點點乳酪、鮮奶油、酸奶油或全脂優格，可以降低對血糖的影響。加入一些莓果到早餐的果昔中，也可以加到綠葉沙拉或者打碎拌入油醋醬裡。你也可以吃一小份（一大匙）無添加糖製作的醃漬莓果。每大匙所含淨碳水化合物不應超過兩公克。

水果	每份的量	淨碳水化合物公克數
新鮮黑莓	$\frac{1}{4}$ 杯	2.7
冷凍黑莓	$\frac{1}{4}$ 杯	4.1
新鮮藍莓	$\frac{1}{4}$ 杯	4.1
冷凍藍莓	$\frac{1}{4}$ 杯	3.7
新鮮波森莓	$\frac{1}{4}$ 杯	2.7
冷凍波森莓	$\frac{1}{4}$ 杯	2.8

水果	每份的量	淨碳水化合物公克數
新鮮酸櫻桃	$\frac{1}{4}$ 杯	2.8
新鮮甜櫻桃	$\frac{1}{4}$ 杯	4.2
未加工的蔓越莓	$\frac{1}{4}$ 杯	2.0
新鮮醋栗	$\frac{1}{4}$ 杯	2.5
未加工的羅甘莓	$\frac{1}{4}$ 杯	4.4
未加工的燈籠果	$\frac{1}{4}$ 杯	2.7
哈密瓜小球	$\frac{1}{4}$ 杯	3.7
克倫肖瓜小球	$\frac{1}{4}$ 杯	2.3
蜜瓜小球	$\frac{1}{4}$ 杯	3.6
新鮮覆盆子	$\frac{1}{4}$ 杯	1.5
冷凍覆盆子	$\frac{1}{4}$ 杯	1.8
新鮮切片草莓	$\frac{1}{4}$ 杯	1.8
冷凍草莓	$\frac{1}{4}$ 杯	2.6
新鮮草莓	1 大顆	1.0

乳酪和乳製品

　　你現在也可以恢復食用其他新鮮乳酪，碳水化合物含量稍高於誘導期能吃的乳酪。半杯茅屋乳酪或瑞可塔乳酪搭配一或二盎司的堅果，就能提供一餐所需的大量蛋白質。避免低脂和無脂的茅屋乳酪及瑞可塔乳酪製品，這些都含有較多碳水化合物。選擇其中一種乳酪撒在綠葉生菜沙拉上，就是速成午餐了，或者搭配一些莓果當作早餐。喜歡優格的人現在可以吃原味、無糖的全脂優格了。希臘優格的碳水化合物含量甚至更低。請確保購買「原味」的全脂、無調味優格。若你想要，可以撒上一些甜味劑，或者拌入一大匙無糖水果糖漿，或無添加糖的醃漬水果。不論是新鮮或冷凍的莓果類，搭配優格都很棒。但是請避開以水果、其他調味品或任何添加糖製作的加工優格。同樣地，請避免低脂和無脂優格製品，這些所含的碳水化合物比較多。再次真心強調：「低熱量」未必代表低碳水。

乳酪或乳製品	每份的量	淨碳水化合物公克數
含 2% 脂肪的茅屋乳酪	$\frac{1}{2}$ 杯	4.1

乳酪或乳製品	每份的量	淨碳水化合物公克數
添加鮮奶油的茅屋乳酪	$\frac{1}{2}$ 杯	2.8
全脂奶水（蒸發奶）	2 大匙	3.0
全脂瑞可塔乳酪	$\frac{1}{2}$ 杯	3.8
低碳水優格	4 盎司	3.0
原味無糖全脂優格	4 盎司	5.5
原味無糖全脂希臘優格	4 盎司	3.5

豆類

我們這邊所稱的豆類是指豆類家族的大部分成員，包括扁豆、鷹嘴豆、大豆、裂莢豌豆、海軍豆、黑豆還有其他上百種豆類（但不包括四季豆或荷蘭豆，在誘導期就可以吃了）。許多豆類是乾燥的，有些則有新鮮或冷凍的，例如皇帝豆和毛豆。完全素食者和許多素食者仰賴豆類的幫助來滿足蛋白質需求。豆類的高纖維和高蛋白質含量可以帶來飽足感；雖然富含纖維，但比誘導期攝取的基礎蔬菜含有更多碳水化合物。

你也可以從後續表格看到豆類的碳水化合物含量不一。如果要恢復攝取豆類，請從少量開始，並將它們視為點綴的配菜。請避免焗豆罐頭（含有很多糖），以及用糖或澱粉製成的茄汁焗、豆泥蘸醬這樣的產品。購買任何食品之前，務必要檢查碳水化合物含量及成分表。

> **祕訣**
>
> 黑豆的碳水化合物含量遠低於黑龜豆（半杯煮過的黑豆淨碳水化合物含量為一公克，黑龜豆則是十二點九公克），口味上沒什麼差異。

豆類	每份的量	淨碳水化合物公克數
黑龜豆	$\frac{1}{4}$ 杯	6.5
黑眼豆	$\frac{1}{4}$ 杯	6.2
白腰豆	$\frac{1}{4}$ 杯	8.5
鷹嘴豆	$\frac{1}{4}$ 杯	6.5
花豆	$\frac{1}{4}$ 杯	6.3
蠶豆	$\frac{1}{4}$ 杯	6.0

豆類	每份的量	淨碳水化合物公克數
白芸豆	$\frac{1}{4}$ 杯	6.3
鷹嘴豆泥	2 大匙	4.6
腰豆	$\frac{1}{4}$ 杯	5.8
扁豆	$\frac{1}{4}$ 杯	6.0
小皇帝豆	$\frac{1}{4}$ 杯	7.1
大皇帝豆	$\frac{1}{4}$ 杯	6.5
海軍豆	$\frac{1}{4}$ 杯	9.1
裂莢豌豆	$\frac{1}{4}$ 杯	6.3
樹豆	$\frac{1}{4}$ 杯	7.0
粉紅豆	$\frac{1}{4}$ 杯	9.6
斑豆	$\frac{1}{4}$ 杯	7.3
罐裝豆泥	$\frac{1}{4}$ 杯	6.5
黑豆	$\frac{1}{2}$ 杯	1.0
毛豆	$\frac{1}{4}$ 杯	3.1

註：乾燥豆類每份的量是指煮過之後。新鮮豆類每份的量是指帶莢的豆子。

蔬菜和果汁

　　大部分果汁可能就是糖水而已，所以完全不能喝。但檸檬汁和萊姆汁是例外，從誘導期就可以接受一天攝取幾大匙。在 OWL，你可以把搭配魚肉享用、製作飲料或低碳水餐後甜點的檸檬汁或萊姆汁加倍。四大匙的果汁就可以增添意想不到的神奇風味，但這樣的量就含有五公克以上的淨碳水化合物。現在你也可以開始攝取少量的番茄汁或番茄汁調酒。

果汁	每份的量	淨碳水化合物公克數
檸檬汁	$\frac{1}{4}$ 杯	5.2
萊姆汁	$\frac{1}{4}$ 杯	5.6
番茄汁	4 盎司	4.2
番茄汁調酒	4 盎司	4.5

> **為了健康要適量**
>
> 笑一個！現在你已經進入 OWL，如果你想，而且從前喝了也沒什麼問題，那就可以喝酒。減重時，攝取酒精有幾件事情要考慮。大部分調酒用品（包含通寧水）都含有極大量的碳水化合物，尤其是用果汁製成的任何產品（無糖通寧水可以喝）。所以加味的白蘭地和其他甜果汁飲料也一樣（但陳年白蘭地和干邑白蘭地的含糖量偏低）。幾乎所有烈酒都不含碳水化合物，身體會在代謝脂肪之前代謝酒精（就此方面而言，酒精是主要營養素），所以喝酒會讓燃脂速度變慢，也會拖慢你的減重速度。當然，請務必計算碳水化合物攝取量。
>
> 請純飲烈酒或者加冰塊和扭轉檸檬皮一起喝。十二盎司的一般啤酒最多含有十三公克的碳水化合物，對於 OWL 而言顯然太高了。在這個時期，一瓶低卡啤酒（低碳水啤酒更好）是你的最佳選擇，而且最好只喝一瓶就好。晚餐搭一杯酒，可以讓普通的一餐變得特別，但是千萬要避開含糖的淡酒飲料和餐後甜酒。你會發現實行阿金飲食法的時候自己比較容易受到酒精的作用影響。酒精會降低你的克制能力，於是就會更難抗拒下酒的洋芋片和其他高碳水零食。基於這些理由，我們給你的建議是保持節制。如果你控制不了自己，最好還是不要喝酒，直到比較能夠控制自己再說。

OWL 適合的低碳水食品

並非所有低碳水食物都相同，製造商使用各種不同甜味劑和其他成分，有些會讓你的胃不舒服、引誘你吃太多，或者再度勾起你以為早就平息的渴望。除了誘導期可以享用的能量棒和奶昔之外，你在 OWL 可以開始吃一些其他的低碳水食品。針對每種食品，我們提供單份可接受的碳水化合物最大含量。

購買任何食品之前，請務必要閱讀食品營養標示和成分表。任何甜味或鹹味的食物會刺激你吃太多。嗯，催眠自己某種食物小份量的碳水化合物含量很低就可以吃多，其實只是一種妄想，要謹慎購買和使用這些食品。

低碳水食品非常方便，但不能用來取代蔬菜和其他未加工的食物。一次只嘗試一種食品，限制自己一天只能吃兩份這種食物。再次強調，如果特定食品的碳水化合物含量超過下表所列，就別吃吧！

低碳水食品	份量	淨碳水化合物最大公克數
低碳水貝果	1	5.0

低碳水食品	份量	淨碳水化合物最大公克數
低碳水烘焙預拌粉	$\frac{3}{4}$ 杯	5.0
低碳水麵包	1 片	6.0
低碳水巧克力／糖果	1.2 盎司	3.0
低碳水乳飲品	8 盎司	4.0
低碳水煎餅預拌粉	2 片煎餅	6.0
低碳水口袋餅	6 吋的一片	4.0
低碳水捲餅	1	4.0
低碳水豆餅	1 盎司	5.0
低碳水墨西哥玉米餅	7 吋的一片	4.0
無添加糖冰淇淋	$\frac{1}{2}$ 杯	4.0

飲料	每份的量	淨碳水化合物公克數
「低卡」啤酒	12 盎司	7.0
低碳水啤酒	12 盎司	3.0
波旁威士忌	1 盎司	0.0
香檳	4 盎司	4.0
琴酒	1 盎司	0.0
無糖調酒	1 份	4.0
蘭姆酒	1 盎司	0.0
蘇格蘭威士忌	1 盎司	0.0
不甜的雪莉酒	2 盎司	2.0
伏特加	1 盎司	0.0
不甜的餐後酒	3.5 盎司	4.0
紅酒	3.5 盎司	2.0
白酒	3.5 盎司	1.0

※1 盎司約 30 毫升

疑難排解

每個人早晚都會遇到減重停滯的時候。當你逐漸習慣低碳水飲食方式，就會

很懶得追蹤自己的碳水化合物攝取量。舉例來說，你覺得自己攝取了三十五公克的淨碳水化合物，其實搞不好接近五十五公克（或甚至七十五公克）。無論是草率、傲慢、過度自信或者試探底線造成這樣的結果，「隱藏的碳水化合物」都會阻礙減重。更糟的是，你可能會喪失身體對於主要燃燒脂肪的調適（阿金優勢），這就是瓶頸。但你應該做的第一件事情是，仔細反思最近的行為，如果有必要就修正一下。問問自己這些問題：

- 你真的吃對食物，或者被不當的食物誘惑了嗎？請不要吃任何有疑慮的食物。
- 你真的有計算碳水化合物的量？如果你很草率或者沒在算，那就回到之前體重能夠往下掉的碳水化合物攝取量並維持下去，直到體重繼續往下掉為止。
- 你對於恢復攝取水果太過積極了嗎？如果是這樣，請不要吃莓果類以外的水果，如果有必要，也要減少莓果類的份量。
- 你吃太多蛋白質了嗎？減至依據身高而定的量的一半，但是維持脂肪攝取量。

遭遇瓶頸

減重的速度向來不是穩定的，但瓶頸的定義是指儘管你正確執行每個步驟至少四週，體重還是完全沒有減輕。如果你的衣服變得比較合身，而且你的身型正在變小（但體重沒有減輕），這不是真正遇到瓶頸，請依照你現在的做法繼續下去。

瓶頸可以考驗一個人的耐性，而保持耐性正是你最需要的事。想要有進展，除了上述建議之外，可以試試以下部分或所有修正方式：

- 將記錄寫得更詳細，把所有細節都寫下來。
- 把每日淨碳水化合物攝取量減掉十公克。你可能已經超過可以減重的碳水化合物耐受量，不經意就搞不清楚維持新體重的耐受量。體重恢復往下掉之後，就可以再每次增加五公克了。
- 計算所有的碳水化合物，包括檸檬汁、甜味劑等等。
- 找出可能含糖或澱粉的醬料、飲料和加工食品，並停止攝取這些「隱藏」的碳水化合物。
- 增加活動量；這不一定對所有人都有用。
- 增加你的液體攝取量，直到每天至少八杯兩百四十 CC 的水（或者其他不含熱量的液體）。

- 減少人工甜味劑、低碳水食品和莓果類以外的水果。
- 檢查你的熱量攝取量（請見第七章第 111 頁）。
- 如果你一直有在喝酒，現在就少喝一點或者禁酒。

如果這些修正方式過了一個月都沒辦法讓體重計的數字改變一點，就是真的遇到瓶頸了。雖然很挫折，但突破瓶頸唯一的方法就是等待。繼續正確飲食還有遵守上述其他建議，你的身體（還有體重計）終究會屈服。

挑戰底線

我們來看看另一個減重速度變慢或妨礙減重的常見理由，我們稱之為一種自我欺騙。這是有意識的行為，與隱藏的碳水化合物不同，你可能發現自己偶爾可以吃一片普通的麵包或甚至偷偷吃一碗你最愛的冰淇淋，體重還是會繼續往下掉。你可能會告訴自己：「我的新陳代謝功能真的很好，所以可以開始挑戰底線，反正阿金飲食法對我來說還是有效。」遲早，也許很快，減重就會停滯，然後你可能會再次體驗到飢餓還有對碳水化合物的渴望，導致你吃下更多不應該吃的食物。

隱藏的碳水化合物和刻意吃不適當的食物都會毀了好幾個星期、甚至幾個月的努力，無論有意識或無意識，這些行為會讓你認為自己沒辦法遵守計畫而投降。千萬別這樣！現在你知道自己實行阿金飲食法的時候可以向下調整一點，你只需要運用目前已經學到的知識，如果某些食物（例如低碳水麵包或水果）又讓你變嘴饞，或者吃到這些食物你就會停不下來，就先幾個星期不要吃，然後再嘗試恢復攝取，或者再也不要吃了。沒有規定說你一定要讓自己每天的淨碳水化合物攝取量達到三十或四十公克。

但是首先，不要因為自己故態復萌而生自己的氣，因為這樣的事會經常發生。和自己對話，想想自己為什麼容易屈服，是因為社交聚會嗎？因為騎完單車或者從健身房回來，所以覺得可以吃一點嗎？你餓壞了，但是冰箱裡面沒有適當的食物嗎？你因為某些理由覺得自己好可憐，所以需要一點「安慰」嗎？無論理由為何，在記錄裡寫下來，並且寫下你打算如何避免再次發生同樣的錯誤。記住，燃燒體脂肪的能力是你送給自己的無價禮物，不要隨便濫用這個能力。

如果你今天碳水化合物控制得不好，只要隔天還有接下來的日子好好控制就好了，你的減重速度可能會變慢，也可能感覺到有些嘴饞。如果你已經完全失控好幾

天,就需要回到誘導期一或兩週,直到可以控制食慾和嘴饞為止。如果你吃了高碳水化合物的餐點,而且對碳水化合物特別敏感,可能要花上一週才能恢復成主要燃燒脂肪作為能量。吃一盤薯條帶來的快樂,會讓你付出非常高的代價。

誘發食物

好吧,承認吧!跟大部分人一樣,你可能一次吃完整盒餅乾、一整包分享包洋芋片,或者整個乳酪蛋糕,確切吃的食物可能不一樣,但是罪惡感、自我厭惡、身體不適還有整體失控的感覺都很類似。這種行為和吃了高碳水化合物的餐點幾個小時之後還想吃更多碳水化合物不一樣,如果是誘發食物,就會立刻想要吃更多,你沒辦法吃一口就停。接下來發生的事你很清楚,你想說再吃一口就好,然後一口接一口,直到全部吃光光。盒子或袋子幾乎全空的時候,即使身體對食物的渴望早已過去,但你心裡會想:「可惡,我乾脆吃完好了!」

如果你自己一個人住或者有一位體貼的伴侶,家裡就可以完全不放誘發食物。但是,在你處理這些食物引發失控反應的背後潛在原因之前,遇到這些食物就只能任它們擺布。許多個案的誘發食物都與過去愉悅的經驗有關,巧克力餅乾會讓你想起放學回家聞到家裡都是巧克力餅乾香甜味的感覺,你可能把這些餅乾跟現在生活中缺乏的愛還有安全感連結在一起。也許開心果冰淇淋讓你想起父母離婚前全家會到某家連鎖餐廳的幸福時光。了解為什麼某種食物對你有股魔力,可以幫助你取得控制權。

暴食的渴望

阿金優勢也是你控制這種渴望的盟友。如果你攝取的碳水化合物剛好或者低於限值,有時候會覺得肚子有點空,但不會覺得餓,這很正常。但如果你攝取的碳水化合物超過限值,感覺肚子空了往往就會觸發飢餓感。如果你在三餐前覺得非常餓,或者發生暴飲暴食,請試著減少每日平均碳水化合物攝取量,直到飢餓感或對暴食的渴望解除為止。最簡單的說法是,暴食是攝取過多碳水化合物的症狀,所以你不再燃燒自身儲存的脂肪,也不再因為代謝轉換而能控制食慾。

以下是遠離暴食一些更實際的方式。

- 不要在餓的時候買食物。
- 不要等到非常餓才吃東西。
- 不要買開車回家的時候就可以一邊吃的東西。（而且開車最好不要吃東西！）
- 察覺到自己是因為情緒因素吃東西，而不是因為肚子餓。
- 被誘發食物控制的時候立刻打電話給你的減肥夥伴。
- 感覺失控的時候向伴侶或室友求助。
- 專心吃東西。不要邊看手機、電視或電影邊吃，以免沒意識到自己吃了多少或吃了什麼。
- 家裡永遠都要準備適當的點心。如果巧克力會帶來問題，就要準備隨時可以吃的替代品（比如低碳水化合物能量棒）。

OWL 對你而言會是如何？

儘管每個人的體驗都是獨一無二，以下是 OWL 最初幾個月可能發生的兩種情境。和需要減重很多的人相比，需要減重比較少的人通常在這個階段所花的時間會比較短。

情境一

- 第一週：調整成每日淨碳水化合物二十五公克，繼續攝取十二至十五公克來自基礎蔬菜的碳水化合物，並恢復攝取一種堅果或種子，然後每一天或每幾天恢復攝取另一種。你會再減掉一、二公斤。
- 第二週：調整成每日淨碳水化合物三十公克，開始一次恢復食用一種莓果，也許可以吃一點甜瓜。這週結束時，減掉了一公斤，但也發現自己想吃更多水果。
- 第三週：調整成每日淨碳水化合物三十五公克，不吃莓果和甜瓜，一天試著吃一些希臘優格，另一天吃瑞可塔乳酪，再另一天吃茅屋乳酪。然後，身體再跟一公斤說再見。
- 第四週：進步到每日淨碳水化合物四十公克，恢復攝取小份量的莓果，但這次不再引起嘴饞了。又再減掉一公斤。
- 第五週：調整成每日淨碳水化合物四十五公克，週末讓自己喝點小酒，慶祝又減掉一公斤。

- 第六週：進步到每日淨碳水化合物五十公克，但不增加新的食物類型。因為又減掉一、二公斤而很驚喜又開心。
- 第七週：調整成每日淨碳水化合物五十五公克，一天吃了一小份扁豆沙拉，另一天吃一些毛豆，再另一天喝了一杯裂莢豌豆湯。又再減掉幾公斤了。
- 第八週：每日淨碳水化合物增加到六十公克，午餐是低碳水化合物麵包夾蛋或者鮪魚沙拉。儘管如此，又瘦了一公斤。

情境二

- 第一週：調整成每日淨碳水化合物二十五公克，一次恢復食用一種堅果和種子。這禮拜體重沒有下降。
- 第二週：維持每日淨碳水化合物二十五公克，但是不吃堅果和種子，而是吃更多基礎蔬菜來替代。這週結束時，瘦了一公斤。
- 第三週：維持每日淨碳水化合物二十五公克，再次嘗試吃堅果和種子。這次好像可以耐受堅果和種子，但只瘦了零點五公斤。
- 第四週：對於進度緩慢覺得很挫折，維持每日淨碳水化合物二十五公克。這週結束的時候瘦了一公斤。
- 第五週：每日淨碳水化合物增加到三十公克，但沒有增加新的食物。又瘦了零點五公斤。
- 第六週：因為身體可以應付堅果和種子類，覺得受到鼓勵，開始嘗試恢復食用莓果，但不調整淨碳水化合物攝取量。感覺莓果類會引起嘴饞，所以很難繼續遵守原則。雖然瘦了零點五公斤，可是過程很辛苦。
- 第七週：決定暫時放棄莓果類，但淨碳水化合物增加五公克而變成三十五公克。自己又因為肚子餓覺得很辛苦，這週完全沒有變瘦。
- 第八週：恢復到淨碳水化合物三十公克，每隔天吃一小份莓果。又瘦了零點五公斤，不再嘴饞。

　　如果你的經驗和情境一類似，會覺得恢復食用新食物還有增加整體的碳水化合物攝取量很輕鬆。

　　情境二顯然是完全不同的狀況。你的經驗可能是這個範圍內的任何一種狀況，或者即使在實行阿金飲食法的第二或第三個月都還是可能減重減得比較快。你可能每週都能增加淨碳水化合物攝取量，減重速度也沒有變慢，或者發現必須牛步前

進，才不會妨礙減重或受到隨之而來的飢餓和嘴饞影響。進度緩慢讓你可以辨識很難適量食用的誘發食物（請見第 134 頁關於誘發食物的段落）。

不是每個人都能夠恢復食用所有 OWL 的適當食物，而且有些人可以耐受，有些人只能偶爾吃或吃少量。關於豆類和低碳水化合物穀類製品尤其如此，許多人即使到了較後期階段都沒辦法恢復食用，甚至永遠不可能恢復食用。有時候，你剛開始沒辦法吃某種食物，但過一陣子卻可以恢復食用而不會引發任何不良反應。

你個人的碳水化合物耐受量

如同我們在兩個情境中所看到，你的 OWL 目標是確認自己可以攝取多少碳水化合物，同時繼續減重、維持食慾在控制之中，並且維持體力充沛。如果你有健康問題，可能會看到很多項健康指標都有改善。第二階段也讓你能夠探索和確認自己可以吃和不能吃哪些食物。這全都是找到個人碳水化合物耐受量的過程，也就是你的減重碳水化合物攝取量（Carbohydrate Level for Losing；CLL）。

把它想成你在探索減肥社區，但要避免踩到代謝惡霸的地盤。實行阿金飲食法的人有各種不同的 CLL，耐受程度比較好的人 CLL 可能是六十到八十公克，甚至更高，有些人則發現自己在 OWL 一開始淨碳水化合物不能超過二十五公克太多。如果你平均一週減掉零點五公斤，大概已經接近自己的 CLL，不應該再增加碳水化合物攝取量，但如果你的減重速度還是很快，就可以稍微增加碳水化合物攝取量。你的目標應該是盡可能享受多種食物，但不失去限制碳水化合物帶來的好處，也就是體重繼續往下掉、可以控制食慾、不會一直想著要吃東西、體力好，還有享受整體健康安適的感覺。

永遠保持在稍低於碳水化合物耐受量，會比超量之後再減量來得好。找到自己的 CLL 這個微妙平衡，對於了解自己的代謝功能非常重要，如此才能永遠維持健康的體重。你可能需要「來來回回」幾次，才能確定自己的 CLL。只要你停留在 OWL，就會維持在 CLL 或者相去不遠處，而且體重跟體圍都應該持續減少。

你的 CLL 受到年齡、性別、體能活動程度、激素問題、正在服用的藥物還有其他因素影響。再次強調，年輕人和男性比較佔優勢。增加活動量或者加入運動計畫不一定會提升 CLL。無論你的碳水化合物耐受量有多高，體重斷斷續續減輕是再正常不過的事。如你所知，體重計不是測量正向改變的好工具。

OWL 過一兩個月之後，你應該非常清楚自己的 CLL 落在哪裡。如此就能夠預測這個階段之後的狀況。

如果你的經驗類似於情境一，會發現自己可以恢復食用很多種含碳水化合物的食物，每日淨碳水化合物超過五十公克，並且保有阿金優勢。然而，如果你的經驗比較像情境二，會發現自己很難恢復食用碳水化合物階梯上梯級比較高的碳水化合物食物，而且 CLL 落在二十五至五十之間。在第十章，我們會詳細說明兩種不同的方法，讓你自訂符合你個人需求的長期飲食。

量身打造 OWL

一旦你掌握了持續減重期，皮帶也已經縮緊一兩格，就該學習如何訂定符合自身需求、烹飪傳統或喜好還有代謝功能的 OWL 了。假定你正在穩定變瘦當中，只要遵守每日的碳水化合物額度，就可以改變碳水化合物階梯的順序。所以，如果你想要在吃堅果之前增加莓果，或者在吃莓果之前先增加優格，那就試試看吧！但是，除非你是素食者或完全素食者，否則不要先嘗試豆類（碳水化合物含量比較高）。不能調整的部分是要繼續攝取至少十二至十五公克來自基礎蔬菜的碳水化合物。此外，請你務必做到：

- 如果會引發嘴饞，就不要繼續吃任何新食物。
- 維持小份量。
- 計算（而不是估計）碳水化合物的量。
- 在飲食記錄中記下所有反應（例如體重增加、體力變化、嘴饞），並依據反應調整選擇。

素食者的 OWL

素食者的持續減重期三餐計畫請見第三部分，我們會由三十公克的淨碳水化合物開始；除了牛奶（無論是全脂、脫脂、低脂或零脂）和白脫牛乳，你可以吃所有無糖乳製品。如果你偶爾一餐或每週一兩天不吃肉，這些準則還有三餐計畫對你也有幫助。

肉類替代品可能由組織化植物蛋白質（textured vegetable protein, TVP）、大豆

蛋白（豆腐和天貝）、小麥麩質（麵筋），甚至是真菌（Quorn 牌素肉）與其他成分製成（更完整的表請見第 89 頁的「誘導期適當食物：大豆和其他素食製品」）。這些產品有些含有添加糖和澱粉，有些則是加了麵包粉，所以請仔細閱讀成分表。在 OWL，請避免含有米或其他穀類的天貝製品。有些則是含有蛋，所以不吃蛋的素食者就不能吃。許多產品的碳水化合物含量很恰當，每份的淨碳水化合物不超過六公克，所以你可以繼續由基礎蔬菜攝取大部分的碳水化合物。要提供給素食者的其他祕訣有：

- 大部分非動物性蛋白質來源的脂肪含量都很低（除了豆腐和堅果醬）。你可以用橄欖油和其他單元不飽和油品搭配蔬菜和沙拉，並且食用高脂的點心（例如半顆哈斯酪梨或一些橄欖），繼續攝取足夠的健康脂肪。
- 先恢復吃堅果和種子，再吃莓果類。堅果和種子含有脂肪和蛋白質，讓你更輕鬆有效率地實行阿金飲食法。
- 天貝是由發酵的大豆製成，蛋白質含量比豆腐高，也比較有滋味。可以用天貝炒蔬菜，或者把天貝捏碎加入美式燉肉醬、濃湯或醬料中，也可以用燉或烤的。
- 如果你不吃蛋，請略過三餐計畫中的蛋料理食譜，並且用碎豆腐取代炒蛋，加一點薑黃粉就會變成美味誘人的黃色。如果是要烘焙，可以用雞蛋替代品。請見第 104 頁的無蛋早餐建議。
- 素食者在吃其他 OWL 適當食物之前就可以恢復食用豆類，不過絕對要適量攝取（兩大匙的份量），請把豆類當成點綴湯品或沙拉的配菜。

　　以下建議適用於完全素食者和素食者。用原味無糖豆漿（或杏仁奶）、大豆蛋白粉、莓果類，還有一點甜味劑，就可以做出美味的早餐。可以用豆腐打奶昔（可以和花生醬或杏仁醬一起打成漿，增加蛋白質），或者用豆腐替代炒蛋，和蔬菜一起拌炒。用大豆製作美奶滋而不要用蛋，把碎豆腐、碎芹菜和洋蔥還有一點點咖哩粉混在一起，就可以做出美味的無蛋沙拉。可以用嫩豆腐和豆漿奶精來做餐後甜點，也可以加洋菜做成凍狀點心。

　　有很多種純素乳酪（大豆或米製）、大豆漢堡排和其他上述類似產品，也有非乳製的「酸奶油」和「優格」。雖然有些純素乳酪的碳水化合物含量比較高，但大部分乳製品的替代品所含碳水化合物比較少。永遠都要記得閱讀標示。只要食品不含添加糖或餡料，實行阿金飲食法的時候都可以吃。「培根」、「香腸」、「漢堡排」和「肉丸」等產品通常每份只含少量的碳水化合物。

麵筋是用小麥麩質製成（小麥的蛋白質成分），可以用於製作許多素肉。麵筋可以用炒的，但是煮過、燉過或者用烤箱烤，口感都會更好。完全素食者應該避免食用 Quorn 牌的產品，因為是由真菌製成，且可能含有乳固形物和卵蛋白質。

完全素食者的 OWL

完全素食者要實行阿金飲食法顯然比較辛苦，但並非不可能。如果你是完全素食者，可能必須非常仰賴豆類、全穀類、堅果和種子作為蛋白質來源。由於不能吃任何乳製品、雞蛋、肉或魚類，所以誘導期不可能滿足蛋白質需求。完全素食者要從 OWL 開始，碳水化合物攝取量比雜食者高，所以實行完全不吃動物製品的阿金飲食法是可行的事。

- 從 OWL 開始，維持淨碳水化合物五十公克，只要你的體重能夠繼續下降，每週或者每幾週就可以增加淨碳水化合物五公克，直到距離目標體重剩下四、五公斤為止。
- 你從一開始就可以吃誘導期就能吃的蔬菜，還有 OWL 可以吃的堅果和種子（還有堅果和種子醬）、莓果類和其他 OWL 可以吃的水果和豆類。
- 攝取足夠的大豆製品和其他替代品，以滿足蛋白質需求；每天請務必攝取至少兩種不同的蛋白質，以獲得各種必需胺基酸。
- 請務必添加額外的亞麻籽油、橄欖油、核桃油和其他天然油品到沙拉和蔬菜中，以補足你大部分蛋白質來源缺乏的脂肪。

請遵循第三部分：完全素食者的持續減重期初始三餐計畫。由於最初的碳水化合物攝取量是誘導期淨碳水化合物二十公克的兩倍，所以你要轉換成以燃脂為主的模式需要比較長的時間。由於碳水化合物攝取量比較高，也要對於嘴饞和不合理的飢餓感特別警覺。

維持淨碳水化合物五十公克一週之後，假如你的體重有下降而且不會嘴饞，就可以調整到五十五公克，請把素食者三餐計畫修改成適合你自己的版本。

OWL 的早餐吃什麼？

一旦你恢復食用堅果、種子和莓果類，早餐就多出很多新的選擇。除了誘導期

的食物之外（請見第 104 頁）還有幾種蛋的選擇，以下建議可以用來滿足你的味蕾一整個星期。每一項所含的淨碳水化合物都不超過六公克，只有其中一項例外。除非有特別說明，否則每份食譜的量就是一份的量。

- 穀麥乳酪：把碎核桃一大匙和亞麻籽粉兩大匙撒在半杯瑞可塔乳酪或茅屋乳酪上（非低脂乳酪）。如果想要，可以加一小包甜味劑。
- 仿什錦燕麥片：這是低碳水化合物版的經典瑞士早餐。把亞麻籽粉兩大匙、杏仁碎粒一大匙還有半杯原味全脂希臘優格或低碳水化合物優格混在一起，可以加一小包甜味劑和肉桂粉增添風味。如果想要，也可以撒上一些莓果。
- 草莓果昔：把無糖乳清蛋白粉二大匙、原味無糖冰杏仁奶一百八十CC、一小包甜味劑、高脂鮮奶油兩大匙、冷凍草莓四分之一杯和純香草精四分之一小匙全部放入果汁機。打到均勻滑順為止，如果太濃稠，可以加一點點水。
- 熱帶綠奶昔：聽起來有點怪，但是很好喝喔！把無糖乳清蛋白粉兩大匙、哈斯酪梨四分之一顆、無糖椰奶六十CC、冰塊兩顆，還有無糖冰杏仁奶一百二十CC一起放入果汁機。打到均勻滑順為止，如果太濃稠，可以加一點點水。
- 南瓜奶昔：這個配方的碳水化合物含量比其他配方稍微高一點。把南瓜漿（不是南瓜派餡料）四分之一杯、無糖乳清蛋白粉兩大匙、原味無糖豆漿一百八十CC、高脂鮮奶油兩大匙、一小包甜味劑、肉豆蔻或南瓜派香料四分之一小匙，還有兩顆冰塊全放入果汁機裡。打到均勻滑順為止，如果太濃稠，可以加水。
- 堅果藍莓煎餅：把兩顆中等大小的蛋、高脂鮮奶油一大匙和芥花油或高油酸紅花油一大匙打在一起。取另一只碗，混和杏仁粉二分之一杯、亞麻籽二分之一杯粉、鹽四分之一小匙和肉桂兩小匙。加入氣泡水或蘇打水四分之一至三分之一杯。與蛋汁混和在一起。用湯杓舀到平底煎鍋中，每份加一點藍莓，下面呈淺棕色的時候翻面。可以搭配無糖糖漿一起享用。可以製作成六片四吋大小的煎餅，這是兩份的量。
- 酪梨船：在半顆哈斯酪梨上面放四分之三杯茅屋乳酪並配上無添加糖的莎莎醬。

點心時間

在 OWL，可以延續早上和下午吃點心的習慣，但是除了誘導期適合的點心之外，大部分人現在可以吃更多種點心了。

以下十種香甜美味的點心所含的淨碳水化合物都不超過五公克：
- 半杯無糖全脂優格加上兩大匙無添加糖的碎椰子乾及一小包甜味劑。
- 芹菜棒塗上花生醬或其他堅果或種子醬。
- 盛滿瑞可塔乳酪再撒上調味鹽的黃瓜「船」。
- 火腿或煙燻鮭魚裹甜瓜兩塊。
- 兩顆草莓、兩塊瑞士乳酪和兩塊豆薯做成的「烤肉串」。
- 堅果乳酪蘸醬：奶油乳酪兩大匙、切達乳酪絲一大匙、幾滴辣椒醬、一撮紅椒粉還有碎胡桃一大匙用果汁機打，用紅甜椒條沾著吃。
- 藍起司蘸醬：藍乳酪兩大匙和無糖原味全脂優格三大匙用果汁機打在一起，和櫛瓜條或其他蔬菜一起享用。
- 一勺茅屋乳酪加上兩大匙無糖莎莎醬。
- 番茄汁一百二十 CC 和酸乳酪一大匙在碗裡混和均勻，就是一碗清新的奶油冷湯了。如果想要的話可以加上酪梨塊。
- 四分之一杯藍莓和兩大匙馬斯卡彭乳酪搗在一起，再加上亞麻籽粉。

OWL 的餐後甜點吃什麼？

一旦你開始吃堅果跟莓果類，點心的選擇就會大幅增加，但是不一定要每個晚上都吃餐後甜點。如果你打算白天少吃六公克的淨碳水化合物，或者少吃甜點所含的淨碳水化合物量，就可以吃餐後甜點。第 106 頁誘導期小食譜的甜點可以加上堅果或莓果點綴（也請參考 www.atkins.com ／ recipes 的食譜）。除非有特別說明，否則每個配方就是一份的量。
- 巧克力花生奶油：用刮杓把無糖可可粉一大匙、滑順花生醬一大匙和一小包甜味劑拌在一起。把高脂鮮奶油兩大匙打成濕性發泡狀，然後和花生醬輕輕切拌在一起。用杏仁醬做也很好吃。
- 「藍」乳酪：藍莓四分之一杯加入一小包甜味劑後搗碎，與奶油乳酪兩大匙和高脂鮮奶油一大匙混和。
- 覆盆子百匯：二分之一杯高脂鮮奶油打成濕性發泡狀。加入四盎司馬斯卡彭乳酪和兩小包甜味劑，打到均勻滑順為止。把奶油和覆盆子二分之一杯分層裝兩個百匯玻璃杯中。這是兩份的量。

- 堅果大黃百匯：製作第 107 頁的糖煮大黃。放涼汁後和上述打發的馬斯卡彭乳酪奶油分層裝入杯中，撒上碎堅果。這是兩份的量。
- 糖煮草莓大黃：依照第 107 頁的糖煮大黃食譜，加上二分之一杯切片草莓，和大黃一起稍微煮一下。這是兩份的量。
- 哈密瓜柑橘果昔：把一杓無糖乳清蛋白粉、無糖豆漿二分之一杯、一小包甜味劑、碎冰一杯、哈密瓜小球四分之一杯和柑橘萃取物四分之一小匙用果汁機瞬轉功能打在一起，直到質地像霜淇淋即可。
- 萊姆椰子慕斯：使用電動攪拌器，把兩盎司軟式奶油乳酪和四小包甜味劑攪拌均勻。慢慢加入四分之一杯杯萊姆汁，打到滑順乳霜狀。把一小匙椰子萃取物和一杯高脂鮮奶油打到蓬鬆發泡。放入四只碗中，撒上無糖椰子薄片，冷藏後享用。這是四份的量。

體能活動：健康又有型的好夥伴

現在你已經脫離誘導期、感覺體力充沛並且減掉一部分體重了，如果你還沒開始運動，可以考慮加一些體能活動到塑身保健計畫中。如果你不習慣體能活動，就慢慢培養習慣。你不需要花大錢上健身房、加會員、報課程、買健身機、啞鈴或重訓器材，只需要一雙好走的鞋或者一塊瑜伽墊、一些寬鬆的衣服，或者用一些空的家庭號牛奶瓶裝水當作啞鈴，還有一條彈力帶，這樣可以省下一些錢。如果你家地下室或車庫有健身車或其他沒在用的健身機，清潔一下就可以開始用了。如果你喜歡散步，值得買一個計步器，但計步器並非絕對必要，只是在你結算記錄裡面每週散步的里程數時，會覺得自己很棒。

不知道怎麼在忙碌的生活中加入運動嗎？試試看把原本花在看電視或上網的時間分一半出來進行體能活動，或者邊看新聞邊抬腿；比平時早半小時起床做做瑜伽或伸展；吃早餐前上下樓梯十分鐘；午休的時候散個步；如果你家離工作的地方很近，走路或騎單車去上班而不要開車或搭公車；或者，如果你家離小孩的學校很近，可以走路送小孩去上學，而不要開車（兒童肥胖的問題也日益增加，所以這樣對小孩也好）。能夠全神貫注的話，一天只要花半小時運動就好，如果平日真的沒辦法，那麼可以安排在週末安排家庭活動的時間。一旦你開始感覺到它無與倫比的良好效果，就像你採用新的飲食方式一樣，進行體育鍛煉就會成為一種習慣。

該前進到維持前期了嗎？

我們一般建議在距離目標體重差不多四、五公斤時前進到第三階段。你可以問問自己以下問題，決定何時還有是否適合前進到第三階段：

你持續穩定減重，現在距離目標體重四、五公斤嗎？

如果是的話，是時候延續新的飲食方式了，這就是維持前期的目的。

你還有四、五公斤要減，不過 CLL 五十以上仍可持續減重，也不會嘴饞或飢腸轆轆，只是希望可以選擇更多種食物嗎？

你可以試著直接進入維持前期，但如果體重不再往下掉，或者過去任何症狀又復發，就立刻回到 OWL。

你還有超過四、五公斤要減，而且⋯⋯

- 你的減重速度停滯不前？
- 某些食物仍會引起嘴饞？
- 你偶爾會吃不適當的食物？
- 你的血糖和胰島素濃度還沒到正常範圍？

    若是如此，你最好暫時停留在 OWL。

或者，你處於以下狀況？

- 你在誘導期體重有下降，但是在 OWL 卻停止了。
- 食物選擇變多卻帶來嘴饞和不合理的飢餓感。
- 在 OWL 減掉的體重已經復胖一些了。

若是如此，你可能是對碳水化合物特別敏感的那種人，必須永久維持低碳水化合物攝取量。如果你的體重停滯不前超過四個星期，而且因為一些症狀而難以停留在 OWL，現在不適合考慮前往下一個階段。你可能已經比預期中更快速達到你的阿金碳水化合物平衡（Atkins Carbohydrate Equilibrium；ACE），甚至已經超過了。再次清楚說明，CLL 是讓你仍能持續減重的每日碳水化合物攝取量，ACE 則是讓你維持體重穩定的每日碳水化合物攝取量。對某些人而言，這兩個數字都很低，而

且彼此差不多，比如三十公克和四十五公克。假設你已經達到每日攝取四十公克的淨碳水化合物，體重還是會下降但會感覺到餓，這個攝取量可能會讓你最近逐漸控制的指標變得不穩定。

若你在達到目標前就先達到 ACE，表示代謝惡霸又回來了，必須先對抗它。方法如下：降低五公克一、兩週。如果沒有覺得狀況變好而且體重還是沒有掉，就再減五公克。對你而言，比較適合的 CLL 可能是三十五公克、甚至三十公克以下。也要評估自己吃了什麼。舉例來說，如果你最近增加了莓果類而且懷疑問題出在這裡，那每週吃個幾次就好，不要每天吃。不要再加上新的食物，等到你覺得狀況比較好再說。一旦狀況穩定了，只要體重繼續往下降而且整體感覺還不錯，就可以繼續嘗試增加新的 OWL 食物。當你距離目標體重剩下四、五公斤，就可以前進到維持前期。

然而，如果你攝取的淨碳水化合物介於二十五至五十公克之間、無法增加 CLL，而且距離目標體重還有四、五公斤，就不必嘗試新增碳水化合物階梯上更高梯級的食物。反之，應該停留在 OWL，直到達到目標體重、維持目標體重一個月，然後再遵循為對於碳水化合物比較敏感的人所設計的終生維持期低碳水化合物飲食法。你必須減少碳水化合物攝取量並增加脂肪攝取量。不要因為你的 CLL 而覺得沮喪，而是要感謝阿金飲食法讓你找到個人適合的量，讓身體可以矯正或穩定潛在疾病、控制代謝惡霸。

本章即將結束，我們簡單複習一下 OWL。

- 從每日淨碳水化合物二十五公克開始。
- 仔細接收身體的訊號，以你覺得舒服的步調每次增加五公克的攝取量，並且持續記錄減重進度。
- 依照下列順序恢復攝取碳水化合物食物：堅果和種子類、莓果類和其他少數低碳水化合物水果、其他乳製品、蔬菜汁和豆類；請明白不是每個人都可以恢復攝取所有食物。
- 繼續攝取建議量的蛋白質和大量的天然脂肪，並計算碳水化合物攝取量。
- 繼續喝八杯水和其他適當液體，若你每天攝取五十公克以下的淨碳水化合物，請攝取足夠的清湯、鹽分或醬油，以維持鈉攝取量。
- 如果可以適應，則適量使用部分低碳水化合物產品。
- 繼續服用每日綜合維生素／綜合礦物質和 Omega-3 補給品。

- 若無不適，請繼續或開始活動或運動。
- 請明白減重過程會起起伏伏，而且可能遇到瓶頸。

即使你還沒前進到維持前期或者根本還沒這個打算，也請務必閱讀下一章。同時，聽聽傑西・胡莫爾因為實行阿金飲食法而恢復健康和活力的故事吧！

成功小故事 8　恢復好身材

傑西・胡莫爾穿不下舊西裝的時候，就發現該處理一下自己的體重了。三年後，他甩掉了肥肉還有壞習慣。

重要統計數據

目前階段：終生維持期
每日淨碳水攝取量：60–70 公克
年齡：65 歲
身高：183 公分
過去體重：103 公斤
目前體重：88 公斤
已減重：15 公斤

你的體重一直是個問題嗎？

沒有耶，我六十幾歲之前從來沒有減過肥，但是六十歲之後，我的新陳代謝改變，然後就變胖了。

變胖之後最難過的就是照鏡子，我真正決定要改變的時候，是想要穿上黑西裝參加舅舅的葬禮卻穿不下。葬禮上，好幾年沒見到我的人都跟我太太說：「傑西都沒變，只是變胖了。」

你為什麼決定實行阿金飲食法？

我比較年輕的時候就聽過阿金飲食法了，不過是我太太建議我試看看的，她知道我很享受傍晚來一杯調酒。雖然持續減重期就可以開始喝酒，但我在達到目標體重之前還是滴酒不沾，而且我實行阿金飲食法之後，也沒吃過任何糖或麵包。

你有任何影響體重的健康問題嗎？

幾年前我就太胖了，左膝蓋長期會痛又不舒服。我的「大夫」說：「歡迎得到關節炎！」其實我年輕的時候就得了。嗯，我後來花了四個月減肥，結果膝蓋就不會痛了。醫生說我可以實行阿金飲食法，但他每六個月要檢查我的膽固醇一次，結果我的指數一直很好。現在他一年只驗一次而已。

你遇到最困難的事是什麼？

聽起來很奇怪，但一天三餐對我來說很辛苦。除非工作需要開會，否則我從來不吃早餐，甚至不吃午餐。我知道按時吃飯很重要，但就是不餓，即使是現在，我午餐也只吃一根阿金塑身營養棒。

你運動嗎？

減重之後，我開始每天做有氧運動，大概可以鍛鍊到百分之八十的身體。現在我退休了，我喜歡游泳，真的是很棒的運動。我每天都要游泳，幸運的是我們住在佛羅里達而且有溫水游泳池，但是冬天要下水實在還是有點辛苦。我現在的身材就跟好幾年前當兵的時候一樣好。

你為何能夠持續遵守計畫？

我是很會鼓勵自己的人，不過減肥的時候，每個禮拜量體重也有幫助。我也改變長年以來的習慣，比如再也不吃消夜了。現在我已經達到目標體重，從四十二腰瘦到穿三十六腰的褲子，每天看到這個都會想起自己已經達成的成果。我太太超會做菜，有時候她會做一些菜來誘惑我，但我還是不會吃。

你維持體重有遇到任何困難嗎？

沒有。我會根據每個禮拜量到的體重調整碳水化合物攝取量，每次調整十公克，所以我從來不會復胖太多，就算復胖一點也馬上就能減掉。

你要給其他人什麼建議嗎？

把你再也穿不下的舊衣服送掉。建立新的、好的習慣。找到你喜歡的運動，然後持續運動吧！

Chapter 9
最後衝刺：維持前期

最後幾公斤和最後幾吋往往是最難減的，尤其如果你的碳水化合物攝取量增加太快的話。這個階段可以長達三個月以上，不過沒關係，路遙知馬力。

對於從誘導期或持續減重期（OWL）開始的人而言，終點就在前方了（當然，你很清楚所謂的「終點」不過就是新生活方式的開始）。如果你的目標是變苗條，那已經達成了。如果你想要血壓、血糖和胰島素濃度降低，或是改善膽固醇和三酸甘油脂指數，這些指標應該也有顯著進步。

翻翻過去的飲食記錄，提醒你自己過去幾個月來已經達到多少成果（如果你的目標不難達成的話，或許只有幾週的時間）。你的每個成就都是把焦點放在這大目標、攝取適當飲食，同時抗拒誘惑，還有不讓小挫折擊敗自己而得到的成果。

讓我們來談談一件事，許多人不明白阿金飲食法為什麼要分四個階段，而不是三個。當你達成目標就結束了，對吧？錯！減重很困難，但比起維持健康的新體重，那根本不算什麼。任何人都可以遵守減肥計畫幾個星期，甚至幾個月，但是要永久改變飲食方式，就困難得多了。這就是為什麼阿金飲食法要區分第三階段：維持前期和第四階段：終生維持期。

在第三階段，你會達到目標體重，然後確保自己可以保持在目標體重一個月（如上一章所述，有些人維持在持續減重期直到達到目標體重）。持續減重期不過是給你機會練習接下來終生維持期要一直做下去的事。所以，請把維持前期視為轉變成永久持續飲食方式的開始。

無論你在 OWL 的減重碳水化合物攝取量（CLL）是淨碳水化合物三十公克還是八十公克，顯然已經達到對你有效的營養成分組合，至少就減重方面來說是如此。你開始減掉最後幾公斤和幾吋肉，又讓健康指標恢復正常，該給自己拍拍手了。

看看第三部分第三階段的三餐計畫，先了解第三階段大概會吃什麼，大部分人有機會可以試試看剩下類別的碳水化合物食物，包括莓果類以外的水果、澱粉類蔬菜還有全穀類，但不是說你可以吃就非得吃這些食物。

你會增加整體碳水化合物攝取量（通常是每次增加十公克），探索自己對於碳水化合物階梯上梯級較高的食物的耐受度，直到達到並維持目標體重一個月。如果你已經減重非常多的話，這是相對較小的目標，不過最後幾公斤和幾吋往往是最難減的，尤其如果你的碳水化合物攝取量增加太快的話。這個階段可能會長達三個月以上，不過沒關係，路遙知馬力。

首先，我們來檢查一下現實狀況。

你對於達成目標感到不耐煩嗎？

當然會啊！終點線就在眼前的時候，自然會想要跨過最後的障礙，但是請明白，達到目標體重只是戰爭中的小小一役，你必須為了永久維持體重而長期抗戰。除了和最後四、五公斤的肥肉說再見，你要確認自己對於碳水化合物的整體耐受度，還有自己可以吃和不能吃哪些食物。

在此階段，你會微調這兩件事，而這個關鍵時刻可能會過得很辛苦，請專注於過程，自然而然就會帶領你走向想要的結果。如果你太急著想要甩掉最後這點惱人的肥肉，可能會錯過不再復胖必須知道的事情。

你是不是很渴望回到過去的飲食方式呢？

如果你覺得被剝奪，想要盡快恢復食用以前喜歡的食物，那會遭遇許多挫折。除非你有超人的自我控制能力或者代謝能力（那何必讀這本書？），否則認為可以減肥或控制血糖、血壓和脂肪，然後又恢復原本的飲食習慣而不復胖，實在是太不切實際了。

事實上，無論你如何減重，達到目標之後放棄新的飲食習慣絕對會復胖。當你恢復高碳水化合物飲食，通常是吃一堆大量加工的食品，也會同時遭遇到我們之前提過的健康問題，這些健康問題會在第四部份詳細討論。本章我們會幫助你定義合

理的日常飲食方式。如果你打算用義大利麵、薯條、果醬甜甜圈來慶祝達成目標，那為什麼要浪費時間實行阿金飲食法瘦下來呢？你只是再次跳回減肥又復胖的翹翹板上罷了。過去曾經實行阿金飲食法達到目標體重而又復胖的人，已經用很辛苦的方式學到教訓。

再次強調，維持前期是要訓練你終生習慣這種飲食方式。

你目前為止的成果很好，但是很費力嗎？

你可能已經減掉幾公斤，然後只復胖一點點。如果你嚴格遵守計畫，然後發現某些食物再度引起嘴饞，表示你可能已經超過自己的減重碳水化合物攝取量（CLL），或者進展得太快了。現在你知道了，這兩件事都會再度喚醒代謝惡霸，這些經驗肯定會讓人很挫折，但未必是壞事，你會從中得到自己可以吃什麼、不能吃什麼的珍貴資訊，知識就是力量。即使你不喜歡自己已經學到的這些事，你辛苦得知身體對於碳水化合物的反應，因此能夠在安全範圍內行事，並且取得控制權，而不是被那盒餅乾或那片披薩控制。

你在 OWL 的經驗很挫折嗎？

你可能發現恢復攝取某些食物會讓你的體重停滯不前，甚至還胖了幾公斤。也許你再度遭遇過去熟悉的惡魔：嘴饞、食慾失控，還有在下午感到疲憊，也許你覺得自己又跳回血糖雲霄飛車上了。

無論你喜不喜歡，這可能是因為身體對碳水化合物特別敏感，必須保持低攝取量才能避免復胖還有遭遇其他有害的代謝影響。在可預見的未來，你可能必須繼續維持相對低的碳水化合物攝取量，才能治癒代謝功能。在下一章你會學到，我們會量身打造某個版本的終生維持期，能夠讓你安全地維持碳水化合物攝取量在淨碳水化合物五十公克。

維持前期開始

如果你一開始只有五至十公斤要減，現在對於自己的體重很滿意，只是因為健康因素所以改變飲食的話，可以從這個階段淨碳水化合物四十公克開始，每週增加十公克，直到接近自己的阿金碳水化合物平衡為止，我們會在以下討論。

如果你的體重不是問題，當你嘴饞或者不合理飢餓、體力下降、健康指標停止改善或回到先前的數據，就知道自己超過 ACE 了。請閱讀先前關於誘導期和持續減重期（OWL）的章節並遵循上述準則。

如果你還要減重很多，又不願意限制食物選擇，但是可以接受減重速度慢一點的話，也可以從這個階段開始。然而，請你明白，即使花相對比較少的時間在早期階段，仍必須經過這四個階段才能達到最大的燃脂功能。如果你在維持前期兩週後還看不到（或不滿意）成果，應該重新從 OWL 的淨碳水化合物三十公克開始。

減重目標比較保守的完全素食者或素食者，或是只是為了想要感覺變好、比較有體力的人，也可以從維持前期開始實行阿金飲食法，這些將在以下進行討論。

維持前期預期是什麼狀況呢？

當你增加碳水化合物攝取量並逐漸接近目標體重，平均一週的減重量是兩百、三百公克左右那麼少，這是很正常的事。同時，你將建立終生的飲食習慣。如同在 OWL，你會不斷實驗，直到找到自己可以吃、不能吃什麼。試驗極限、甚至暫時倒退的過程都是學習曲線的一部分，並且將以你的體重變化作為不甚完美的指標。

某個時候你很可能發現自己遇到瓶頸了，如果你在 OWL 經歷過一次或多次減重停滯期，就知道該怎麼辦。如果你從未遇到瓶頸，可以回頭仔細閱讀第 132 頁的「遭遇瓶頸」。耐心應對並且從瓶頸中學習，對於持續的成功非常重要（如果你遵循了這些建議都還是毫無結果，表示你似乎已經提早達到 ACE，必須減少淨碳水化合物十至二十公克才能繼續變瘦）。畢竟，終身維持期最終的成功就是達到一個永久的「瓶頸」，也就是你的目標體重。

你可能會感到氣餒，並且受到誘惑而回到 OWL（或甚至回到誘導期），想要用最快速度減掉惱人的最後幾公斤。別這麼做！維持前期是要讓你學習如何在真實世界吃東西，比如與家人共進晚餐、工作時的午餐、假日聚會、假期還有食物扮演重要角色的許多其他場合。

維持前期的基礎知識

你現在正處於第三階段，還是遵守很多一直以來相同的準則，以維持在燃脂模

式。你現在必須已經銘記在心：計算碳水化合物，並且確保每日淨碳水化合物攝取總量中有十二至十五公克來自基礎蔬菜。這些會是你恢復食用新的碳水化合物食物的基礎。此外，也要持續攝取建議量的蛋白質和足夠的天然脂肪，才能在吃完每一餐的時候有飽足感。繼續飲用大量的水和其他適當飲料，若你每天攝取五十公克以下的淨碳水化合物，請攝取足夠的鹽分、清湯或醬油（除非你有服用利尿劑），並且服用補給品。

所以差別到底在哪？你會慢慢增加每日淨碳水化合物攝取量，並遵守第三部分維持前期的三餐計畫，只要體重持續下降，就一次增加十公克。實際上，你可以用減重速度來換取稍高的 CLL，但如果這樣會讓你的體重停滯不前持續一週以上，甚至復胖了一些，那就減少十公克。停留在這個公克數幾週，如果減重速度稍微恢復，就試試看增加碳水化合物攝取量五公克，看看反應是不是跟增加十公克的時候一樣。

即使你在這個階段恢復食用某些適當食物，還是可以維持和 OWL 時相同的 CLL。一旦超過五十公克的淨碳水化合物，就不需要繼續每天攝取清湯、醬油或半小匙的鹽。

維持前期的適當食物

除了誘導期和 OWL 所吃的食物，如果你的新陳代謝功能可以耐受，在維持前期可以吃以下食物。你也可以增加小份量的全脂牛奶（一百二十 CC 全脂牛奶含有將近六公克的淨碳水化合物）或白脫牛奶，但不要喝脫脂、零脂或低脂牛奶。如果你有乳糖不耐症，可以喝不含乳糖的乳製品或白脫牛奶（一百二十 CC）。

除非你對於碳水化合物含量和成分（包括添加糖）很清楚，否則不要吃這三份適當食物表上沒有列出來的東西。依照碳水化合物階梯（第 123 頁），從豆類開始恢復食用（除非你和素食者和完全素食者一樣在 OWL 就已經開始食用豆類）。

豆類

雖然豆類的碳水化合物含量相對高，但也含很多纖維，並且可以為餐點提供蛋白質，一次食用一種豆類，並且食用小份量。如果你想要在天涼的時候來碗扁豆湯、一小盤清蒸毛豆，或者吃鷹嘴豆泥當點心，恢復食用豆類的這個步驟會讓你非

常開心。如果你不喜歡吃豆類，可以跳過這一類碳水化合物食物（豆類的碳水化合物含量請見第 128 頁）。

其他水果

假設你在 OWL 恢復食用適量的莓果、櫻桃和甜瓜沒什麼問題，現在可以試試看其他水果。如你在下表所見，各種水果的碳水化合物含量差異很大。請記住，所有水果都含有很多糖，只能稍微吃一點而已。開始恢復食用李子、桃子、蘋果、橘子和奇異果這些碳水化合物含量相對較低的新鮮水果時，份量不要超過半杯。另一方面，一小根熟的香蕉含有大約二十一公克的淨碳水化合物，它的近親「大蕉」（plantain）甚至含有更多淨碳水化合物。請避免食用罐裝水果，即使是浸漬在濃縮果汁或「低熱量」糖漿中的水果，也是在泡在添加糖裡面。

請繼續避免喝檸檬汁和萊姆汁以外的果汁。舉例來說，一杯無糖蘋果汁含有二十九公克的淨碳水化合物，柳橙汁（即使是新鮮現榨）也相去不遠。如果沒有纖維拖慢吸收速度，果汁就像一把大鎚重擊你的代謝系統。同樣地，果乾（包括杏桃乾、葡萄乾、加州梅乾和蘋果乾）都是濃縮的糖，所以碳水化合物含量很高。當你看到這個表格，就知道有很多每份量的淨碳水化合物低於十公克的水果可以選擇。以下是新鮮水果的碳水化合物含量：

水果	每份的量	淨碳水化合物公克數
蘋果	中型 $\frac{1}{2}$ 顆	8.7
杏桃	中型 3 顆	9.2
香蕉	小型 1 條	21.2
楊桃	切片 $\frac{1}{2}$ 杯	2.8
秘魯番荔枝（譯註：類似於鳳梨釋迦）	$\frac{1}{2}$ 杯	24.3
新鮮無花果	1 小顆	6.4
綠葡萄	$\frac{1}{2}$ 杯	13.7
康科特紫葡萄	$\frac{1}{2}$ 杯	7.4
紅葡萄	$\frac{1}{2}$ 杯	13.4
紅葡萄柚	$\frac{1}{2}$ 顆	7.9
白葡萄柚	$\frac{1}{2}$ 顆	8.6

水果	每份的量	淨碳水化合物公克數
番石榴	$\frac{1}{2}$ 杯	5.3
奇異果	1 顆	8.7
金桔	4 顆	7.5
枇杷	10 顆	14.2
荔枝	$\frac{1}{2}$ 杯	14.5
芒果	$\frac{1}{2}$ 杯	12.5
橘子	中型 1 顆	12.9
橘瓣	$\frac{1}{2}$ 杯	8.4
油桃	中型 1 顆	13.8
木瓜	小型 1 顆	6.1
百香果	$\frac{1}{4}$ 杯	7.7
桃子	小型 1 顆	7.2
巴特梨	中型 1 顆	21.1
波士梨	小型 1 顆	17.7
柿子	$\frac{1}{2}$ 顆	12.6
鳳梨	$\frac{1}{2}$ 杯	8.7
大蕉	$\frac{1}{2}$ 杯	21.0
李子	小型 1 顆	3.3
石榴	$\frac{1}{4}$ 顆	6.4
榲桲	1 顆	12.3
橘子	1 顆	6.2
西瓜	小球 $\frac{1}{2}$ 杯	5.1

澱粉類蔬菜

　　印度南瓜、甘薯和根莖類蔬菜（例如胡蘿蔔、甜菜和歐防風）都是有益的蔬菜。所有根莖類蔬菜都富含礦物質，顏色鮮豔的根莖類蔬菜則富含抗氧化物，但從另一方面來看，這類蔬菜的碳水化合物含量都比基礎蔬菜高。除非你的碳水化合物耐受量很高，否則只能吃小份量的澱粉類蔬菜。即使都是同一類蔬菜，碳水化合物含量也差異很大。

舉例來說，胡蘿蔔和甜菜的碳水化合物含量遠低於玉米穗和馬鈴薯，而一份木薯就已經超過誘導期一天的碳水化合物攝取總量，芋頭也差不多如此。

蔬菜	每份的量	淨碳水化合物公克數
甜菜	$\frac{1}{2}$ 杯	6.8
牛蒡	$\frac{1}{2}$ 杯	12.1
西班牙南瓜泥	$\frac{1}{2}$ 杯	5.9
胡蘿蔔	中型 1 根	5.6
木薯（樹薯）泥	$\frac{1}{2}$ 杯	25.1
玉米	$\frac{1}{2}$ 杯	12.6
玉米穗	1 穗	17.2
菊芋*	$\frac{1}{2}$ 杯	11.9
煮過的歐防風	$\frac{1}{2}$ 杯	10.5
烤馬鈴薯	$\frac{1}{2}$ 顆	10.5
蕪菁甘藍	$\frac{1}{2}$ 杯	5.9
烤橡實南瓜	$\frac{1}{2}$ 杯	7.8
蒸橡實南瓜	$\frac{1}{2}$ 杯	7.6
烤胡桃南瓜	$\frac{1}{2}$ 杯	7.9
烤甘薯	$\frac{1}{2}$ 顆	12.1
芋頭	$\frac{1}{2}$ 杯	19.5
美國芋頭（千年芋）切片	$\frac{1}{2}$ 杯	29.9
山藥切片	$\frac{1}{2}$ 杯	16.1

* 所有蔬菜都是在煮過後才測量，只有菊芋除外。

全穀類

　　這通常是最後恢復食用的一類食物（如果有恢復的話），這不是沒有理由的。和其他任何原形食物相比，一盎司穀類的碳水化合物含量通常是最高的，你會注意到我們稱這類食物叫做全穀類，而不是穀類。燕麥、蕎麥、糙米還有其他全穀類都是纖維質、維生素 B 群、維生素 E 還有鋅與鎂等礦物質的良好來源，但是這些全穀類及其製品（例如全麥麵包）都含有非常多碳水化合物，即使是 ACE 相對較高的

人，這些食物也會引來代謝惡霸。如果你的身體可以耐受全穀類，仍請小心並適量食用。

全穀類	每份的量	淨碳水化合物公克數
帶殼大麥（青稞）	$\frac{1}{2}$ 杯	13.0
珍珠大麥	$\frac{1}{2}$ 杯	19.0
布格麥	$\frac{1}{2}$ 杯	12.8
粗粒玉米粉 *	2 大匙	10.6
全麥庫司庫司	$\frac{1}{2}$ 杯	17.1
碎小麥	$\frac{1}{2}$ 杯	15.0
鹼液玉米	$\frac{1}{2}$ 杯	9.7
卡莎（蕎麥碎粒）	$\frac{1}{2}$ 杯	14.0
小米	$\frac{1}{2}$ 杯	19.5
燕麥麩 *	2 大匙	6.0
碾碎燕麥片 *	杯	19.0
鋼切燕麥 *	$\frac{1}{4}$ 杯	19.0
藜麥	$\frac{1}{4}$ 杯	27.0
糙米	$\frac{1}{2}$ 杯	20.5
野米	$\frac{1}{2}$ 杯	16.0
去麩小麥粒	$\frac{1}{2}$ 杯	14.0

* 除了這幾項例外，其餘穀物皆是煮過才測量。

謹慎行事

精製穀類及其加工食品的狀況非常不同，它們的碳水化合物含量非常高，營養價值卻很低，請盡可能不要吃精製穀類（如精製麵粉及其製成的麵包、餅乾）。精製穀類（包括白米）珍貴的麩皮和胚芽都被剝掉了（種子的胚芽富含抗氧化物、脂肪酸和其他微量營養素）。

你會發現維持前期的適當食物表並未列出麵包、義大利麵食、口袋餅、墨西哥玉米餅、餅乾、早餐穀片之類的加工食品，因為製造商的產品碳水化合物含量差異非常大。你應該閱讀所有加工食品的食品營養標示，含有穀類的食品通常是雷區。

除了避免含有反式脂肪和添加糖的食品，請小心精製麵粉或「強化」麵粉。全麥或其他全穀類（百分百全穀類）烘焙食品所含纖維較多、碳水化合物較少，微量營養素也較多，如果精製麵粉是成分表上的第一項，接著才是全麥麵粉，就別吃。

> **小改變大影響**
>
> 即使你可以在飲食中加入大部分或所有碳水化合物食物，還是有一些祕訣可以避免復胖或者對碳水化合物敏感的症狀。
>
> - 不要以米飯或義大利麵作為搭配醬料、咖哩和其他菜餚的主食，而是用切碎的萵苣或包心菜、綠豆芽、生櫛瓜丁或白蘿蔔丁、金線瓜或蒟蒻麵（由大豆和不含澱粉的蒟蒻製成）。
> - 吃生胡蘿蔔而不要吃煮過的胡蘿蔔，煮過的胡蘿蔔碳水化合物含量更高。
> - 某些水果完全成熟之前的碳水化合物含量比較低。幾片沒有很熟的梨子切片可以為生菜沙拉添加酸味，但不會增加太多碳水化合物。青木瓜末加上無糖米醋和麻油，就是涼拌高麗菜的完美佐醬。
> - 用海苔（拿來做壽司的那種）包裹三明治餡料，而不要用捲餅或墨西哥玉米餅。酪梨和鮭魚或雞肉切片是很搭的組合，就像鮪魚沙拉跟碎萵苣一樣。
> - 把半顆烤馬鈴薯當作一份的量。放入烤箱之前，把馬鈴薯縱切，烤好之後，把馬鈴薯和藍乳酪、青醬或香草醬搗在一起。
> - 有些全穀類白麵包富含纖維而且淨碳水化合物含量相對較低，所以是開口三明治的好選擇。北歐麩皮薄脆餅的碳水化合物含量甚至更低。
> - 用燕麥片、碎堅果和種子還有亞麻籽顆粒製作自己的什錦燕麥片或穀麥。半杯的份量加上原味全脂優格、一些莓果或半顆切碎的蘋果，如果想要的話也可以加一點甜味劑。
> - 把小份量的大麥、布格麥、蕎麥、去麩小麥粒或野米撒在沙拉或湯上可以增添口感，但不會增加太多碳水化合物。

維持前期會是什麼樣的狀況？

一如往常，你會逐漸增加適當的新的食物，只要身體可以耐受，一次增加一個類別的一種食物。因為你現在進入的階段充滿過去可能引發嘴饞或暴食的食物，所以請繼續把你對每一種新食物的反應記在飲食日記裡，這點非常重要。

接下來，讓我們一起看看你在維持前期頭幾週可能發生的三種情境。

情境一

　　假設你 OWL 結束時 CLL 是五十。

- 第一週：增加到每日淨碳水化合物六十公克，一週內試了幾種不同的豆類，並且又瘦了零點五公斤。
- 第二週：調整到淨碳水化合物七十公克，並且恢復食用小份量的新水果。體重沒有變化，而且很想吃更多水果。
- 第三週：退回淨碳水化合物六十公克，並且繼續吃小份量的水果，確保搭配鮮奶油、優格或乳酪。嘴饞消失了，這個星期瘦了二百、三百公克。
- 第四週：維持淨碳水化合物六十公克，恢復輪流食用小份量的胡蘿蔔、甘薯和豌豆。一週過去又減了零點五公斤。
- 第五週：調整為淨碳水化合物七十公克，每隔一天小心地恢復食用極小份量的全穀類，這週結束時減掉二百、三百公克。
- 第六週：調整為淨碳水化合物八十公克，繼續小心嘗試不同的水果、豆類、澱粉類蔬菜，偶爾吃全穀類。這週結束時又瘦了二百、三百公克。

情境二

　　再次假設你 OWL 結束時 CLL 是五十。

- 第一週：調整為每日淨碳水化合物六十公克。你可能不太在意能不能恢復多吃某種豆類，但這週試了幾種不同的水果。這週結束的時候體重沒有改變。
- 第二週：維持淨碳水化合物六十公克，發現自己想吃更多水果，確保自己每次都搭配乳酪、鮮奶油或優格一起吃，又瘦了二百、三百公克。
- 第三週：調整為淨碳水化合物六十五公克，恢復輪流食用小份量的胡蘿蔔、甘薯和香豌豆。這週結束時，復胖了零點五公斤。
- 第四週：淨碳水化合物降到五十五公克，繼續謹慎食用水果和某些澱粉類蔬菜。雖然沒有復胖，但也沒有變瘦。
- 第五週：調整成淨碳水化合物降到六十公克，但不吃澱粉類蔬菜了。這週結束時，減掉二百、三百公克，想知道自己是不是很接近 ACE 了。
- 第六週：繼續維持碳水化合物攝取量，還是不吃澱粉類蔬菜；這週減了二百、三百公克。

情境三

現在假設你 OWL 結束時 CLL 是三十五。

- 第一週：調整為淨碳水化合物四十五公克，增加小份量的豆類。雖然體重維持穩定，但這週感覺飢腸轆轆過幾次，而且覺得脹氣。
- 第二週：淨碳水化合物降回三十五公克，而且不吃豆類。體重再次往下掉，不再脹氣或嘴饞。
- 第三週：感覺很好而且體重慢慢往下掉，決定不再碰運氣，繼續維持淨碳水化合物三十五公克一個星期。
- 第四週：調整為淨碳水化合物四十公克，嘗試恢復食用小份量的豆類。還是感覺很好，又減掉二百、三百公克。
- 第五週：調整為淨碳水化合物四十五公克，增加小份量的水果，但引起嘴饞而且體重停滯了。
- 第六週：覺得感覺好跟控制情況比挑戰極限更加重要，所以淨碳水化合物退回四十公克，嘗試小份量的幾種新食物，直到達到目標體重。

如你所見，每個人對於碳水化合物攝取量增加還有嘗試不同食物的反應差異很大，你自己的狀況也絕對不一樣。所以請記住，每天的體重本來就可能會差個幾公斤，與碳水化合物攝取量增加還有嘗試不同食物無關。這就是為什麼使用第 82 頁所說明的平均體重法非常重要。

你的碳水化合物耐受能力

無論你喜不喜歡，身體就是無法應付某些食物，吃的時候必須非常謹慎才不會復胖或引起嘴饞。

同樣地，如果你的血糖偏高或有代謝症候群，恢復食用高碳水化合物食物必須非常小心（關於代謝症候群的更多內容請見第十三章）。

了解自己的極限，讓你在終生維持期規劃三餐的時候能夠比較實際。雖然你可能會為了達到目標體重感到焦慮，但以能夠維持新體重的飲食方式來達到目標體重，會讓你更能長期維持下去。

當你達到目標體重但還沒進入終生維持期之前，必須找出自己的阿金碳水化合物平衡。相對於你的 CLL（與減重有關），ACE 是你每天維持體重不增也不減可

以吃的淨碳水化合物公克數。許多人最終的 ACE 是淨碳水化合物六十五至一百公克，但有些人的 ACE 低很多，極少數人的 ACE 比這個範圍更高。

我們必須明白一件事，只看減重狀況會過度簡化碳水化合物耐受能力這個問題。你的體力、專注能力、容易水腫的程度，還有不合理的飢餓感跟對於碳水化合物的渴望都必須考慮進去。

舉例來說，即使你的 CLL 是淨碳水化合物五十公克的時候體重也會下降，可能還是會再次面臨嘴饞、血糖不穩定或者體力不佳，所以長期維持這個碳水化合物攝取量會出問題。

我們為什麼要談這個呢？某些人基於種種原因，無論在減重期或體重維持期都最好保持在淨碳水化合物二十五至五十公克。目標不是把碳水化合物攝取量逼到極限，而是達到自己覺得舒服而且又不會刺激任何原本令你困擾的舊症狀復發的程度。重點：找出自己的 ACE 不只是為了達到適當體重，如果你把 ACE 訂得太高，可能無法維持太久。

這就是低碳水飲食法相較於其他飲食法的獨到之處，首先遵從你的 CLL，然後是 ACE，讓你的代謝功能有很大的改變，也讓你對攝取的熱量控制得更好。

缺點是，如果你超過自己的 ACE，就會強迫身體燃燒更多葡萄糖，同時抑制脂肪的分解和運用。

這會讓你更難控制食慾、更難有飽足感，於是原本減掉的幾公斤肯定又復胖回來。你會失去阿金優勢，而代謝惡霸又會重出江湖、妨礙你燃燒脂肪。

量身打造維持前期

我們通常會建議你在 OWL 和維持前期都依照碳水化合物階梯上的順序循序漸進恢復攝取碳水化合物食物。但如果你繼續以合理的規律速度減重，而且最近恢復攝取的食物沒有造成失控的飢餓感和其他症狀，就可以改變順序。如果你想以小份量的糙米配雞肉咖哩，而不想吃香脆的蘋果，那也沒關係。但是，請對危險保持警覺。對於某種食物的渴望（尤其是較高碳水化合物的食物）可能是你沒有好好適量攝取的跡象。

一如以往，仔細計算碳水化合物才能確保不會超過自己的 CLL，同時要注意熟悉的警訊。

達到脂肪需求量

從我們目前為止告訴你的事情來看，你會覺得是飲食中的碳水化合物妨礙你達成減重目標。這只有一部分正確，因為碳水化合物對代謝功能有很大的控制力，根本就是霸凌。但是當你從減重轉為維持體重，就必須稍微增加健康、天然脂肪的攝取量，才能符合維持體重的能量需求。

不，你不需要測量或計算攝取了多少含脂肪的食物，只要以食慾為依據就好。我們會在下一章告訴你要怎麼做。你現在只要知道自己已經接近目標體重，而會明白狩獵民族數百年來所知的事：「脂肪飢餓」（fat hunger）。

這和攝取大量糖分之後面臨的體力下降是更微妙的不同感受。如果你發現自己開始盯著冰箱、想吃奶油、乳酪或沙拉醬，表示脂肪可能已經不夠。學習辨識和正確應對脂肪飢餓，是終身維持期成功很重要的技巧。

你的適當體重

當你展開阿金旅程，我們建議你建立目標，包括目標體重。你絕對會在心中記得這個目標數字還有身材形象。

此時此刻，你會把精神集中在數字／身材（figure）上。但是，設定目標體重是門藝術，而非科學，遵循阿金飲食法似乎可以讓大家找到自己天生的健康體重，這個數字可能比你原本想的高一點或低一點。

大家這時候不免對自己原本設的目標感到有點不好意思。所以，如果你在維持前期一切順利並且達到穩定的體重，但稍高於你原本設定的數字，該如何是好呢？如果只是差幾公斤，而且你對自己的外貌和感覺很滿意，這就是你的適當體重。畢竟，你總會想要維持相對容易達成的體重，而不是為了持續再瘦二、三公斤而痛苦掙扎吧？

但如果差了不只幾公斤呢？如果你還沒開始運動，開始運動是其中一個選擇。請記住，並非每個人的基因設定都是運動之後就可以減重很多，儘管如此，即使沒有再減掉幾公斤，經由負重運動還是可以雕塑身材。

另一個選擇是保持耐心，磨練你的維持技巧，讓自己的身心休息六個月之類的。如果你發現自己想要一次減掉二十五公斤，而過分逼迫自己的話，有時候最好

先減個十五公斤，然後前進到終身維持期，透過實踐新的習慣來維持體重。身體在休息期之前可能已經抗拒再減重更多，所以至少等六個月過後，你可以回到OWL再減掉部分或許更多的體重，然後進入維持前期，減掉最後四、五公斤。

如果遇到相反的狀況呢？你已經減掉十公斤並達成目標體重，但現在覺得自己可能要再減個兩公斤。那就停留在目前的碳水化合物攝取量，剩下的幾公斤自然會慢慢減掉。

特殊族群的維持前期

全穀類對素食者還有完全素食者而言通常非常重要，澱粉類蔬菜也是他們三餐中重要的元素。

然而，這些正是過去造成問題的食物。遵守恢復攝取食物的基本準則，並且把這些食物（還有豆類）當作配菜，而不是作為主菜。只要你避開精製穀類和大部分加工食物，可能發現自己久而久之可以耐受比較大份量的餐點。素食者和完全素食者應該在恢復食用全穀類之後才吃澱粉類蔬菜，再食用高碳水化合物水果（OWL適合的莓果類和甜瓜以外的水果）。

同樣地，豆類、澱粉類蔬菜、穀類和熱帶水果是所有西班牙料理的重要元素。再次強調，這些正是會造成體重增加和其他代謝危險訊號的食物組合（通常是在美式垃圾食物文化的背景下造成問題）。

如果你可以恢復食用所有這些食物，我們建議你用以下方式讓復胖跟血糖、胰島素升高的風險降到最低。

- 繼續用傳統的佐料調味蛋白質料理，但避免含大量碳水化合物的醬料。
- 繼續專注在基礎蔬菜，例如大蒜、甜椒、辣椒、佛手瓜、豆薯、番茄、南瓜、白花菜和白蕪菁，還有脂肪的美味來源：酪梨。
- 恢復食用小份量的澱粉類蔬菜和根莖類蔬菜，例如南瓜、樹薯（樹薯根或樹薯粉）、馬鈴薯、芋頭、山藥和千年芋，一次恢復食用一種。偶爾吃，並對自己無法耐受碳水化合物的訊號保持警覺。就每公克而言，這些是碳水化合物含量最高的食物。
- 用糙米取代白米，並維持攝取小份量。玉米（玉蜀黍）也是一樣。
- 使用碳水化合物含量相對低的豆類，例如黑豆、斑豆和紅菜豆。

- 把所有水果（尤其是香蕉、大蕉和芒果）當作點綴性質的配菜，而不是餐點的主要元素。
- 繼續適量食用低碳水化合物或玉米（玉蜀黍）製成的墨西哥玉米餅（傳統六吋的墨西哥玉米餅大約含有十一公克的淨碳水化合物，而低碳水化合物的六吋墨西哥玉米餅只有三至四公克；低碳水化合物「麵粉」製的六吋墨西哥餅碳水化合物含量也差不多如此，而傳統麵粉製墨西哥餅的淨碳水化合物大約是十五公克）。

　　你的長期目標是遵循自己的烹飪傳統，但不落入以往造成問題的飲食型態。想要兩全，難免要妥協一些事。

難道你不想嗎？

矛盾的是，當你越接近目標體重，有時候就越難堅持下去。這份怠惰會讓我們很容易受到暫時的滿足誘惑。你可能會問自己：「反正沒多少要減了，吃個巧克力杯子蛋糕有什麼關係呢？」過一陣子，這樣的短暫快樂似乎比穿上新泳裝或昂貴套裝看起來如何更為重要。

假設你繼續攝取足夠的脂肪、蛋白質和纖維來維持飽足感，只要列出種種理由提醒自己為什麼值得抵抗誘惑，就能夠堅持下去。這些早就記在你的腦海裡、寫在小卡片上、寫在飲食日記裡，或者記在你的手機裡。

以下點子可以刺激你發想自己的清單。告訴自己，我想要：
- 低頭的時候看得到自己的腳。
- 可以輕鬆穿上褲子，不用再吃力拔河。
- 擁有令人稱羨的外型。
- 有好的社交生活。
- 吃完一餐之後感覺剛好吃飽但沒有吃撐。
- 赤身裸體的時候覺得自在。
- 覺得有性慾。
- 穿衣服可以炫耀身材，而不是遮掩身材。
- 不會不想照鏡子。
- 覺得活力充沛。
- 和家人一起參與活動。
- 知道我的身材尺寸不會讓伴侶或小孩覺得尷尬。
- 感覺健康又自在。
- 知道我可以控制自己的命運。

準備好前進到終生維持期了嗎？

就所有階段而言，「要不要前進到下一個階段」的問題在維持前期是最容易決定的，這不過是一翻兩瞪眼的事。

你已經達到目標體重並維持一個月了嗎？

如果是的話，接下來可以前進到終生維持期了。

你還沒達到目標體重嗎？你還沒維持體重一個月嗎？恢復攝取某些食物會誘發嘴饞，讓你很難控制自己而且又引發其他症狀嗎？

如果上述任何問題的答案是肯定的，那你顯然還沒準備好前進（例外狀況是像先前所說，決定暫時不減重並且前進到終生維持期，至少六個月後再恢復減重）。請複習本章並緩慢進行。反反覆覆的減重飲食會讓你的身體對減重有抗性，而必須降低 ACE 才能減重和維持目標體重。

你已經達到目標體重，ACE 介於二十五至五十之間嗎？實行阿金飲食法之前有第二型糖尿病或有任何代謝症候群的症狀嗎？

如果許多適合維持前期的食物對你造成問題且你的 ACE 接近你 OWL 攝取的淨碳水化合物公克數（五十公克以下），就應該考慮下一章介紹的較低碳水版終生維持期飲食計畫。如果你還是有代謝症候群（請見第十三章）或第二型糖尿病（請見第十四章），尤其如此。

下一章的主題是終身維持期，你可以依照自己個狀況量身打造，在永久維持新體重的同時繼續維持健康和活力。

但是，先來聽聽珍妮佛・京斯利的故事，她以阿金飲食法作為兩次快速減肥手段之後，最後終於採取阿金生活方式。

成功小故事 9　無三不成禮

嘗試阿金飲食法兩次並且減掉四、五十公斤後，珍妮佛・京斯利懷孕的時候又

復胖許多。當她「明白」阿金飲食法不只是減肥法之後，終於能夠向讓自己肥胖、憂鬱、容易生病的食物說再見。

重要統計數據

目前階段：終生維持期

每日淨碳水攝取量：120 公克

年齡：39 歲

身高：163 公分

過去體重：105 公斤

目前體重：53 公斤

已減重：51 公斤

你的體重一直是個問題嗎？

成長過程中，我一直都比大部分女孩更胖，高中的時候我因為受傷而下背痛、膝蓋痛，也因為經前症候群、憂鬱症過得很辛苦。十九歲的時候，醫生說我的膽固醇太高了。我生了大兒子之後，又開始慢慢復胖。後來我都不量體重了，我估計自己至少有一百零五公斤。

你為什麼會嘗試阿金飲食法？

買衣服是最痛苦的事。最後，我在找一件特殊場合要穿的洋裝時，在百貨公司逛到一半崩潰大哭，在那之後，我不斷找藉口拒絕邀請。然後，二〇〇二年十二月，我知道我男友會在二月的一場婚禮當伴郎，我知道自己只想穿衣櫃裡面的那件洋裝，問題是那件洋裝實在是小得不得了。於是我開始實行阿金飲食法，六個星期之後，我穿上那件洋裝參加了婚禮。

你為什麼沒有維持阿金飲食法？

在喜宴上，我想吃什麼就吃什麼。結果，那天晚上我真的很不舒服，才意識到過去一個多月實行阿金飲食法，我不但沒有這痛那痛，沒有胃脹氣，也沒有憂鬱情緒。但是，真的很難再次開始實行阿金飲食法，沒有喜宴就讓我沒有動力繼續下去，而且我還是能穿得下舊衣服。

一開始是這樣沒錯，然後衣服越來越緊，我發現不想回到過去的狀態，不想再逛百貨公司逛到一半大哭。

你為什麼決定再試一次阿金飲食法？

有一個同事準備辦婚禮，我想要穿回十二號的衣服，所以我們就從二〇〇三年七月開始一起實行阿金飲食法。到了隔年六月，我達成自己以為的目標。然後我在想：「也許我可以再次穿上十號的衣服。」然後我瘦到可以穿八號的衣服，還去買了個新衣櫃，但是卻遇到瓶頸。結果我突然可以穿下六號，然後是四號，最後是二號的衣服。最後我的體重是五十五公斤，覺得可以維持這樣很開心，就這樣一直到二〇〇六年七月。

後來發生什麼事？

我發現自己懷孕了，體重一開始正常增加，但我不確定懷孕的時候要怎麼維持低碳水飲食，甚至不知道能不能這樣做。醫生說要吃很多全穀類，我就照做了。我幾乎是馬上想要吃任何碳水化合物，而且那種筋疲力盡的感覺又回來了，還有各種疼痛。那時候因為我復胖太多，醫生還幫我驗有沒有妊娠糖尿病。兒子出生後，我親餵母奶，大家跟我說餵母奶可以減肥，但是我每個禮拜都胖一公斤左右，直到一直復胖到七十七公斤。我又再復胖了一點，才發現阿金網站並且回到終生維持期，然後減到六十八點五公斤。我兒子在二〇〇八年三月斷奶之後，我決定回到誘導期。

這次有何不同呢？

我花了幾個月重新讓自己熟悉阿金網站上的飲食還有留言板。我開始了解阿金不只是減肥而已。我意識到人生中真正覺得不錯的時候，是我實行阿金飲食法的時候。對於許多有健康問題的人而言，的確有理由要調整營養。這一次我專注在自己的營養需求上，而不只是減重，那年九月開始，我減掉育兒時復胖的重量，再度穿上孕婦裝。

在過程中，你對自己有什麼了解？

實行阿金飲食法，我的憂鬱症不復存在。我的慢性疲勞、每年發生好幾次的泌尿道感染、背痛和膝蓋痛還有脹氣全都消失不見了。膽固醇呢？醫生說我的血液檢查結

果「超棒」，我也發現自己吃麩質會不舒服。我有兩個表親有乳糜瀉的問題，我做了一點研究，覺得自己搞不好也有，所以麩質對我來說是很大的問題。現在我完全避免小麥，但可以吃其他全穀類，比如燕麥或苔麩（teff，畫眉草籽）。

你的健身習慣如何？

我固定做瑜伽，但還沒辦法如我所願常上健身房。帶一個三歲小孩其實活動量也滿大的！

你要給其他人什麼建議嗎？

請看看阿金社群留言板。我在那裡得到的支持真是太棒了，也希望可以用支持其他人的方式來回報。我知道自己還有一段旅程要走，也會繼續學習和成長，這件事永遠都沒有終點。

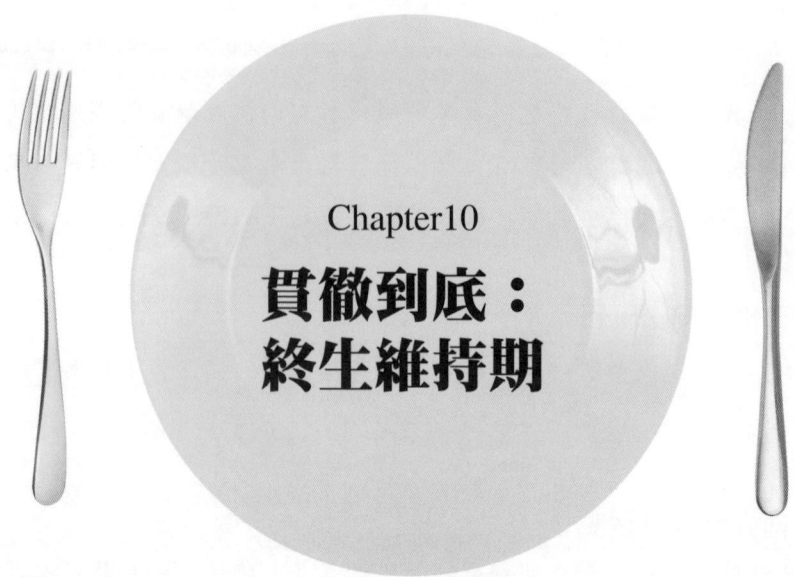

Chapter10
貫徹到底：終生維持期

長期成功維持體重涉及實際層面和心理層面兩個部分。幸運的是，你已經學到並實踐這個重要任務所需的許多技巧。

你做到了！你達到長期渴望又艱難的目標，證明自己能夠努力不懈去實現夢想。現在你已經正式脫離阿金飲食法的減重階段並邁入第四階段：終生維持期，也就是你接下來的人生。你找到自己的 ACE，還達成目標體重，這就是你一直為自己努力的證明。你只要稍微修正並持續下去，應該就能延續這份成功。如果你開始實行阿金飲食法是為了解決一些健康問題，比如高血糖、高胰島素、高血壓或者脂肪指數不理想，除了維持新體重之外，當然也會想要維持這些健康指標的進步。

無論你開始實行阿金飲食法的時候健康狀態如何，現在是時候回診看看醫師怎麼說（如果你的減重旅程已經持續超過六個月，應該已經看過醫師了）。幾乎肯定你會得到好消息。

顯然，不需要醫師說，你也知道自己已經減掉十幾公斤，但你可能發現自己的健康指數也有重大進步，如果你心中對於遵守低碳水生活方式是否健康還有顧慮，檢驗結果應該可以掃除這些擔憂了。

永久維持這些改變的困難程度跟達成這些改變不相上下，你應該很清楚。成功維持體重涉及實際層面和心理層面兩個部分，我們會幫助你來應對這兩方面，幸運的是，不論你是否意識到，你都已經學到並實踐這個重要任務所需的許多技巧。想一想：

- 你已經建立一整套新的習慣。
- 你已經體驗到控制自己所吃的東西可以讓你感到有力量。
- 你知道自己可以攝取多少碳水化合物而不會復胖。
- 你可以分辨徒有熱量的碳水化合物以及富含營養的碳水化合物。
- 你明白為什麼吃足夠的脂肪對於控制食慾還有阿金優勢非常重要。
- 你已經學到如何分辨飢餓和習慣,還有分辨吃飽和吃撐。
- 你能辨識某些食物或飲食型態引發嘴饞的徵象。
- 你已經體驗到感覺良好和體力充沛的愉快。

在你開始減重旅程之前,我們曾經問你,既然阿金飲食法的好處這麼明顯,那為什麼不要實行阿金飲食法。現在我們要問你類似的問題,既然你已經具備現有的知識還有成果,我們幾乎肯定讓糖和其他加工碳水化合物霸凌代謝功能會造成復胖,健康問題和自尊問題也會再次浮現,那為什麼還要回到舊的飲食方式呢?

捍衛並維持減重後的自己

我們在本書稍早提到「diet」這個字的兩種定義。現在你已經減掉多餘的肥肉,該專注在這個字的第一個定義了,也就是生活方式。由於你的減重飲食已順利融入永久的生活方式,應該不會有任何巨大變化,你已經學到可以吃什麼樣、多少量的食物,這些知識依然有效,而現在目標是維持穩定。

你要達到對於體重保持意識但不過分執著的狀態,每週測量一次體重還有體圍,如你所知,由於體重每天自然會有一、二公斤的波動,所以體重計會「說謊」,但是體圍的變化就比較小,(如要複習平均體重法,請見第82頁。)如果你的體圍持續增加,衣服看起來和感覺起來也越來越緊,就是採取行動的時候了。只要你不增加超過兩公斤,只要減少淨碳水化合物到低於你的 ACE 十至二十公克,就能再次減掉多餘的體重,但這不只和體重有關。對於嘴饞、不合理的飢餓感、欠缺體力和其他遠離燃脂安全區以及失去阿金優勢的熟悉指標保持警覺,也同樣重要,這些都表示你攝取太多碳水化合物了,或者你對於最近新增的其中一種或多種食物的作用很敏感。當你依據反應調整攝取量,一週一週過去後,就會更了解自己的極限。

現在你不用再減重或縮小尺碼,而由於你不再依靠體脂肪作為部分能量來源,

顯然需要更多來自食物的能量。大部分人發現自己接近身體的健康天然體重時，即使還沒超過自己的 ACE，食慾仍會稍微變好。讓你保持體重穩定的額外能量主要應來自膳食脂肪，如此才能讓你維持在燃脂模式，弄清楚這點很重要。如果你發現體重降到想要的範圍以下或者發生「脂肪飢餓」，就需要多吃一點脂肪。

脂肪依然是你的好朋友

當你開始減重，假設每週減掉零點五公斤，你每天燃燒大約五百大卡的體脂肪作為能量，當你進入終生維持期，身體不在意每個小時的能量究竟來自哪種來源：體內（你儲存的體脂肪）或體外（膳食脂肪）。假設你每天攝取淨碳水化合物七十五公克（三百大卡）還有蛋白質十五盎司（大約四百大卡），加起來最多只有七百大卡。如果你是一位一百六十三公分高的女性，每天身體燃燒一千八百大卡，則其餘一千一百大卡必須來自脂肪。

那為什麼不直接增加你的蛋白質攝取量就好呢？如同你在第五章學到的，由於你吃下的蛋白質量已經接近最適當的量，多吃無益，增加更多碳水化合物也一樣。當你找到自己的阿金碳水化合物平衡（ACE），在可預見的未來可能都會維持在這個上限值。

如果你不聽建議並且繼續增加碳水化合物直到超過你的 ACE，很快又會被飢餓、想吃碳水化合物的老毛病纏身。要知道，**過度攝取碳水化合物只會招來代謝惡霸回到你的人生中**。你的代謝功能已經適應把脂肪有效率地搬到細胞中當作能量使用，而不是把它存起來留待日後作為穩定而可預測的能量供應來源。

也許你已經注意到，當你適應低碳水化合物飲食並且遵守自己的 ACE，可以晚一、兩個小時用餐都不會覺得餓壞了。為什麼呢？答案是，即使你已經達到目標體重，你的體脂肪能量存量還是足以供應好幾個月。這表示你的肌肉、肝臟還有心臟，還是有直接來自脂肪的能量連續不間斷地流過。即使是每天需要五百大卡以上的大腦，得到的大部分能量也是來自脂肪。如果你從進入誘導期開始減掉十五公斤的體脂肪，你的身體已經燃燒掉驚人的十萬大卡，比你所吃下的還多，你的代謝功能也沒有理由不繼續相同的燃脂率，如此你可以維持新體重，同時延續阿金優勢。

你要如何吃好吃的東西來增加脂肪攝取量呢？請遵循維持前期的三餐計畫，加上小份量的沙拉醬、醬料和抹醬。許多文化已使用醬料、肉汁醬和肉汁長達千

年之久（如果需要更多點子，請見「美味的選擇」小專欄並看看第三部分的醬料配方）。我們不需要計算脂肪公克數或熱量。只要以你的味覺和食慾為依據，不要吃到怕或吃到膩就好。學會相信你的直覺可能需要花一點時間。脂肪原本就具備帶來飽足感的特性，而且帶來的飽足感比相同量的碳水化合物更持久。原本有體重問題的人現在居然需要小心不要變得太瘦，你可能會因此而笑出來。

> **美味的選擇**
>
> 除了你在整個減重旅程所吃的東西之外，加上以下健康的脂肪可以讓你維持目標體重，而不會遭遇脂肪飢餓或渴望碳水化合物。每份可以提供大約一百大卡的健康脂肪。大部分人在 OWL 和終生維持期的能量差介於三百至五百大卡之間，所以只要在目前的日常飲食攝取加上三到五份健康脂肪，就能順利轉換。更多美味選擇請見第三部分的食譜。
> - 油品一大匙搭配沙拉。
> - 奶油或香草奶油／混和油品一大匙。
> - 鮮奶油一盎司乳酪二盎司。
> - 成熟橄欖十大顆加上橄欖油一小匙。
> - 哈斯酪梨 $\frac{1}{2}$ 顆。
> - 杏仁、核桃、胡桃或夏威夷豆一盎司。
> - 美乃滋（以芥花油、高油酸紅花油或橄欖油製成）一大匙。
> - 青醬二大匙。
> - 堅果醬二大匙。

還有一件事，你可能會擔心自己沒辦法完全消化這些脂肪，你不需要擔心，不太可能有這個問題，只有曾經接受膽囊手術的人可能除外。為什麼呢？你有沒有過一次吃完整桶冰淇淋？老實說，你現在心裡想的事情是擔心消化系統有沒有辦法在一小時內處理七十五公克的脂肪，對嗎？假設你有吃完整桶冰淇淋的經驗，為什麼要擔心消化系統能不能處理在一餐所有食物當中佔五十到六十公克的脂肪呢？

量身打造終生維持期

這本書從頭到尾都在告訴你阿金飲食法可以變通，讓你能夠量身打造符合自

已特定需求與偏好的飲食。在你為了目標體重而努力的過程中已經做出許多選擇，同樣地，天下沒有以不變應萬變的維持方法。你現在會面臨的唯一一個最重要的決定：我必須怎麼做，才能長期維持已經減掉的體重和健康呢？依據經驗，我們知道你一定得做點什麼和以往不同的事情，畢竟體重和健康不會自動維持下去。

你已經知道每個人的 ACE 差異很大，有些人每天可以吃下比別人多很多的碳水化合物也不會復胖、嘴饞、體力不支或者出現其他症狀；有些人則是攝取較低量碳水化合物感覺才比較好。正如我們在減重階段建議你增加整體碳水化合物攝取量還有碳水化合物食物的種類，不要把自己逼到難以維持的程度，維持較低攝取量可能會讓你更開心、更成功。事實上，你甚至會發現自己想要從維持前期達到的 ACE 再降低五或十公克。

請記住，此時的目標是永遠甩掉你為了自己好而減去的體重，而不是在比誰的 ACE 最高。

健康和你的 ACE

如果你有高血壓、糖尿病、高三酸甘油脂或低 HDL 膽固醇等症狀，以上全部代表你有罹患心血管疾病的風險，如果你的碳水化合物攝取量維持比 ACE 低（而 ACE 由你維持體重的能力決定），就會發現以上症狀也控制得比較好。請放心，淨碳水化合物保持在二十五到五十公克之間沒什麼風險。如果你過去需要藥物控制症狀的話，特別值得考慮這麼做。

問問自己這兩個互相牽制的問題：
- 我覺得吃藥比較有安全感、比較好嗎？
- 或者，依靠飲食，但是症狀控制得一樣好，甚至控制得更好，而且吃比較少藥或者完全不用吃藥，我會覺得比較有安全感、比較好？

對某些人而言，每日淨碳水化合物維持在五十公克以下會讓他們的症狀長期反應比較好。如果因為健康問題而長期需要吃藥，或者盡了最大努力卻還是復胖，你也會想要降低自己的 ACE。

其實，你的食物選擇就有藥物的效果（當碳水化合物攝取量低到某一個程度，你還是可以減藥或者不用吃藥，取決於症狀有多嚴重）。終生維持期最好的方式是先弄清楚所有選擇，然後在過程中對所有選擇保持開放態度，如果你維持較高的

ACE 時，必須很辛苦才能維持體重，過一陣子可能就會覺得這樣壓力太大了。或者你發現自己有某些健康指標反而惡化了，此時你可能會選擇降低碳水化合物攝取量來改善生活品質。或者，如果你可以維持體重和血壓、血糖、血脂或其他代謝指標在低風險的範圍，可能會考慮逐漸增加碳水化合物攝取量。你的 ACE 從來就不是固定不變，可以依據自己的經驗增加或降低 ACE。

兩種維持路徑

如果你實行阿金飲食法到目前為止都還順利，應該就能遵循終生維持期兩種選擇的其中一種來繼續維持下去：一種是淨碳水化合物五十公克以下，一種是淨碳水化合物五十公克以上。無論是哪一種，除了 Omega-3 之外（例如魚油或亞麻籽油），最好保持不要攝取富含多元不飽和脂肪的蔬菜油，例如玉米油、大豆油、葵花油、棉籽油和花生油。請使用橄欖油、芥花油和高油酸的紅花油。繼續攝取飽和脂肪沒關係。每個選項都能滿足你所有的能量和必需營養需求，而且能針對你個人的代謝狀況量身打造。也許依據你的代謝狀況、ACE、在 OWL 和維持前期的經驗，你的心中早已經有了定案。

ACE 五十以下的終生維持期

簡單來說，這個方式就是持續減重期加上比較多變化跟比較多脂肪。以下是執行方法：
- 保持在維持前期確認的 ACE。
- 繼續吃你原本吃的健康原形食物：
  - 每餐大約四至六盎司的蛋白質食物。
  - 足夠的健康脂肪讓你有飽足感。
  - 適當平衡的脂肪。
  - 至少十二至十五公克來自基礎蔬菜的淨碳水化合物。
- 除非你正在服用利尿劑或者醫師建議你限制鹽分攝取，否則請繼續攝取兩份清湯（非低鈉）、兩大匙醬油和半小匙的鹽。
- 除了誘導期和 OWL 可以吃的食物之外，請繼續吃維持前期可以吃而且你已經恢復食用的任何食物。

- 無論是原本就在吃的東西或新增的食物，如果你發現任何食物很難只吃適量或者會造成嘴饞，就不要繼續吃下去。
- 如果你的體重下降，但還是有代謝症候群或第二型糖尿病的指標，便不要繼續增加碳水化合物攝取量。如果你覺得吃不飽，試試看依照上述方式增加脂肪攝取量（想更了解阿金飲食法如何處理健康問題，請參見第四部分）。
- 遵循 OWL 三餐計畫攝取適當公克數的淨碳水化合物，但是依照你的食慾攝取更多健康的天然脂肪。
- 繼續服用綜合維生素／綜合礦物質和 Omega-3 補給品。

ACE 五十以上的終生維持期

簡單來說，就是維持前期的最後一個月再加上多一點脂肪。和上述較低碳水化合物選擇的主要差異是你可以選擇更多種含碳水化合物的食物。

然而，變化更多也代表受到誘惑的風險更大，所以你必須格外謹慎遵守自己的 ACE。以下是執行方法：

- 保持在維持前期確認的 ACE。
- 繼續吃你原本吃的健康原形食物：
  - 每餐大約四至六盎司的蛋白質食物。
  - 足夠的健康脂肪讓你有飽足感。
  - 適當平衡的脂肪。
  - 至少十二至十五公克來自基礎蔬菜的淨碳水化合物。
- 依照你的 ACE 許可範圍，只要不會引起過度飢餓和嘴饞，就繼續增加新食物。如果會的話，就不要繼續吃，可以過一陣子再恢復食用這些食物。不要吃任何會引起過去壞習慣的食物。
- 如果你的體重掉到理想的目標體重以下，就請依照上述方法增加脂肪的攝取量。
- 不再需要喝湯或以其他方式攝取鹽分，但如果想要，還是可以繼續攝取。
- 依照你的 ACE，遵循維持前期的三餐計畫，但是依照食慾攝取更多健康的天然脂肪。
- 繼續服用綜合維生素／綜合礦物質和 Omega-3 補給品。

也許看待終生維持期兩種路徑最好的方式，是把它們想成一對異卵雙胞胎。它們有許多相似之處，但也有一些重要差異，歸納如下：

兩種終生維持期路徑的每日攝取情形

ACE	淨碳水化合物 50 公克以上	淨碳水化合物 50 公克以下
基礎蔬菜	至少 12 至 15 公克	至少 12 至 15 公克
每日蛋白質總量 （肉類加點心）	女性：12–18 盎司 男性：16–22 盎司	女性：12–18 盎司 男性：16–22 盎司
健康天然脂肪	依照你的食慾而定	依照你的食慾而定
淨碳水化合物總公克數	50–100	25–50
可能吃的 碳水化合物類型	基礎蔬菜 堅果和種子 莓果類和其他水果 豆類 澱粉類蔬菜 * 全穀類 *	基礎蔬菜 堅果和種子 莓果類 其他可能吃的食物 *
清湯／高湯／鹽	選擇性	2 份 （除非你有高血壓或在服用利尿劑）

* 如果你的 ACE 可以承受的話。

新味覺、新習慣

現在你已經瘦下來、身材也變好了，可能會發現生活中有其他事情也改變了。也許你的社交生活變得更好，不過另一方面，社交情境也會考驗你的決心。只要你不超過自己的 ACE，應該能夠維持阿金優勢，但也必須學習應對職場、外食、旅行還有更多情境的方法。

你的碳水化合物閾值（也就是 ACE）對於你如何處理這些「真實世界」的問題還有情境影響很大，但是請不要低估你的心態有多重要。

無論你的 ACE 是三十或一百，當你建立新的習慣，ACE 也會習慣成自然。你可能會注意到自己漸漸被健康的食物吸引，而且更容易遠離會造成問題的食物。我們要再次建議你，盡可能避免餐用砂糖、高果糖玉米糖漿、其他形式的糖，還有添加這些東西的食物，包括果汁、能量飲料還有市售的冰沙。

一旦戒掉吃糖的習慣，就會發現很多食物對你再也沒有吸引力，吃起來覺得太

甜了。現在你知道這些食物會嚴重破壞身體燃脂的能力、讓你前功盡棄，所以有很充分的理由避開它們。

用精製麵粉或其他精製穀類製作的食物也一樣，白麵包、義大利麵食、馬鈴薯、碎玉米粉粥還有其他澱粉類食物，現在吃起來也不像記憶中那麼好吃了。事實上，你和這些食物連結在一起的滋味還有滿足感大部分來自同時享用的香草、香料和脂肪，而不是那項食物本身。你可以用橄欖油、奶油、鮮奶油、酸奶油、帕瑪森乳酪和各種美味的調味料搭配沙拉、蔬菜、肉類、魚類和各種其他食物一起享用，而不會對代謝功能有不好的影響。

這表示你再也不能享受阿嬤做的南瓜派，或者一碗義大利麵，或者一整疊淋了楓糖漿的鬆餅嗎？絕不要說「絕不」。

向舊習慣說再見

即使你已經穩定適應新的生活方式，還是很常發現自己很難破除幾年來、甚至幾十年來的舊習慣，因而不知所措。無論是休息時間來個甜甜圈配咖啡、在影城吃豪華爆米花組合，或者寂寞或心情不好的時候吃些療癒食物，這些習慣都對你有強烈的影響。過去幾個月小心建立的新習慣，可能因本身看起來相對無害的舊習慣長期累積而受到危害，那你該如何改變這些舊習慣呢？我們可以用一種四個步驟的方法來掌握狀況。

1. 辨識出有哪些習慣威脅你維持體重和健康的決心，把它們列在飲食記錄上。
2. 檢查你受到誘惑而故態復萌之前的十二小時內有沒有吃足夠的適當食物。習慣和嘴饞是你的身體表達「你沒有餵飽我！」的方式。
3. 想想這些習慣造成的短期風險與長期風險。舉例來說，短期風險可能是引起嘴饞而威脅你的決心，長期風險可能是因為你有家族史而更容易罹患第二型糖尿病。
4. 找出替代的習慣並記錄在飲食記錄中。舉例來說，把甜甜圈換成你最喜歡的低碳水化合物能量棒，並確保在工作地點永遠都有足夠的存量。看電影的時候帶一小包鹽味堅果跟一瓶水，不要走到點心部附近。事實上，你的新習慣不一定跟食物有關。因為飢餓之外的其他任何理由驅使的進食行為就是可以徹底改變的首要項目。也許晚餐後和伴侶一起散步可以取代餐後甜點。心情不好的時候可以練習瑜伽而不要吃巧克力。針對每項新習慣建立行動計畫。如果你傍晚花太多時間看電視，可以參加讀書會或去健身房，或者參加社群活動。想想這些新習慣長期與短期帶來的好處。想清楚新習慣如何幫助你維持健康的生活方式、對自己抱持良好感覺，還有帶來長期健康的生活，會給你很強烈的動力。

最後，不要因為偶爾故態復萌而自責。打破舊習慣、建立新習慣需要一陣子。

我們都很清楚，住在地球上，實在太難不受到誘惑偶爾吃吃這些食物。如果你的體重已經穩定而且不會嘴饞，可以讓自己偶爾放縱一下。只要記住，徒有熱量的碳水化合物會讓你脫離燃脂模式。

另一方面，心裡想著「只嚐一口」跟受到隱藏的碳水化合物影響，只有一線之隔。如果你會東吃一口西吃一口問題食物，可能就會遇到大問題。在堅定決心之下，身體可以從短時間不燃脂的代謝方式恢復，但是你應該明白這麼做會發生什麼事。對大部分人而言，這等於是在玩火，你花了大把時間跟努力才打造出來的「代謝大樓」將可能毀於一旦。

迴避與體驗

我們之前談過徒有熱量的空碳水化合物，但就算只吃三張適當食物表上的碳水化合物食物也很容易就超過你的 ACE。即使你的 ACE 相對比較高，也要隨時注意自己吃的東西。你的飲食方式可能和你的好朋友或伴侶很不一樣。對某些人而言，解決方法是對任何不在個人適當食物表上的碳水化合物說「不」，也就是迴避的行為模式。這些人已經認定不在舒適圈內的食物就不值得一試。有些人則是先實驗過自己可以吃多少還有哪幾種碳水化合物之後，才採取這種方法。他們透過辛苦的體驗來確認自己不能跨越的界線。對某些人而言，這是明確的一條界線，對某些人則是一個緩衝區。

有明確界線的人，行為模式和意識到自己不能喝酒的人一樣：因為經驗而迴避。發現自己對於碳水化合物含量較高食物比較有彈性的人，行為模式會比較像可以適量喝酒的人。

你的界線有多粗，主要取決於你的 ACE，如果你發現自己最好一天攝取淨碳水化合物四十公克，那界線就很細，保持限制的心態而不要跨越界線比較好，但如果你的 ACE 是九十，就知道自己的緩衝區可以寬一點。

如果照經驗來看，你可以應付得來，知道自己在晚餐聚會後可以吃小份量的餐後甜點或者偶爾吃半個貝果也不會影響辛苦維持的目標體重，會是讓人覺得自己很有力量的事。知道要嚴格避免「界線」以外的任何食物可以讓你保有控制感還有身體舒適，也同樣感覺很好。無論是哪一種情況，小心測試自己對不同食物的反應，發現自己走偏了就回頭，才能得知自己處於什麼樣的狀態。

規劃你的社交生活

事先規劃對於不越界也很重要。假設你要參加婚禮或節慶等等可能提供不適當食物的場合，可以考慮以下策略：

- 在食慾可能受誘惑的事件之前先吃些點心，甚至先吃一餐。
- 想想可能會有哪些餐點、決定自己要吃什麼，並遵守這份決定。如果你選擇吃高碳水化合物食物，那就吃吧。如果你想要吃義大利麵沙拉，就略過餐後甜點。
- 只到自助餐檯拿一次食物就好。
- 吃到覺得飽就停，不要吃到撐。
- 適量飲酒，因為身體會在燃燒碳水化合物與脂肪之前先燃燒酒精，而且酒精會降低你的抑制能力，讓你開始吃不適當的食物。請略過任何含有果汁或糖的飲料。
- 如果宴會主人強迫你吃一塊派或蛋糕就好，請禮貌地告訴對方你已經吃太飽了。或者只嚐一小口，告訴對方很好吃，但你已經飽到吃不下了。

如果到一個以美食著稱的地方去度假或出差怎麼辦呢？畢竟到了紐奧良、舊金山或紐約但沒有嚐嚐當地美食實在太可惜了。以下這些方法可以讓你享受美食又不會太超過。

- 早餐吃蛋或低碳水化合物奶昔，午餐吃添加蛋白質的沙拉。這樣你應該還有很多額度可以享受當地特色美食，不過當然要適量（也請閱讀下頁「不能吃、可以吃」小專欄）。
- 探索各種當地食物。舊金山和紐奧良的海鮮非常有名。選擇沒有加麵包粉或高澱粉醬料的當地的特色小吃。
- 回到家的時候，如果沒有變胖就恢復到自己的 ACE。
- 若胖了幾公斤，先降低淨碳水化合物十至二十公克，直到恢復目標體重為止。

心理遊戲

除了建立新習慣還有食用含蛋白質、脂肪和纖維等可以帶來飽足感的食物，想要掌控攝取量還有第三個重點。

我們說的是你的情緒和食物之間的關係。找一個不受打擾的時間，把對於自己的成就、新的外觀還有可能做到的事情的感受寫在日記裡。雖然之前有說過，但這

次請特別注意。如果你和其他讓自己煥然一新的許多人一樣，你也許會情緒高漲，對未來有各式各樣的規劃。現在你知道可以控制自己的飲食習慣、健康狀況還有身體，並意識到自己還可以做出許多改變。想想這種覺得自己有能力的經驗可以用來開啟生命中的另一扇門（如果還沒有的話），把這些事列成可能達成的目標。

　　無庸置疑，我們的幾則成功小故事讓大家看到，當一個人的外表改變或者健康有所改善，人生往往也會有重大改變。有什麼是你渴望已久卻不認為自己做得到而擱置不做的事嗎？現在就是找回並達成這些夢想的時候了。

不能吃、可以吃

要長期成功維持健康的新體重，主要依靠你每天做出的小選擇。以下列出一些會造成問題的食物的替代品：

不能吃	可以吃
墨西哥玉米片	鹽味堅果或種子
香脆餅乾	麩皮薄脆餅
洋芋片	大豆脆片
蜜汁火腿	一般火腿
火雞肉捲	火雞胸肉
鮪魚三明治	鮪魚沙拉
肉餅	烤牛肉
炸蝦	炒蝦或烤蝦
鑲蛤蜊	蒸蛤蜊
蟹肉餅	蒸或炒螃蟹
炸雞塊	烤雞
冰沙	Atkins Advantage 奶昔
果汁	莓果類或其他水果
瑪芬蛋糕	Atkins Day Break 能量棒
巧克力能量棒	Atkins Endulge 能量棒
布朗尼蛋糕	Atkins Advantage 能量棒
調味優格	全脂乳製優格加新鮮莓果
幾乎所有餐後甜點	莓果加鮮奶油

也請在記錄中寫下你在過去幾週可能感到失望的任何事。達成目標體重的過程中常有錯綜複雜的情緒，除了其他事情之外，體重和體圍不再持續下降，所以也沒辦法再以此繼續強化你的動機了。

此外，你過去很容易把所有責任都怪罪到胖這件事頭上，減肥後某些問題若依然發生的話，就會覺得很失望。例如，你可能認為減肥成功之後事業就會一帆風順，或者可能以為瘦下來後社交生活就會變好。你覺得呢？還是要努力改變才行！

如果你一直因為體型而很害羞，認為變瘦之後自己就會突然變得外向，其實是很不切實際的想法。畢竟你改變的是身體，不是移植了新的個性！可能要花一點時間才能達到鏡中這個外貌不凡的人應有的信心。

然而，有時候這不只是對改變後的自己感到自在。過去肥胖的人，往往不太容易拋下原本的自我形象。他們不是不想，而是太習慣覺得自己不吸引人、過胖、沒有價值，以致於繼續以這種方式看待自己。某部分可以從意識層面處理；舉例來說，只要把自己過去跟現在的照片貼在鏡子上，就可以立刻提醒自己變好了多少。

> **知覺與現實**
>
> 你有一部分大腦讓你閉上眼睛時也能夠用手指碰觸自己的鼻子，這部分大腦也能告訴你自己的身體佔據了多少空間。如果你已經減掉十幾公斤，可以試試看這個練習：
> - 拿兩把直背椅背靠背放在房間的中央。
> - 站在一把椅子旁邊，把它稍微拉開，直到目測覺得椅子之間有足夠空間讓你的髖部貼著兩個椅背通過。
> - 現在站到兩把椅子中間，看看你目測判斷自己的寬度有多準確。
>
> 我們發現大部分最近減重很多的人會把椅子拉得太開，往往超過好幾吋。然而，維持相同體重超過兩年的人，誤差通常不會超過一吋。大幅減重之後，這項「我的身體有多寬」的本能顯然要花六到十二個月調節。這只是其中一項自我感覺本能，在你減重後所有自我感覺本能都需要花時間重新調節。同時，你必須有意識地告訴自己：「我做得很好，我為自己感到驕傲。」

人生還是繼續下去

如果你繼續執著在過去的自我形象，遲早又會因為那是你熟悉的情境而讓它變成現實，這才是此時真正的危險。你對於新體態表現出的形象還是充滿不確定感，

即使人生亂七八糟，還是會繼續下去。你可能看起來、感覺起來很棒，但小孩還是會生病、頂嘴、打破東西、和兄弟姊妹拌嘴。生命中重要的人不見得總是能理解和支持你。你可能會失業。你的車不可能永遠不壞。你會明白，雖然你讓人生的一大部分改變很多，但還是得告訴你，世界不會繞著你轉。

找到方法說出這些擔憂非常重要，無論是阿金線上社群或者和朋友或家人談談都好，不要讓個人生活和工作上的挫折（無論是真實的挫折還是挫折感）促使你回到過去的飲食習慣。在成功小故事中，你已經認識九個和你一樣勇敢面對體重還有內心惡魔的人。再次讀過他們的故事，你會發現他們也常為了新體重還有對自己的感覺而奮鬥。要完全對新的自己（永遠苗條的自己）感到自在，需要花一些時間。

運動或不運動：值得思考的問題

如果你已經達到終生維持期，在保持身體健康這條路上有了很大進步。如果你還沒開始運動，現在是時候考慮在生活中增添一些有趣的體能活動了。它們通常會讓你的阿金體驗更豐富，也會帶來其他健康方面的好處。研究顯示，有體能活動的人比平時久坐的人更能維持減重。某些人受到遺傳的影響比較大，所以運動對於控制體重的效果很小，但基於其他理由，還是可以考慮養成運動的習慣。例如，運動和骨骼健康、降低骨質疏鬆症的風險非常有關，尤其是阻力運動或負重運動。無論是二十幾歲的年輕人想要改善自己的運動表現，或者八十幾歲的老人家想要維持正常的活動功能，阻力運動也是增加肌耐力、肌力和爆發力最有效的方式。

游泳、騎單車和跑步等持續節律運動是改善心臟、循環和呼吸系統的絕佳方式。這些耐力運動也可以輔助阿金飲食法造成的許多代謝變化，例如燃脂率上升。你必須一天運動兩個小時，才能控制體重、維持控制食慾、不會嘴饞還有得到其他好處嗎？當然不是啊！請記住，如果你繼續遵守飲食計畫的原則，就能保有阿金優勢，也就不需要靠過度運動來控制代謝惡霸。但是運動可以帶來身心健康和幸福感，大部分人固定花一些時間運動都能得到好處。

人生隨時在變

現在，你對於新的生活方式感到自在，過去因為體重所受的苦也終於成為歷

史，但不要忘記一件事：人生中唯一不變的事情就是變。想像一下以下一種或多種狀況：

- 你加入游泳隊並開始參賽。
- 你辭掉文書工作而換了一個比較勞動的工作。
- 你開始騎四、五公里的腳踏車往返公司，而不是搭公車。
- 你從郊區搬到都市，走路變成你的日常通勤模式。

這些改變任何一項都可能增加你的日常體力消耗量，讓你可以稍微吃得更多（無論是原形食物碳水化合物，或是健康天然的脂肪）來維持在目標體重。

現在想想這些狀況：

- 你因為滑雪受傷所以打石膏好幾個月。
- 你要照顧新生兒，所以壓力很大又睡眠不足。
- 醫生開了抗憂鬱劑幫助你因應家庭危機。
- 新工作常常需要出差，打亂你的健身計畫。

上述狀況可能發生，因而降低你的每日體力消耗量，代表你必須降低 ACE 才能維持體重。現在我們把眼光放長遠來看。如果你現在四十歲，規律運動而且沒有健康問題，你可以維持在現在的 ACE 好幾年並繼續管理好自己的體重。就像我們剛才談到的，有許多可控和不可控因素（包括你的基因）都會影響你的代謝狀況，而你應該依此決定 ACE。代謝會隨著年齡增長而變慢，某些藥物和激素的變化也是如此。只要你隨著這些變化而調整，無論是吃少一點碳水化合物、增加活動量（對某些人有用）或二者皆是，就還是能掌控自己的體重。

人非聖賢

我們都知道人偶爾會失誤，以下三種情境應該可以幫助你處理各種大小失誤。

小東西：你發現自己啃掉一個丹麥櫻桃派、一個葡萄乾貝果或者另一種含量不明的高碳水化合物食物。

解決方法：只要你的體重維持穩定好幾個月，這樣的失誤也許會讓你無精打采一兩天，但不會影響你的體重。只要你有意識到自己在做什麼，立刻停止並恢復健康的飲食方式就好。

一整週過度放縱攝取碳水化合物：你在墨西哥坎昆待了一個星期，屈服於墨西哥乳酪餡餅和瑪格莉特調酒的誘惑。不僅體重增加，還因為很想吃碳水化合物而飽受困擾。

解決方法：短時間過度放縱攝取碳水化合物而增加的體重大部分是水而已，最好的解決辦法是減少碳水化合物攝取量。當你回到家，馬上把每日淨碳水化合物攝取量減到低於 ACE 二十公克。如果增加的體重文風不動，而且你的嘴還是很饞，就回到 OWL 一兩週，直到一切回到控制之中為止。

大破戒：和男朋友分手、失業或者其他重大的失落事件可能會讓你恢復原本不健康的飲食習慣。即使是正向的事件，例如與沒有實行阿金飲食法的人開始一段戀情，也可能引發你偏離新的飲食習慣。幾週和增加幾公斤之後，你會開始不喜歡自己。你的「阿金前症狀」會回來復仇，然後就穿不下新衣服了。

解決方法：首先，不要自責。不要陷入罪惡感之中，否則只會讓你吃更多、造成更多破壞。反之，請回到 OWL，直到能夠控制你對碳水化合物的渴望為止。然後前進到維持前期，恢復到你的目標體重然後維持一個月。

這三個例子示範了幾個重點。首先，你拖越久才採取行動，反應就必須越積極。對於小小的失誤，除了檢視為什麼會發生還有規劃未來要如何防範之外，不需要採取行動。一次暴食或者一段時間沒有採取低碳水化合物飲食，就需要更積極主動的措施。

把這樣的偏離正軌視為學習經驗，讓你知道自己的碳水化合物閾值還有犯規之間的界線究竟有多細。

這也清楚示範一連串的事件如何威脅你的長期體重控制計畫。不過更重要的是，你意識到自己可以扭轉乾坤，就跟這件事一樣單純。你原本掌控局勢，然後失控了，現在你知道要怎麼做才能重新掌控局面。

此時，當你還是終身維持期的新手，會天真地相信自己絕對不會有任何的失誤。也許你是意志超級堅強、絕對不會失誤的人，但如果你跟大部分人一樣，偶爾就是會失誤。

那麼，只要記得你能執行所有快速扭轉乾坤的技巧，然後邁步向前，就能繼續過著健康又充滿活力的人生。

兩種結果

毫無疑問,你心裡一定會問:「我在接下來的人生真的能夠保持苗條還有控制飲食習慣嗎?」我們不是算命仙,但能夠預測你能不能成功永久維持目標體重。真的!我們甚至不需要和你見面。問問自己這些問題:

1. 你迫不及待想要達到目標體重,然後就能吃你一直以來很想念的那些食物嗎?
2. 你認為自己現在已經瘦下來了,只要適量吃任何東西並且自我節制,就可以一直保持不復胖嗎?
3. 你想要盡可能提高碳水化合物攝取量嗎?
4. 你「清楚」只有永久改變飲食方式才能避免重蹈覆轍嗎?
5. 你明白某種食物在控制食慾方面的重要性嗎?
6. 你有意識到不要把自己的碳水化合物閾值逼得太緊,而是保持在能夠維持又不會嘴饞的程度比較好嗎?

如果你對上述前三題中任何一題的答案是肯定的,我們預測你的體重會默默(或甚至可能急速)恢復,還有健康問題在一旁虎視眈眈。不知不覺之間,你又再次開始誘導期,或者嘗試新的飲食法。但如果你對第四到六題真心給予肯定的答案,並且能夠遵守,我們預測你能夠達到長期的成功。如果你是第二類人,應該能夠掌握自己的人生,而不必時時刻刻擔心體重和健康。

人生的忠告

如果你沒有成功通過以上測驗,請把全部六題的正確答案牢記在心。想要長時間成功,也要常常提醒自己在減重旅程當中學到的所有事情。持續攝取至少十二至十五公克來自基礎蔬菜的淨碳水化合物並遵守以下二十個訣竅,就能夠終生維持在目標體重:

1. 依賴帶來飽足感的食物。蛋白質食物可以讓你維持舒服的飽足感,而且本質上讓你吃到一個程度就不會想要再多吃。幾乎每個人一生之中都有過一個晚上就吃了一堆餅乾的經驗,但有多少人一次就吃掉一大堆全熟水煮蛋呢?除了大胃王比賽之外,大概沒人這樣做吧!
2. 不要少吃天然脂肪。儘管你現在已處於目標體重,主要還是燃燒脂肪作為能量,

還有相對小份量的碳水化合物。既然你不需要再減重，膳食脂肪可以讓你維持體溫還有肌肉運作。所以，千萬不要忘記從飲食攝取足夠的脂肪，才能保持食慾跟對碳水化合物的渴望在控制之中。

3. 記住神奇數字。千萬不要復胖超過兩公斤而未採取行動恢復到目標體重。
4. 吃水果要節制。吃太多水果會讓你的胰島素濃度升高並且儲存脂肪，即使你的 ACE 相對比較高，也應該限制自己一天不要吃超過兩份水果。如果你的 ACE 很低，最多就只能吃一份莓果。無論你的碳水化合物耐受量是多少，請盡量吃碳水化合物含量低、纖維含量高的水果，例如莓果、櫻桃、甜瓜，還有假裝成水果的蔬菜：大黃。
5. 持續喝水。攝取大量液體並服用補給品。
6. 永遠都要閱讀食物標示。對於食品中的添加糖和其他要避免的成分保持警覺。
7. 避開誘發食物。你知道是哪些食物。盡所有可能把它們驅逐出境。
8. 逐漸不再與過多的碳水化合物妥協。你不太可能沒有偶爾吃一片披薩或一支冰淇淋。但如果你要維持長期成功，你會找到方法恢復、回到自己的 ACE，並且減少未來發生這樣的失誤。
9. 持續活動。保持活動會增加控制體重的可能性。增加活動量也對於體重開始升高的狀況有幫助。負重和阻力運動會增加肌力，同時讓肌肉緊實，讓你看起來身材更好。
10. 追蹤數字。每週測量體重和體圍，或者採取平均體重法，如果體重因為「隱藏的碳水化合物」而有任何增加，你就能在一開始警覺到。
11. 行動前先吃東西。前往以食物為主的活動之前，先吃一份蛋白質加脂肪的點心，甚至先吃一餐，就能讓你不那麼餓、更能抵抗自助餐檯上不適當的食物。
12. 隨身帶著走。上班時、通勤時，或者去看電影的時候，帶著堅果或乳酪包裝點心，就不會受到常見超高碳水化合物的食物誘惑。
13. 小心使用低碳水化合物特殊食品。能量棒、奶昔和其他特殊食物可以用來取代高碳水化合物的類似食品，讓你不會有被剝奪的感覺。
14. 必要時就妥協（並且從經驗中學習）。當沒有好的選項時，就做最好的選擇。
15. 保持聯繫。持續和另一位阿金「畢業生」分享狀況，並且在阿金社群網站上和其他夥伴互通有無。困難不會停止出現，但你會越來越容易克服困難並能幫助其他人達成目標。

16. 清光你的「胖」衣櫥。如果你沒有能遮肥肉衣服可以穿，就可以把合身的衣服當作開始復胖的早期警報系統，也可以作為經濟考量的誘因，讓你馬上開始採取行動。
17. 準備、準備、準備。如果你在外面吃，請在線上先看過菜單。如果你要去雜貨店買東西，請先寫好並依照購物清單採購。先預測情境中可能出現什麼樣的誘惑，是非常有用的辦法。
18. 快速行動。如果你偏離阿金飲食法一天或更多天，請盡快回到正軌。你偏離越久，就越難恢復。
19. 提醒自己。偶爾就看看自己的飲食日記，還有看看你的「舊」照片。
20. 品味自己的能力。定期回想自己已經達成了多麼驚人的成就，這些成就對於不僅影響你自己，還影響了你的家人和朋友。你讓自己更健康、更吸引人，也激勵他人做同樣的事情。

我們應該遵從的進食方式

　　為本書這部分做總結，我們要再次提醒你，控制碳水化合物攝取量，就可以讓身體主要燃燒體脂肪和膳食脂肪作為能量。如此讓你能夠減重還有維持新體重，也能改善許多健康指標。這種代謝適應稱為阿金優勢，也讓你能夠享受穩定的能量來源，而不再過度飢餓，也不再渴望碳水化合物食物。隨時運用這個工具，你就可以輕鬆永久控制體重。

　　讀完第三部分「三餐老是在外：真實世界的阿金飲食法」之後，我們會前進到第四部分，探討一項可信的研究；該研究證實阿金飲食法攝取高脂、適量蛋白質的飲食能夠改善影響心臟健康、代謝症候群和糖尿病的各種健康指標。

PART3

三餐老是在外

真實世界的阿金飲食法

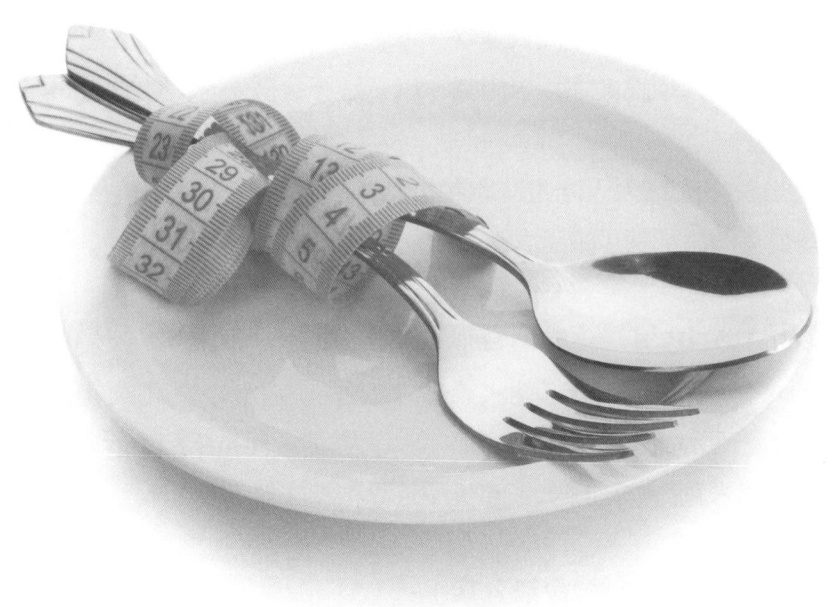

Chapter11 低碳水速食及餐廳外食

從速食到高級餐廳，我們都會告訴你要怎麼吃。看看我們的餐廳指南，然後是第十二章各階段的美味低碳水食譜和三餐計畫。

邊走邊吃

當你在路途中、在約會之間快速吃一下午餐，或者帶全家出去吃又不要讓荷包大失血，就可能到大型速食連鎖店用餐。以下是不會破壞你的飲食法的一些低碳水化合物選項。

我們不是說你應該天天吃這些食物，其中有些食物的碳水化合物含量還是很高、含有幾公克的添加糖，或者含有反式脂肪。

阿比速食店（Arby's）（台灣暫無分店）

可以吃：不加麵包的烤雞、烤火雞、烤火腿、烤牛肉、烤牛肉乳酪、儒本罐裝鹹牛肉和 BTL 三明治和所有潛艇堡的內餡；火雞總匯沙拉搭配白脫乳田園沙拉醬。

不能吃：雞米花、炸雞柳；大部分沙拉醬和調味料。

艾恩堡（A & W）（台灣暫無分店）

可以吃：不加麵包的熱狗、乳酪熱狗、康尼島熱狗、漢堡、乳酪漢堡、烤雞三明治、田園蘸醬。

不能吃：雞柳條、脆皮炸雞三明治、裹粉炸熱狗、BBQ和蜂蜜芥末蘸醬。

Blimpie（台灣暫無分店）

可以吃：不加麵包的熟食潛艇堡、超大潛艇堡、費城辣牛肉乳酪和辣醃燻牛肉潛艇堡；還有開胃、主廚、烤雞和鮪魚沙拉；藍乳酪、凱薩和油醋沙拉醬。

不能吃：所有烤帕尼尼潛艇堡、辣肉丸潛艇堡、智利辣椒醬烤牛肉佐藍乳酪沙拉；Blimpie醬和迪戎蜂蜜芥末醬。

漢堡王（Burger King）（台灣分店可能無部分品項）

可以吃：不加麵包的所有漢堡、華堡和火烤雞腿三明治；總匯辣雞腿三明治（在早期階段請挑掉胡蘿蔔）；肯氏田園醬；火腿歐姆蛋三明治（可搭配培根／香腸蛋不加麵包和蜂蜜奶油醬）；第三階段可以吃不加麵包的素食漢堡。

不能吃：總匯辣雞腿堡、總匯辣雞腿三明治；沾醬：蜂蜜芥末醬和肯氏零脂田園沙拉醬。

卡樂星（Carl's Jr.）（僅中國大陸有分店）

可以吃：低碳水六元漢堡（Six-Dollar Burger，用萵苣葉包）；不加麵包的：巨星漢堡（Famous Star）、超級卡爾堡（Big Carl™）、酪梨醬培根堡、其他大部分漢堡／乳酪漢堡和碳烤雞肉沙拉（不要放脆麵包丁）；家常和藍乳酪沙拉醬；家常和水牛城雞翅醬。

不能吃：照燒漢堡、帕瑪森乳酪雞肉三明治以及其他所有炸雞和炸魚料理；千島沙拉醬和低脂巴沙米可沙拉醬；BBQ、蜂蜜芥末和糖醋醬。

福來雞（Chick-fil-A）（台灣暫無分店）

可以吃：不加比斯吉麵包的早餐蛋、乳酪、香腸和培根料理；香腸早餐捲餅（不要包起來，並且不要吃墨西哥玉米餅）；炭烤雞肉總匯和雞肉沙拉三明治不加麵包；藍乳酪、凱薩和白脫乳田園沙拉醬；水牛城和白脫乳田園醬。

不能吃：所有加麵包粉和油炸的雞肉料理；福來雞醬和烤肉、蜂蜜芥末和波里尼西亞醬；無脂蜂蜜芥末和其他低脂或無脂沙拉醬。

冰雪皇后（Dairy Queen）（台灣暫無分店）

可以吃：不加麵包的烤肉堡、漢堡、乳酪堡、熱狗、乳酪熱狗、烤雞和火雞品項；配菜沙拉（在早期階段請挑掉胡蘿蔔）；BBQ、水牛城雞翅和田園蘸醬。

不能吃：所有脆皮炸雞品項；藍乳酪、糖醋、蜂蜜芥末蘸醬、無脂沙拉醬。

哈帝漢堡（Hardee's）（台灣暫無分店）

可以吃：哈帝替代選項菜單，如低碳水大漢堡（Thickburger）、低碳水碗公早餐（Breakfast BOWL）和碳烤雞肉總匯「三明治」沙拉。

不能吃：其他所有有麵包的漢堡。

肯德基（KFC）（台灣分店可能無部分品項）

可以吃：烤雞凱薩沙拉或凱薩配菜沙拉，都不加麵包丁；烤雞 BTL 沙拉；亨氏白脫乳田園沙拉醬；大部分雞翅料理；四季豆、KFC 均衡沙拉。

不能吃：所有油炸、裹麵包粉或脆皮料理和沙拉；比斯吉、大部分配菜。

麥當勞（McDonald's）（台灣分店可能無部分品項）

可以吃：不加麵包的漢堡或吉事漢堡；極選培根田園沙拉或凱薩沙拉，可搭配烤雞；炒蛋佐香腸漢堡排不加麵包；Newman's Own 香濃凱薩醬。

不能吃：有麵包的漢堡；麥克雞塊；所有裹粉炸雞和炸魚料理；餅皮；所有其他沙拉醬。

賽百味（Subway）

可以吃：任何潛艇堡都可以單點成沙拉（不加任何脆麵包丁），包括綜合冷切肉、百味俱樂部（Subway Club）、鮪魚、BTL、黑森林火腿、火雞胸肉和燒烤牛肉；歐姆蛋不加三明治麵包；油醋醬。

不能吃：任何潛艇堡。

溫娣漢堡（Wendy's）（台灣暫無分店）

可以吃：不加麵包的任何漢堡或乳酪漢堡；雞肉 BTL 或肌肉凱薩沙拉（不加脆麵包丁）以及終極烤雞排和頂級凱薩沙拉醬。

不能吃：有麵包的漢堡、雞塊、脆皮炸雞料理；西南風味塔可沙拉；大部分沙拉醬。

出去吃

無論你想吃烤羊肉串或生魚片、義式酸豆香雞排或印度烤雞、墨西哥烤肉或阿拉伯蔬菜沙拉，幾乎可以在任何餐廳輕鬆外食，同時遵守低碳水生活方式。以下簡單說明什麼適合吃、什麼不適合，你就能在十國料理的菜單上游刃有餘。

義大利餐廳

可以點有義大利風味的雞肉、小牛肉、海鮮或豬肉料理，但不要搭配義大利麵食、米飯或玉米糕。

可以吃：義式乾醃火腿配甜瓜（OWL）或蘆筍；帕爾瑪乾酪；開胃菜（各種肉類、乳酪和醃漬蔬菜）；西西里燉茄子（茄子加酸豆沙拉）及其他大部分沙拉；肉類、魚類和禽肉的主菜，如義式煎小牛肉（Veal Saltimbocca，Saltimbocca的意思是「跳進嘴裡」）、義式酸豆香雞排（Chicken Piccata）或小牛肉排（Veal Scaloppini）（如果沒有裹麵包粉、麵粉或麵漿）。

不能吃：任何義大利麵食或燉飯料理；披薩；炸槍烏賊或莫札瑞拉乳酪；大蒜麵包；烤蛤蜊；白醬義大利寬板麵；帕瑪森乳酪焗烤茄子（或小牛肉或雞肉）。

> **祕訣**
> 首先，先點一盤橄欖，而不要上麵包籃。餐點吃完後，點一杯半對半鮮奶油製成的布雷衛咖啡，而不要喝牛奶製成的卡布奇諾。

希臘餐廳

橄欖、橄欖油、茄子、櫛瓜、菠菜、茴香、葡萄葉、優格、大蒜、薄荷、蒔蘿、迷迭香和芝麻醬（磨碎的芝麻）在健康的希臘菜中均扮演著重要的角色。

可以吃：優格小黃瓜醬（Tzatziki，小黃瓜、優格加大蒜製成的蘸醬）；魚子醬

> **祕訣**
> 在希臘餐廳總是有很好的低碳水料理，如充滿菲達乳酪、橄欖、橄欖油、萵苣、番茄和新鮮羅勒的希臘沙拉。配菜可以請餐廳把葡萄葉菜餡捲換成多一點的菲達乳酪。

（新鮮魚卵抹醬）；檸檬雞蛋濃湯（Avgolemono soup）；菲達乳酪和其他綿羊和山羊乳酪；烤、串烤（肉串）或火烤、燉煮的小羊肉、牛肉、豬肉和雞肉；旋轉烤肉拼盤（gyro platter）；烤蝦、章魚或魚類。

不能吃：口袋餅；希臘粽（葡萄葉包米飯）；蒜泥馬鈴薯抹醬（Skordalia）；菠菜派（Spanakopita）或起司派（Tyropita）；千層茄子（Moussaka）、千層麵（Pastitsio，小羊肉麵食）、抓飯、炸槍烏賊和果仁蜜餅。

中東餐廳

許多受歡迎的料理是用米飯、鷹嘴豆和扁豆製成。請把重點放在小羊肉和其他肉類料理上。茄子也是中東菜的主角。

可以吃：中東茄泥醬（Babaganoosh，烤茄子混大蒜和芝麻醬）；番茄煮青豆（Loubieh）和其他蔬菜料理；烤肉串料理；小羊烤肉串；肉丸（碎小羊肉和洋蔥做成）和雞肉串（Shish Taouk）。在較後期階段：鷹嘴豆泥、中東軟乳酪（labne，以濃厚優格和薄荷製成）、中東菜香芹薄荷沙拉（tabbouleh）、阿拉伯蔬菜沙拉（fatoushe）、阿拉伯炸羊肉餅（kibbeh）。

不能吃：炸豆丸子和其他鷹嘴豆料理、口袋餅和果仁蜜餅。

> **祕訣**
> 不要用口袋餅，而用芹菜棒、青椒條或黃瓜條蘸醬。

墨西哥餐廳

除了玉米餅、豆子還有米飯之外，德州-墨西哥、新墨西哥風還有加州-墨西哥餐廳還有很多不同的菜色。許多碳水化合物含量少的料理主要的調味料是大蒜、辣椒、芫荽和孜然。

可以吃：莎莎醬（無添加糖）或酪梨醬（以豆薯條沾取）；豆薯沙拉；烤雞翅；肉丸湯（肉丸蔬菜湯）；「裸體」墨西哥烤肉（不加玉米餅和豆子）；烤雞或烤魚；蒜味蝦；雞肉或火雞墨雷醬（mole）。

不能吃：玉米片或乳酪玉米片；任何

> **祕訣**
> 點菜時（比如綠茄雞肉捲餅）就請餐廳不要用玉米餅，只要把醬料淋在雞肉上就好。或者點牛肉或雞肉的炸玉米粉圓餅／墨西哥夾餅沙拉，不要加米飯跟豆子，把炸玉米粉圓餅留下不吃，點其他菜也是這樣。

夾餅、墨西哥粽、捲餅、玉米餅或辣肉餡捲餅拼盤或料理；包餡墨西哥辣椒或鑲辣椒；乳酪餡餅、炸捲或細炸捲；鮮蝦捲餅。

法國餐廳

法國菜其實是地方特色小吃的集合，包括小酒館料理到高級精緻餐點。許多法式醬料（例如荷蘭醬）的基底其實是奶油或橄欖油加上蛋黃增加濃稠度，而不是加麵粉。

可以吃：法式洋蔥湯（不要加麵包）；苦苣沙拉；聖雅克扇貝（扇貝佐奶油醬）；胡椒牛排、波爾多式肋骨牛排、紅酒醬牛排；馬倫哥風味小牛肉、紅酒燉雞（不加馬鈴薯和胡蘿蔔）；紅酒燉牛肉；白酒醬淡菜或馬賽魚湯（別用麵包沾著吃）；香橙鴨胸；餐後點心乳酪盤。

不能吃：阿爾薩斯洋蔥派、奶油濃湯、法式三明治、薯條和任何其他馬鈴薯料理、火焰可麗餅。

印度餐廳

印度有許多獨特的料理，很多都是以米飯、小麥或豆類為主，但在典型印度菜單上依然有很多蛋白質和低碳水化合物蔬菜可以選擇，素食者與完全素食者也有多選擇。

可以吃：坦都里烤菜（以泥窯烤爐烤肉類、魚類、蔬菜）；肉類和魚類咖哩；烤蝦、肉類或雞肉串；雷塔（優格搭配小黃瓜，誘導期後可食用）；科瑪咖哩（korma）、菠菜豆腐乳酪（saag）和印度乳酪料理；雞肉扁豆湯。

不能吃：烤餅和其他麵包類；木豆做的菜，包括咖喱肉湯（維持前期和終生維持期可食用）；印度香飯料理；以添加糖製成的酸辣醬；印度咖哩餃和炸麵團。

中國餐廳

地方菜包括川菜、湘菜、粵菜、魯菜，但米飯是大部分美式中菜的主食。如果你可以吃全穀類，那就點小份量的糙米飯。

可以吃：蛋花湯（無勾芡）或酸辣湯；乾燒蝦、清蒸或炒時蔬豆腐；牛肉鑲香菇；

> **祕訣**
>
> 大部分中式料理都會加勾芡醬料，很多湯也是。請餐廳另外盛裝醬料，或最好請他們做菜時不要放糖或玉米澱粉。

炒蒜香雞；北京烤鴨和木須肉（不包餅皮和梅醬）。

不能吃：任何糖醋餐點；炸餛飩、炸蛋捲、炸春捲；白飯或炒飯；任何裹麵包粉或麵漿的餐點或麵食餐點。

日本餐廳

日本料理也是以米飯和麵為主食。日本是島國，所以有許多海鮮料理，但日本菜中也有許多其他蛋白質來源。

可以吃：味噌湯；生魚片；涮涮鍋；烤魚或烤烏賊；肉捲（用牛肉片包青蔥／蘆筍尖）；清蒸和烤蔬菜；醃漬蔬菜（醃漬小菜），包括白蘿蔔、茄子和昆布；醃海鮮雜菜沙拉（小黃瓜、昆布、蟹肉）；毛豆（在後期階段）。

不能吃：炸蝦和炸蔬菜天婦羅；壽司；煎餃；海鮮麵料理；壽喜燒和照燒牛肉（兩種醬料都含糖）。

泰國餐廳

泰國菜結合了中國和印度的烹飪傳統，具備獨特的調味組合：椰奶、香茅、羅望子、芫荽、薑黃、孜然、辣椒醬、蝦米、魚露、萊姆汁和羅勒。一般而言，選擇熱炒料理並且避免有麵和蘸醬的料理即可。

可以吃：酸辣蝦湯或酸辣椰奶雞湯；瀑布牛肉沙拉（neua yang nam tok）或涼拌花枝；炒蝦、青蔥、豬肉、牛肉或蔬菜料理；咖哩（不加馬鈴薯）；清蒸魚（醬料另外盛裝）；青木瓜沙拉。

不能吃：餃子和春捲；油炸品項及米飯；炒河粉及其他任何麵食料理；炸魚。

韓國餐廳

韓國菜綜合了蒙古、日本和中國元素，許多料理對於控制碳水化合物的人而言非常理想。

可以吃：烤或燉魚及甲殼類海鮮；醃漬火烤豬肉、牛肉和雞肉料理（不吃米飯和麵食）；牛肋骨湯；任何韓式烤肉（不加含糖醬料）；神仙爐（韓式傳統火鍋）；豆腐；韓國泡菜（加辣椒的發酵蔬菜；醃菜）。

不能吃：湯麵；餃子；任何米飯料理；韓式蔥餅。

Chapter 12
食譜與三餐計畫

　　有了許多低碳水化合物料理書、www.atkins.com 與其他低碳水化合物網站上的無數食譜,製作適合阿金飲食法的餐點就非常輕鬆。基於這個理由,而且我們沒有太多篇幅可以在本書中納入太多食譜,所以我們會採取不同的方式:除了清湯之外,這些品項都不是讓你單獨食用,而是讓你以這些符合體重管理計畫的美味醬料、醃醬、沙拉醬和風味奶油來調味肉類、禽肉、魚類或豆腐,還有綠葉生菜與其他蔬菜。即使是沒有實行阿金飲食法的家人也會很喜歡這些美味的配方。除了蛋白質來源和蔬菜,只要為他們準備一點糙米、甘薯或其他營養豐富的澱粉類就好。

　　掌握這些簡單食譜的其中幾樣,你就能夠:
1. 為基本的餐點增添風味與變化,永遠不再覺得低碳水化合物飲食方式很無趣。
2. 正確實行阿金飲食法必須攝取健康、天然的脂肪,讓你把這些健康、天然的脂肪變得美味可口。
3. 製作低碳水化合物版本的調味料,例如通常含糖量很高的烤肉醬和雞尾酒醬。

　　不同的無熱量甜味劑也能讓醬料帶有不同程度的甜味。我們在大部分需要帶甜味的醬料、沙拉醬或醃醬配方中讓你可以選擇蔗糖素、糖精、木糖醇或甜菊,除非是需要二大匙以上的配方,我們就會指明要用木糖醇,木糖醇不像其他三種甜味劑那麼甜。

針對每份食譜，我們會說明適合的階段、營養資訊、份數和份量，製作花費的總時間，以及實際動手做的時間。舉例來說，一份醬料可能需要煨煮一小時才能入味，但只要花十分鐘把所有材料加在一起。如需用到特殊食材，我們也會告知來源或者替代材料。

接下來一起動手做吧！

食譜索引

醬料

天鵝絨醬	198	莎莎醬粗醬	213
日曬番茄義大利麵醬	212	焦化奶油醬	215
奶油培根乳酪醬	211	番紅花蒜泥蛋黃醬	202
伏特加醬	210	萊姆美乃滋	201
印度優格醬	207	塔塔醬	203
希臘優格小黃瓜醬	208	義大利白醬	209
沙嗲醬	206	雷莫拉醬	204
貝夏美醬	199	黏果酸漿莎莎醬（綠莎莎醬）	214
果汁機版美乃滋	201	蒔蘿醬	203
芝麻葉核桃青醬	212	蒜泥蛋黃醬	202
芥末鮮奶油醬	204	辣椒芫荽美乃滋	201
美乃滋	200	酸豆蒔蘿醬	203
香草美乃滋	201	蕈菇肉汁醬	199
烤肉醬	205	雞尾酒醬	205
基礎番茄醬	210	羅勒青醬	211
荷蘭醬	215	羅曼斯可醬	208

調味奶油及油品

奶油調味油	216	香草風味油	218
香草奶油調味油	217	歐芹奶油	217

沙拉醬

奶油涼拌高麗菜醬	222	甜芥末沙拉醬	226
奶油義式沙拉醬	228	雪莉油醋醬	221
田園沙拉醬	226	凱薩沙拉醬	219
希臘油醋醬	220	新鮮覆盆子油醋醬	222
帕瑪森乳酪胡椒子醬	229	義式沙拉醬	224
法式沙拉醬	229	熱培根油醋醬	220
俄式沙拉醬	230	檸檬蒔蘿油醋醬	229
胡蘿蔔薑沙拉醬	227	藍乳酪沙拉醬	223
烤大蒜羅勒沙拉醬	225		

醃醬與香料

BBQ 香料	236	拉丁醃醬	231
地中海醃醬	234	肯瓊香料	237
百搭紅酒醃醬	235	契波透辣椒醃醬	233
亞洲醃醬	232	摩洛哥香料	236

清湯

牛肉湯	239	雞湯	238
蔬菜湯	239		

醬料

　　世界上有數不清的醬料，還有許多製作醬料的方法。以鮮奶油、奶油、油品或打成漿的食材營造醬料的濃郁口感，對於控制碳水化合物攝取量的人是一大福音。舉例來說，美乃滋、荷蘭醬、羅勒青醬都依靠蛋、鮮奶油或油品而口感濃郁。即使通常不是低碳水化合物的醬料（例如烤肉醬），依照我們的配方示範也可以輕易改良成低碳水版。鍋底醬通常是以烤牛肉、火雞或其他主菜的湯汁製成油炒麵糊（麵

粉跟油脂的混和物）的而達到濃郁質地，也一樣可以改良。還有塔塔醬、莎莎醬、蒜泥蛋黃醬和其他為餐點增添風味和樂趣的的調味料。

在大部分食譜中，我們主要使用單元不飽和油品，例如橄欖油和芥花油。有時候，會特地使用小量的多元不飽和芝麻油或花生油，以忠於源自亞洲料理的醬料。

也請你到 www.atkins.com ／ recipes 看看這些醬料：阿根廷青醬、法式伯那西醬、經典薄荷醬、奶油香草醬、新鮮番茄莎莎醬、酪梨醬和最簡單的火雞肉汁醬。

天鵝絨醬

請別被這個法文名字嚇到了。這種可口的醬料做起來非常簡單。經典版本的天鵝絨醬是用麵粉來增加濃稠度，但我們的版本則是完美的低碳水良伴。依照你要搭配的肉類（禽肉、紅肉或魚肉）選擇要用哪一種清湯。

階段：1、2、3、4　　　份量：4 份（每份 $\frac{1}{2}$ 杯）

實作時間：5 分鐘　　　總計時間：15 分鐘

材料

雞湯或牛肉湯（第 239 或 240 頁）或罐裝或利樂包雞湯、牛肉湯或魚湯 2 杯

鹽 $\frac{1}{2}$ 小匙

胡椒 $\frac{1}{8}$ 小匙

Thick It Up 增稠劑 1 大匙（譯註：可使用快凝寶）

無鹽奶油 2 大匙

> **祕訣**
>
> Thick It Up 增稠劑可以讓醬料像加了玉米澱粉或麵粉一樣變稠，但不含碳水化合物，只含纖維，所以每份的淨碳水化合物是 0 公克。你可以在很多低碳水食物網站線上訂購。

作法

- 把清湯、鹽、胡椒放入小醬汁鍋，以中火煮滾。拌入增稠劑；燜煮並偶爾攪拌至醬料變稠，大約三分鐘。
- 離火；放入奶油搖鍋至融化。趁溫熱享用，或放入氣密容器中冷藏，最長可保存五天。

每份：淨碳水化合物：1 公克；總碳水化合物：3 公克；纖維：2 公克；蛋白質：3 公克；脂肪：6 公克；熱量：70 大卡

貝夏美醬

貝夏美醬是一種口感溫和的醬料，可以用來做舒芙蕾，也可以用來燉細切蔬菜或肉類。傳統以麵粉和油脂混和來增加濃稠度，我們的版本則是用高脂鮮奶油和低碳水化合物增稠劑替代。

階段：1、2、3、4　　　　　份量：6 份（每份 $\frac{1}{4}$ 杯）
實作時間：10 分鐘　　　　　總計時間：30 分鐘

材料

高脂鮮奶油 1 杯
水 1 杯
粗切小洋蔥丁 $\frac{1}{2}$ 顆
鹽 1 小匙
胡椒 $\frac{1}{4}$ 小匙
肉豆蔻粉 1 小撮
Thick It Up 增稠劑 1 大匙
奶油 1 大匙

作法

- 把鮮奶油、水、洋蔥、鹽、胡椒和肉豆蔻放入小醬汁鍋，中火煮至微滾。離火；靜置十五分鐘。
- 粗濾奶油醬，放回醬汁鍋以中火加熱，拌入增稠劑，煮至醬汁變稠，大約三分鐘。離火；放入奶油搖鍋至融化。請立即享用。

每份：淨碳水化合物：2 公克；總碳水化合物：3 公克；纖維：1 公克；蛋白質：1 公克；脂肪：17 公克；熱量：160 大卡

蕈菇肉汁醬

這款低碳水化合物肉汁醬具有炒蕈菇的濃郁風味，不輸鍋底肉汁。素食版則用蔬菜湯取代雞湯。

階段：1、2、3、4　　　　　份量：10 份（每份 $\frac{1}{4}$ 杯）
實作時間：25 分鐘　　　　　總計時間：35 分鐘

材料

奶油 4 大匙（$\frac{1}{2}$ 條），分切好

細切小洋蔥 1 顆

鹽 $\frac{1}{4}$ 小匙

胡椒 $\frac{1}{8}$ 小匙切片綜合蕈菇 1 包（10 盎司）

大蒜 2 瓣

醬油 2 小匙

紅酒醋 2 小匙

雞湯（第 239 頁）或罐裝或利樂包雞湯 2 杯

Thick It Up 增稠劑 $1\frac{1}{2}$ 小匙

新鮮百里香末 2 小匙

作法

- 用長柄不沾鍋以中大火融化兩大匙奶油。
- 加入洋蔥、鹽和胡椒，直至炒軟，大約三分鐘。
- 加入蕈菇，炒至金黃微焦，大約八分鐘。
- 加入大蒜，炒至散發香氣，大約三十秒。
- 加入醬油和醋，煨煮蒸發收汁，大約三十秒。
- 加入清湯，煮滾收汁到減少三分之一，大約十分鐘。
- 拌入增稠劑和百里香，煨煮至醬汁變濃，大約兩分鐘。
- 離火；放入剩餘兩大匙奶油搖鍋至融化。趁溫熱享用。

每份：淨碳水化合物：2 公克；總碳水化合物：3 公克；纖維：1 公克；蛋白質：2 公克；脂肪：5 公克；熱量：60 大卡

美乃滋

市售美乃滋很方便，但通常是用大豆油製成，且往往會添加糖。自製美乃滋非常好吃，尤其是淋一杓在清蒸蔬菜上的時候。可以用來做鮪魚沙拉或蛋沙拉，或者作為蘸醬或醬料的基醬（例如第 203 頁的塔塔醬和第 204 頁的雷莫拉醬）。

階段：1、2、3、4　　　　　　　份量：8 份（每份 2 大匙）

實作時間：10 分鐘　　　　　　總計時間：10 分鐘

材料

大的蛋黃 1 顆（請見下頁附註）

新鮮檸檬汁 2 小匙

迪戎芥末醬 1 小匙

鹽 $\frac{1}{2}$ 小匙

胡椒 $\frac{1}{8}$ 小匙

橄欖油或芥花油 $\frac{1}{2}$ 杯

作法

- 把蛋黃、檸檬汁、芥末醬、鹽和胡椒放入中碗拌勻；以緩慢穩定的速度倒入油，持續攪打直到醬汁變得非常濃稠。
- 立即享用，或放入氣密容器中冷藏，最長可保存四天。如果美乃滋太稠了，加入一至二小匙的水攪拌稀釋。

每份：淨碳水化合物：0 公克；總碳水化合物：0 公克；纖維：0 公克；蛋白質：0 公克；脂肪：29 公克；熱量：260 大卡

變化版

果汁機版美乃滋

用整顆蛋取代蛋黃，聚集美乃滋的所有食材。把蛋、檸檬汁、芥末醬、鹽和胡椒放入果汁機，並以瞬轉功能混和，接著以低速攪打，以穩定的細流倒入油品。若美乃滋變得太稠，油沒辦法再融入，就用果汁機瞬轉功能。

香草美乃滋

依說明製作美乃滋，加入三大匙新鮮香草末，如歐芹、芫荽、百里香或羅勒。

萊姆美乃滋

依說明製作美乃滋，用萊姆汁取代檸檬汁，再加入兩小匙萊姆皮屑。

辣椒芫荽美乃滋

製作美乃滋，用萊姆汁取代檸檬汁，再加入三大匙芫荽末和兩小匙辣椒粉。

附註：幼兒與年長者、免疫系統功能不佳者和孕婦應避免攝取生蛋。

蒜泥蛋黃醬

除了淋在水煮雞肉或魚肉上非常美味，這種蒜味美乃滋也可以當作新鮮蔬菜的蘸醬，變成一道完美的低碳水化合物點心。

階段：1、2、3、4　　份量：8份（每份2大匙）
實作時間：10分鐘　　總計時間：10分鐘

材料

大蒜2瓣，去皮
鹽 $\frac{1}{2}$ 小匙
大顆蛋黃2顆（請見上道食譜附註）
迪戎芥末醬1小匙
橄欖油 $\frac{1}{2}$ 杯
芥花油 $\frac{1}{2}$ 杯

作法

- 大蒜在砧板上切成末，撒上鹽。用剁刀把大蒜和鹽剁成泥，放入中碗。加入蛋黃和芥末醬混和均勻。
- 以玻璃量杯混和橄欖油和芥花油。一次加入幾滴油到蛋黃芥末醬中，慢慢攪打直到變濃稠。以稍快速度加油，並以緩慢而穩定的速度倒入，持續攪打，直到變得非常濃稠。

每份：淨碳水化合物：0公克；總碳水化合物：0公克；纖維：0公克；蛋白質：1公克；脂肪：29公克；熱量：270大卡

變化版

番紅花蒜泥蛋黃醬

依照說明製作蒜泥蛋黃醬，加入已經壓成泥的小顆烤紅椒二分之一顆、番椒粉八分之一小匙和蛋黃。

蒔蘿醬

　　蒔蘿醬是冷魚（通常是水煮鮭魚）、肉類和禽肉料理的經典佐醬。也可以試試看用來搭配蛋和蔬菜。

階段：1、2、3、4
實作時間：10 分鐘

份量：12 份（每份 2 大匙）
總計時間：40 分鐘

材料

美乃滋（第 200 頁）$\frac{1}{2}$ 杯
酸奶油 $\frac{1}{2}$ 杯
新鮮蒔蘿末 $\frac{3}{4}$ 杯
迪戎芥末醬 $1\frac{1}{2}$ 大匙
高脂鮮奶油 2 大匙
檸檬汁 1 大匙
鹽和胡椒少許

作法

- 取一只小碗，把美乃滋、酸奶油、蒔蘿、芥末醬、鮮奶油和檸檬汁攪打在一起。拌入鹽和胡椒。加蓋冷藏至少三十分鐘，使風味混和。

每份：淨碳水化合物：1 公克；總碳水化合物：1 公克；纖維：0 公克；蛋白質：1 公克；脂肪：10 公克；熱量：100 大卡

變化版

酸豆蒔蘿醬

　　依照說明製作蒔蘿醬，以一小撮番椒粉取代黑胡椒，並拌入兩大匙瀝乾、切碎的酸豆。

塔塔醬

　　塔塔醬很容易做，自己做的話可以確保沒有添加糖。這種美式經典醬料和蟹肉餅還有其他炸海鮮特別搭，不過也可以試試搭配蔬菜。

階段：1、2、3、4　　　　　　　份量：8份（每份2大匙尖匙）

實作時間：10分鐘　　　　　　　總計時間：10分鐘

材料

美乃滋（第200頁）$\frac{1}{2}$杯

細切猶太潔食醃蒔蘿末$\frac{1}{4}$杯

細切洋蔥末2大匙

瀝乾、切碎的酸豆1大匙

迪戎芥末醬2小匙

顆粒狀無熱量甜味劑$\frac{1}{2}$小匙

作法

- 把美乃滋、醃蒔蘿、洋蔥、酸豆、芥末醬和無熱量甜味劑放入小碗拌勻。立即享用，或放入氣密容器中冷藏，最長可保存五天。

每份：淨碳水化合物：1公克；總碳水化合物：1公克；纖維：0公克；蛋白質：0公克；脂肪：22公克；熱量：205大卡

變化版

雷莫拉醬

依照說明製作塔塔醬，省略不加洋蔥並加入一顆細切的全熟水煮蛋、一大匙歐芹末和一小匙龍蒿末。如果可以的話，用一大匙細切的拇指西瓜末取代醃蒔蘿。

芥末鮮奶油醬

這種芳香開胃的醬料可以用來搭配雞肉、豬肉、小牛排、水煮鮭魚或雞胸肉。

階段：1、2、3、4　　　　　　　份量：4份（每份2大匙尖匙）

實作時間：5分鐘　　　　　　　總計時間：5分鐘

材料

高脂鮮奶油$\frac{1}{2}$杯

青蔥1枝切末

粗顆粒芥末醬$1\frac{1}{2}$大匙

胡椒 $\frac{1}{4}$ 小匙
鹽 $\frac{1}{4}$ 小匙

作法
- 把鮮奶油倒入長柄平底煎鍋，大火煮滾。拌入青蔥末繼續烹煮，時常攪拌，直到奶油稍微變稠，大約四分鐘。離火並拌入芥末醬、胡椒和鹽。

每份：淨碳水化合物：1 公克；總碳水化合物：1 公克；纖維：0 公克；蛋白質：5 公克；脂肪：11 公克；熱量：110 大卡

雞尾酒醬

這款容易製作的配方不含添加糖，與大部分市售的雞尾酒醬不同。

請用這款香味撲鼻的醬料製作鮮蝦盅、沾生蠔或是你最喜歡的烤海鮮或（不裹麵包粉的）炸海鮮。

階段：1、2、3、4　　　　　份量：8 份（每份 2 大匙尖匙）
實作時間：5 分鐘　　　　　總計時間：1 小時 5 分鐘

材料
無添加糖番茄醬 1 杯
瀝乾的調理辣根 3 大匙
檸檬皮屑 $\frac{1}{2}$ 小匙（選擇性）
新鮮檸檬汁 1 大匙
辣椒醬

作法
- 把番茄醬、辣根、檸檬皮屑、檸檬汁放入小碗拌勻，拌入辣椒醬調味。加蓋並冷藏至少一小時，使風味混和。

每份：淨碳水化合物：3 公克；總碳水化合物：5 公克；纖維：2 公克；蛋白質：0 公克；脂肪：0 公克；熱量：25 大卡

烤肉醬

大部分市售烤肉醬含有許多糖或高果糖玉米糖漿。

可以依照喜好調整配方或用途——多一點或少一點番椒、多一點或少一點醋和其他香料組合。

階段：2、3、4　　　　　　　　　　　份量：10 份（每份 2 大匙平匙）

實作時間：25 分鐘　　　　　　　　　總計時間：25 分鐘

材料

橄欖油 1 大匙

洋蔥 1 小顆，細切成末

番茄糊 2 大匙

辣椒粉 1 小匙

孜然粉 1 小匙

大蒜粉 $\frac{3}{4}$ 小匙

芥末粉 $\frac{3}{4}$ 小匙

多香果粉 $\frac{1}{4}$ 小匙

番椒粉 $\frac{1}{8}$ 小匙

無添加糖番茄醬 $1\frac{1}{2}$ 杯

蘋果醋 1 大匙

伍斯特醬 2 小匙

無熱量甜味劑 2 小匙

即溶咖啡粉 $\frac{1}{4}$ 小匙

作法

- 以中型醬汁鍋中火熱油。加入洋蔥直至炒軟，大約三分鐘。
- 加入番茄糊、辣椒粉、孜然、大蒜粉、芥末、多香果和番椒；煮至散發香氣，大約一分鐘。
- 拌入番茄醬、醋、伍斯特醬、無熱量甜味劑和咖啡粉；煨煮並偶爾攪拌直至變稠，大約八分鐘。
- 趁溫熱或放涼至室溫享用，或放入氣密容器中冷藏，最長可保存三天。

每份：淨碳水化合物：4 公克；總碳水化合物：7 公克；纖維：3 公克；蛋白質：0 公克；脂肪：1.5 公克；熱量：45 大卡

沙嗲醬

沙嗲醬是東南亞料理的標準醬料，尤其是泰國和印尼料理。可以當作雞肉、小羊肉、牛肉或豆腐串，或是任何烤肉或烤禽肉的蘸醬。也可以試試看搭配生菜或蒸過的蔬菜。請確保使用天然、不含氫化油和甜味劑的花生醬。如果沒有魚露，可以用醬油替代。

階段：3、4　　　　　　　　　　　份量：8 份（每份 2 大匙尖匙）

實作時間：10 分鐘　　　　　　　　總計時間：10 分鐘

材料

花生油 1 大匙

新鮮薑末 1 大匙

大蒜 2 瓣，切成蒜蓉

紅辣椒片 $\frac{1}{4}$ 小匙

天然顆粒花生醬 $\frac{1}{2}$ 杯

水 $\frac{1}{4}$ 杯

無調味米酒醋 1 大匙

魚露 1 大匙

無熱量甜味劑 1 大匙無糖椰奶 $\frac{3}{4}$ 杯

作法

- 以小醬汁鍋中火熱油。加入薑、大蒜、辣椒片，拌炒至薑和大蒜開始變成褐色，大約一分鐘。加入花生醬、水、醋、魚露和無熱量甜味劑；烹煮、攪拌直至滑順均勻，大約一分鐘。
- 離火並拌入椰奶。立即享用，或放入氣密容器中冷藏，最長可保存五天。如果醬料太濃稠，可以拌入一至兩大匙的水。

每份：淨碳水化合物：5 公克；總碳水化合物：6 公克；纖維：1 公克；蛋白質：4 公克；脂肪：15 公克；熱量：170 大卡

印度優格醬

　　印度優格冷醬是印度菜和中東菜的常見醬料。既能搭配辣味咖哩，和口感溫和的料理與香料烤肉也是絕配，甚至可以當作蘸醬。

階段：2、3、4　　　　　　　　份量：8 份（每份 $\frac{1}{4}$ 杯）

實作時間：15 分鐘　　　　　　總計時間：1 小時 15 分鐘

材料

中型胡瓜 1 根，去皮、去籽、磨碎並壓乾水分

原味全脂優格 $1\frac{1}{2}$ 杯

新鮮薄荷末 2 大匙

新鮮芫荽末 2 大匙

鹽 $\frac{1}{2}$ 小匙

咖哩粉 $\frac{1}{8}$ 小匙

作法

- 把胡瓜、優格、薄荷、芫荽和咖哩粉放入中碗拌勻。加蓋並冷藏一小時，使風味混和。

每份：淨碳水化合物：3 公克；總碳水化合物：3 公克；纖維：0 公克；蛋白質：2 公克；脂肪：1.5 公克；熱量：35 大卡

變化版

希臘優格小黃瓜醬

依照說明製作印度優格醬，但省略薄荷、芫荽和咖哩粉，加入特級初榨橄欖油兩大匙、大蒜一瓣切成蒜蓉，以及新鮮檸檬汁兩小匙。要製作更正宗的料理，請使用較香濃、碳水化合物含量較低的希臘優格，而不要用超市可以買到的普通優格。

羅曼斯可醬

這款傳統的西班牙醬料具有甜椒杏仁泥的質地和風味，是極佳的低碳水化合物組合，可以用來搭配烤肉、蔬菜、禽肉和蛋。

階段：1、2、3、4　　　　　　　份量：12 份（每份 3 大匙尖匙）

實作時間：25 分鐘　　　　　　總計時間：45 分鐘

材料

中型紅甜椒 3 顆對半縱切

特級初榨橄欖油 $\frac{1}{2}$ 杯

去衣杏仁片 $\frac{1}{2}$ 杯

大蒜 2 瓣

小型番茄 1 顆壓碎、去籽

雪莉醋 2 小匙

紅椒鹽 2 小匙調味用

番椒粉少許調味用

作法

- 甜椒帶皮面朝上放在烤盤上,送進預熱的上火烤箱燒烤(或以串肉針串起,在瓦斯爐大火上燒烤);偶爾翻面,直到甜椒皮焦黑,大約八分鐘。放入大碗,蓋上保鮮膜,燜二十分鐘;剝皮去籽。
- 同時,以中型長柄平底煎鍋中火熱油。放入杏仁和大蒜,炒至呈金黃色,大約三分鐘。
- 把甜椒、杏仁、番茄、大蒜、醋和紅椒鹽放入食物處理機或果汁機,打成糊。加鹽和番椒粉調味。立即享用,若放入氣密容器中冷藏,最長可保存三天。

每份:淨碳水化合物:2 公克;總碳水化合物:3 公克;纖維:1 公克;蛋白質:1 公克;脂肪:11 公克;熱量:120 大卡

義大利白醬

義大利白醬是最簡單又最美味的義大利麵醬之一,而且用途很廣,拿來搭配蒸蔬菜也非常好吃。

為了調配出最佳的風味,請買整塊的帕瑪森乳酪和佩科里諾羅馬諾羊奶乾酪,並且自己刨絲。

階段:1、2、3、4　　　　　　份量:6 份(每份 $\frac{1}{4}$ 杯)

實作時間:10 分鐘　　　　　　總計時間:20 分鐘

材料

無鹽奶油 2 大匙

高脂鮮奶油 $1\frac{1}{2}$ 杯

帕瑪森乳酪絲 $\frac{1}{2}$ 杯

佩科里諾羅馬諾羊奶乾酪絲 $\frac{1}{4}$ 杯

胡椒 $\frac{1}{8}$ 小匙

肉豆蔻粉 1 小撮

作法

- 以中型醬汁鍋中火融化奶油。加入鮮奶油,煨煮至收汁成一杯,大約十分鐘。
- 離火,拌入帕瑪森乳酪、佩科里諾羅馬諾羊奶乾酪、胡椒和肉豆蔻,直到乳酪融化、醬汁均勻滑順,即可享用。

每份：淨碳水化合物：2 公克；總碳水化合物：2 公克；纖維：0 公克；蛋白質：4 公克；脂肪：28 公克；熱量：280 大卡

變化版

伏特加醬

依照說明製作義大利白醬，收汁前加入番茄糊三大匙和伏特加兩大匙到鮮奶油中即可。

基礎番茄醬

這款萬用的醬料不僅可以搭配肉丸、低碳水化合物麵條或蒟蒻麵，搭配炒櫛瓜、洋蔥或甜椒也非常好吃。

階段：2、3、4

實作時間：15 分鐘

份量：6 份（每份 $\frac{1}{2}$ 杯）

總計時間：40 分鐘

材料

特級初榨橄欖油 $\frac{1}{4}$ 杯

中型洋蔥 1 顆，細切成末

中型芹菜梗 $\frac{1}{2}$ 枝，細切成末

大蒜 2 瓣，切末

乾燥羅勒 1 小匙

罐裝番茄糊 1 罐（28 盎司）

鹽和胡椒少許調味用

作法

- 以中型醬汁鍋中火熱油。加入洋蔥、芹菜和大蒜，拌炒至蔬菜非常軟為止，大約六分鐘。加入羅勒繼續煮並攪拌，大約三十秒。
- 拌入番茄糊。煮滾，轉至中小火並煨煮，部分蓋上鍋蓋，直到醬料變稠，大約三十分鐘以鹽和胡椒調味，趁熱享用。

每份：淨碳水化合物：9 公克；總碳水化合物：12 公克；纖維：3 公克；蛋白質：2 公克；脂肪：10 公克；熱量：140 大卡

奶油培根乳酪醬

這款香濃的醬料最適合搭配長長的蒟蒻義大利麵食（或在後期階段搭配低碳水化合物麵條），例如蒟蒻義大利麵或寬麵條。也可以搭配炒茄子、洋蔥或甜椒。掌握好烹煮的時間，趁義大利麵或蔬菜還非常燙的時候把醬料倒進去，醬料中的蛋就會繼續變熟、變濃。

階段：1、2、3、4　　　　　　份量：6 份（每份 $\frac{1}{4}$ 杯）

實作時間：20 分鐘　　　　　　總計時間：20 分鐘

材料

培根 6 條，切成 $\frac{1}{4}$ 吋小塊

大蒜 2 瓣，切成蒜蓉

高脂鮮奶油 $\frac{3}{4}$ 杯

帕瑪森乳酪絲 $\frac{1}{2}$ 杯

胡椒 $\frac{1}{8}$ 小匙

蛋 2 大顆

作法

- 以中型長柄平底煎鍋中火煎培根至焦脆，大約六分鐘。把培根放到鋪有紙巾的盤上靜置一旁。撈掉鍋中的油，留下兩大匙；放回爐上繼續加熱。放入大蒜爆香，大約三十秒。加入鮮奶油、帕瑪森乳酪和胡椒；煨煮至乳酪融化，大約一分鐘。
- 同時，以中碗輕輕打蛋；把熱的鮮奶油液緩緩打入蛋液中，攪拌直到完全混和均勻，到回鍋中小火煨煮，偶爾攪拌直到變稠，大約三分鐘。離火，拌入培根，立即享用。

每份：淨碳水化合物：2 公克；總碳水化合物：2 公克；纖維：0 公克；蛋白質：8 公克；脂肪：17 公克；熱量：190 大卡

羅勒青醬

這款醬料的碳水化合物含量很低但含堅果，所以不適合誘導期食用，過了頭兩週之後就沒問題了。

烤堅果可以增添風味，如果你喜歡的話，可以加入更多大蒜。把青醬和美乃滋

或奶油乳酪混和，就是魚肉、雞肉、牛肉或蒸蔬菜的速成蘸醬或香濃佐醬。淋在番茄和莫札瑞拉乳酪上也非常好吃。

階段：2、3、4

實作時間：10 分鐘

份量：4 份（每份 $\frac{1}{4}$ 杯）

總計時間：10 分鐘

材料

壓緊實的新鮮去梗羅勒葉 3 杯

松子 $\frac{1}{3}$ 杯

帕瑪森乳酪絲 $\frac{1}{3}$ 杯

大蒜 1 瓣去皮

鹽 $\frac{1}{2}$ 小匙

特級初榨橄欖油 $\frac{1}{3}$ 杯

作法

- 把羅勒、松子、帕瑪森乳酪、大蒜和鹽放入食物處理機或果汁機，以瞬轉功能打成碎末。
- 機器運轉時，緩慢而穩定地倒入油品，打到均勻混和但尚未變成漿。立即享用，或放入氣密容器中冷藏，最長可保存三天，冷凍最長可保存一個月。

每份：淨碳水化合物：1 公克；總碳水化合物：3 公克；纖維：2 公克；蛋白質：5 公克；脂肪：29 公克；熱量：280 大卡

變化版

芝麻葉核桃青醬

依照說明製作羅勒青醬，以芝麻葉取代羅勒，核桃取代松子。

日曬番茄義大利麵醬

這款醬料是經典羅勒青醬（第 211 頁）的美味翻轉，可以和酸奶油或奶油乳酪混和，作為美味的蘸醬。你可以在超市的調味料區找到乾燥日曬番茄乾，會比油漬日曬番茄便宜、口感也比較新鮮。（譯註：台灣的超市不一定有。）

階段：2、3、4

份量：8 份（每份 3 大匙）

實作時間：10 分鐘　　　　　總計時間：15 分鐘

材料

日曬番茄乾 $\frac{3}{4}$ 杯（非油漬）

滾水 2 杯

水 $\frac{1}{4}$ 杯

特級初榨橄欖油 $\frac{3}{4}$ 杯

羅勒葉 $\frac{1}{2}$ 杯

烤松子 $\frac{1}{4}$ 杯

佩科里諾羅馬諾羊奶乾酪絲 3 大匙

大蒜 1 瓣

作法

- 把日曬番茄和滾水放入碗中，靜置直到番茄變軟，大約十分鐘。瀝乾並擠掉多餘水分。把番茄、水、油、羅勒、松子、佩科里諾羅馬諾羊奶乾酪和大蒜放入果汁機，以瞬轉功能打至均勻滑順。立即享用，或放入氣密容器中冷藏，最長可保存兩天，冷凍最長可保存一週。

每份：淨碳水化合物：3 公克；總碳水化合物：4 公克；纖維：1 公克；蛋白質：2 公克；脂肪：24 公克；熱量：240 大卡

莎莎醬粗醬

　　這款不必烹煮的番茄醬料搭配蔬菜非常美味，也可以用來做涼拌烤蝦或烤雞肉。如果你的番茄比較酸，可以加入二分之一小匙的顆粒蔗糖素。

階段：1、2、3、4　　　　份量：10 份（每份 $\frac{1}{4}$ 杯）

實作時間：15 分鐘　　　　總計時間：45 分鐘

材料

中型番茄 4 顆，去籽並切碎

特級初榨橄欖油 $\frac{1}{4}$ 杯

新鮮羅勒末 3 大匙

紅酒醋 1 大匙

大蒜 1 瓣，切成蒜蓉

鹽 $\frac{1}{2}$ 小匙

胡椒 $\frac{1}{4}$ 小匙

作法

把番茄、油、羅勒、醋、大蒜、鹽和胡椒放入中碗拌勻。靜置三十分鐘後即可享用。

每份：淨碳水化合物：1.5 公克；總碳水化合物：2 公克；纖維：0.5 公克；蛋白質：0 公克；脂肪：5.5 公克；熱量：60 大卡

> **祕訣**
> 切墨西哥辣椒時最好戴上手套，預防皮膚刺激；此外，手碰過辣椒後也要小心，不要揉眼睛。

黏果酸漿莎莎醬（綠莎莎醬）

顛覆你的紅色莎莎醬吧！這款綠莎莎醬不但香辣，還帶有爽脆咬感。如果你還沒用過黏果酸漿（番茄家族的成員之一，碳水化合物含量特別低），這是第一次嘗試用它的好配方。

階段：2、3、4　　　　　　　份量：12 份（每份 $\frac{1}{4}$ 杯）

實作時間：15 分鐘　　　　　總計時間：15 分鐘

材料

黏果酸漿 1 磅，去皮切碎

小顆紫洋蔥 $\frac{1}{2}$ 顆，細切成末

新鮮芫荽末 $\frac{3}{4}$ 杯

新鮮萊姆汁 2 大匙

特級初榨橄欖油 2 大匙

墨西哥辣椒 1 根，細切成末（請見第 219 頁的附註）

鹽 $\frac{1}{2}$ 小匙

胡椒 $\frac{1}{8}$ 小匙

作法

- 把黏果酸漿、洋蔥、芫荽、萊姆汁、油、墨西哥辣椒、鹽和胡椒放入中碗混和。靜置三十分鐘，使風味混和。冷藏或室溫享用。剩下的部分可放入氣密容器中冷藏，最長可保存三天。

每份：淨碳水化合物：4 公克；總碳水化合物：6 公克；纖維：2 公克；蛋白質：1 公克；脂肪：5 公克；熱量：70 大卡

荷蘭醬

這是搭配蘆筍、青花菜和班尼迪克蛋的經典醬料，但也別忘了可以搭配魚肉或甲殼類。這個配方會用到無水奶油，也就是去除乳固形物的奶油，使得醬料更為穩定。如果你想要，就不要過濾奶油，而是把奶油融化並在步驟二加入。

階段：1、2、3、4　　　　　　　份量：16 份（每份 2 大匙）
實作時間：15 分鐘　　　　　　　總計時間：25 分鐘

材料
無鹽奶油 $1\frac{1}{2}$ 杯（3 條）
大顆蛋黃 3 顆
水 3 大匙
新鮮檸檬汁 1 大匙
鹽 $\frac{1}{2}$ 小匙
胡椒 $\frac{1}{8}$ 小匙

作法
- 在篩子裡鋪上沾濕的紙巾，並架在兩杯容量的量杯上。奶油用小醬汁鍋中火煮滾，煮到上浮泡沫降至底部、奶油開始變澄清為止，大約八分鐘。把奶油倒入篩子裡靜置。
- 把蛋黃和水放入雙層煮鍋上層，架在另一鍋微滾的水上方（而不是放到水中）；慢火煮到混和物的體積變成三倍，大約三分鐘。以緩慢穩定的速度倒入油，持續攪打直到醬料變稠。拌入檸檬汁、鹽和胡椒，立即享用。

每份：淨碳水化合物：0 公克；總碳水化合物：0 公克；纖維：0 公克；蛋白質：1 公克；脂肪：18 公克；熱量：160 大卡

焦化奶油醬

這款簡單的法式經典醬料搭配任何白肉魚或扇貝、蛋和蔬菜都非常好吃。

階段：1、2、3、4　　　　　　　份量：4 份（每份 2 大匙）
實作時間：10 分鐘　　　　　　　總計時間：10 分鐘

材料

無鹽奶油 $\frac{1}{2}$ 杯（1 條）

檸檬汁 1 大匙

鹽 $\frac{1}{2}$ 小匙

胡椒 $\frac{1}{8}$ 小匙

作法

- 以小醬汁鍋中火融化奶油，煮到奶油微焦且有堅果香味為止，大約五分鐘。離火；拌入檸檬汁、鹽和胡椒，然後立即享用。

每份：淨碳水化合物：0 公克；總碳水化合物：0 公克；纖維：0 公克；蛋白質：0 公克；脂肪：23 公克；熱量：200 大卡

調味奶油及油品

奶油調味油

　　這款調合油富含單元不飽和脂肪，也包含一些 Omega-3 脂肪酸。口感很好，抹開的時候和人造奶油一樣柔軟。搭配蔬菜、魚或肉類都很好吃。

階段：1、2、3、4　　　　　　　份量：32 份（每份 1 大匙）
實作時間：5 分鐘　　　　　　　總計時間：5 分鐘

材料

有鹽奶油 1 杯（2 條）

精製橄欖油 $\frac{1}{2}$ 杯

芥花油 $\frac{1}{2}$ 杯

作法

- 把奶油和油用食物處理機打勻。用刮杓刮入有蓋容器中。冷藏保存，最長可放一個月。

每份：淨碳水化合物：0 公克；總碳水化合物：0 公克；纖維：0 公克；蛋白質：0 公克；脂肪：16 公克；熱量：110 大卡

香草奶油調味油

這種美味版的奶油調味油搭配蔬菜、魚肉和肉類都非常好吃。

階段：1、2、3、4　　　　　　份量：32 份（每份 1 大匙）
實作時間：7 分鐘　　　　　　總計時間：7 分鐘

材料

鹽 $\frac{1}{2}$ 小匙

細磨黑胡椒 $\frac{1}{2}$ 小匙

精製橄欖油 $\frac{1}{2}$ 杯

大蒜 2 瓣去皮

新鮮奧勒岡葉 3 枝（3 吋長）

新鮮帶梗羅勒葉 5-10 片

有鹽奶油 1 杯（2 條）

芥花油 $\frac{1}{2}$ 杯

作法

- 把鹽、胡椒、橄欖油、大蒜、奧勒岡葉和羅勒和放入食物處理機。以瞬轉功能攪打，直到香草變成細末且看不到胡椒細粒（總時間大約三十至六十秒）。
- 加入奶油和芥花油，持續打到質地均勻為止。
- 用刮杓刮入有蓋容器中，冷藏最長可存放一個月。

每份：淨碳水化合物：0 公克；總碳水化合物：0 公克；纖維：0 公克；蛋白質：0 公克；脂肪：12.5 公克；熱量：110 大卡

歐芹奶油

這款調味奶油可以淋在蔬菜或烤肉和禽肉上，或者用來煮蛋。如果沒有紅蔥頭，可以用蒜蓉和一點點洋蔥替代。可以用新鮮芫荽末替代歐芹，萊姆汁替代檸檬汁，還有一小撮番椒粉替代胡椒。

階段：1、2、3、4　　　　　　份量：4 份（每份 2 大匙）
實作時間：10 分鐘　　　　　　總計時間：2 小時 10 分鐘

材料

室溫有鹽奶油 6 大匙

小型紅蔥頭（或大蒜）1 顆，切末

歐芹末 2 大匙

新鮮檸檬汁 2 大匙

鹽 $\frac{1}{4}$ 小匙

胡椒 $\frac{1}{8}$ 小匙

作法

- 用一只中碗混和奶油、紅蔥頭、歐芹、檸檬汁、鹽和胡椒，徹底攪拌使食材分布均勻。
- 把調味奶油杓到蠟紙上，蠟紙包奶油捲起來，變成圓條狀。
- 扭緊兩端讓奶油固定在其中；在桌面上輕輕滾動成均勻柱狀。
- 冷藏直至冰透，大約兩小時，最長可保存一週。切成小塊，需要時即可使用。

每份：淨碳水化合物：1 公克；總碳水化合物：1 公克；纖維：0 公克；蛋白質：0 公克；脂肪：17 公克；熱量：150 大卡

香草風味油

使用香草油來點綴蔬菜、湯品和肉類，或製作沙拉醬也可以。

階段：1、2、3、4　　　　　　份量：16 份（每份 1 大匙）

實作時間：10 分鐘　　　　　　總計時間：8 小時

材料

新鮮帶葉香草 1 把，例如羅勒、歐芹或芫荽

特級初榨橄欖油或芥花油 1 杯

作法

- 煮沸一大鍋鹽水。取一碗冷水備用。將整把香草放入沸水中，靜置至變軟、顏色明綠，大約三十秒。瀝乾香草並浸入冷水中，以免繼續變熟。再次瀝乾香草並以紙巾輕輕拍乾。
- 把香草和油放入果汁機，攪打到質地均勻為止。放入玻璃罐中，加蓋並冷藏八小時或過夜。
- 以細網篩過濾油品。將油品放入氣密容器中冷藏，最長可保存一週。

每份：淨碳水化合物：0 公克；總碳水化合物：0 公克；纖維：0 公克；蛋白質：0 公克；脂肪：14 公克；熱量：130 大卡

沙拉醬

為了獲得最多單元不飽和脂肪並減少攝取多元不飽和脂肪（我們已經攝取許多），我們將以橄欖油（特級初榨）和芥花油製作沙拉醬。少數沙拉醬為了加入某種風味會使用其他油品。

針對必須使用米酒醋的配方，請確保使用無調味、無添加糖的米酒醋。如需其他沙拉醬的食譜，例如檸檬油醋醬、綠女神醬和大蒜田園沙拉醬，請至 www.atkins.com／recipes。

凱薩沙拉醬

這款經典醬料是為蘿美生菜所製的凱薩沙拉而生，但可以讓任何綠葉生菜沙拉變得更美味。

若想真的好好享受一番，請以自製美乃滋（第 200 頁）製作這款沙拉醬。

階段：1、2、3、4　　　　　份量：4 份（每份 2 大匙）
實作時間：5 分鐘　　　　　總計時間：5 分鐘

材料

美乃滋 $\frac{1}{4}$ 杯

帕瑪森乳酪絲 3 大匙

鯷魚醬 1 大匙

新鮮檸檬汁 1 大匙

大蒜 2 瓣，細切成末

特級初榨橄欖油 2 小匙

伍斯特醬 1 小匙

迪戎芥末醬 1 小匙

胡椒 1/2 小匙

辣椒醬

作法

- 把美乃滋、乳酪、鯷魚醬、檸檬汁、大蒜、油、伍斯特醬、芥末醬、胡椒和辣椒醬放入小碗拌勻。立刻享用，或放入氣密容器中冷藏，最長可保存兩天。

每份：淨碳水化合物：1.5 公克；總碳水化合物：1.5 公克；纖維：0 公克；蛋白質：2 公克；脂肪：15 公克；熱量：150 大卡

希臘油醋醬

這款香氣四溢的檸檬大蒜沙拉醬可以搭配結球萵苣和一些黑橄欖、紫洋蔥、番茄、黃瓜和菲達乳酪做成的希臘沙拉。加入烤蝦，就變成豐盛的沙拉晚餐。

階段：1、2、3、4　　　　　　　份量：4 份（每份 2 大匙）
作時間：7 分鐘　　　　　　　　總計時間：7 分鐘

材料

特級初榨橄欖油 6 大匙
大蒜 1 瓣，細切成末
乾燥碎奧勒岡葉 $\frac{1}{2}$ 小匙
鹽 $\frac{1}{2}$ 小匙
胡椒 $\frac{1}{4}$ 小匙
新鮮檸檬汁 2 大匙
紅酒醋 1 小匙

作法

- 把油、大蒜、奧勒岡葉、鹽和胡椒在一只小碗中攪打混和，再拌入檸檬汁和醋。立即享用，或放入氣密容器中冷藏，最長可保存兩天。

每份：淨碳水化合物：1 公克；總碳水化合物：1 公克；纖維：0 公克；蛋白質：0 公克；脂肪：20 公克；熱量：185 大卡

熱培根油醋醬

這款熱沙拉醬搭配綠葉沙拉，就是完美的冬日佳餚；可以淋在菠菜、結球萵苣、軟嫩的菊苣或蘿美生菜上。

加入一些水煮蛋或一點剩下的烤雞，就是可以吃得飽的午餐或一份輕食晚餐。

階段：1、2、3、4　　　　　　　份量：6份（每份2大匙）
實作時間：12分鐘　　　　　　　總計時間：12分鐘

材料

厚切培根6條，切成 $\frac{1}{4}$ 吋的小塊

雪莉醋 $\frac{1}{4}$ 杯

特級初榨橄欖油 $\frac{1}{4}$ 杯

鹽和胡椒

作法

- 以平底鍋中火把培根煎到微焦，偶爾攪拌直至焦脆，大約十分鐘。用漏鏟把培根放到鋪上紙巾的盤中瀝乾；鍋中的培根油不要撈掉。加入醋和油攪拌，把鍋底的小焦塊刮上來。用鹽和胡椒調味。趁熱倒到綠葉生菜上。

> **祕訣**
>
> 除了用打蛋器攪打沙拉醬食材之外，你可以用果汁機做沙拉醬，或者把食材放入有密封蓋的罐子裡然後大力搖晃。

每份：淨碳水化合物：0公克；總碳水化合物：0公克；纖維：0公克；蛋白質：3公克；脂肪：12.5公克；熱量：125大卡

雪莉油醋醬

這款香滑沙拉醬可以淋在菠菜、水田芥、芝麻葉或其他綠葉蔬菜上。

階段：1、2、3、4　　　　　　　份量：6份（每份2大匙）
實作時間：3分鐘　　　　　　　　總計時間：3分鐘

材料

雪莉醋2大匙

小型紅蔥頭1顆，切末

迪戎芥末醬1小匙

鹽 $\frac{1}{2}$ 小匙

胡椒 $\frac{1}{4}$ 小匙

特級初榨橄欖油 6 大匙

作法

- 把醋、紅蔥頭、芥末醬、鹽和胡椒放入小碗拌勻。以緩慢穩定的速度倒入油，攪打至醬料變濃稠。立即享用，或放入氣密容器中冷藏，最長可保存兩天。

每份：淨碳水化合物：0.5 公克；總碳水化合物：0.5 公克；纖維：0 公克；蛋白質：0 公克；脂肪：13.5 公克；熱量：125 大卡

奶油涼拌高麗菜醬

這款醬料足以搭配一小顆高麗菜或兩袋八盎司的高麗菜絲。

階段：1、2、3、4　　　　　　　份量：12 份（每份 2 大匙）
實作時間：15 分鐘　　　　　　總計時間：15 分鐘

材料

美乃滋 $\frac{3}{4}$ 杯
酸奶油 $\frac{1}{4}$ 杯
蘋果醋 2 大匙
大蒜 1 瓣，切末
葛縷子籽 1 小匙
鹽 $\frac{1}{2}$ 小匙
胡椒 $\frac{1}{4}$ 小匙

作法

- 把美乃滋、酸奶油、醋、大蒜、葛縷子籽、鹽和胡椒放入小碗拌勻。加入高麗菜中，加蓋並冷藏至少三十分鐘再享用。

每份：淨碳水化合物：0.5 公克；總碳水化合物：0.5 公克；纖維：0 公克；蛋白質：0 公克；脂肪：12 公克；熱量：110 大卡

新鮮覆盆子油醋醬

如果你的覆盆子是酸的，可能會想要加無熱量甜味劑，但當季的覆盆子不加甜味劑應該也很好吃。

階段：2、3、4　　　　　　　　　份量：8 份（每份 2 大匙）
實作時間：10 分鐘　　　　　　　總計時間：10 分鐘

材料

新鮮覆盆子 $\frac{1}{2}$ 杯

水 2 大匙

紅酒醋 3 大匙

顆粒狀無熱量甜味劑 1 小匙（選擇性）

紅蔥頭 1 顆，切末

鹽 $\frac{3}{4}$ 小匙

胡椒 $\frac{1}{2}$ 小匙

特級初榨橄欖油 $\frac{1}{2}$ 杯

作法

- 把覆盆子和水用果汁機打成漿，過濾倒入碗中。拌入醋、無熱量甜味劑、紅蔥頭、鹽和胡椒。緩慢倒入油，攪打至醬料變濃稠。
- 立即享用，或放入氣密容器中冷藏，最長可保存兩天。

每份：淨碳水化合物：1 公克；總碳水化合物：0 公克；纖維：1 公克；蛋白質：0 公克；脂肪：14 公克；熱量：130 大卡

藍乳酪沙拉醬

　　這款香滑濃郁的沙拉醬可以淋在結球萵苣或其他綠葉生菜上，或者作為新鮮蔬菜或水牛城雞翅的蘸醬，也可以淋在烤牛肉上。如果可以的話，請在使用前一天製作這款沙拉醬，才會更入味。使用自製美乃滋（第 200 頁）會更加美味。

階段：1、2、3、4　　　　　　　份量：14 份（每份 2 大匙）
實作時間：10 分鐘　　　　　　　總計時間：10 分鐘

材料

碎藍乳酪 4 盎司（1 杯）

美乃滋 $\frac{1}{2}$ 杯

酸奶油 $\frac{1}{2}$ 杯

高脂鮮奶油 $\frac{1}{3}$ 杯

新鮮檸檬汁 1 大匙
迪戎芥末醬 $\frac{1}{2}$ 小匙
胡椒 $\frac{1}{2}$ 小匙

作法

- 把乳酪、美乃滋、酸奶油、高脂鮮奶油、檸檬汁、芥末醬和胡椒放入中碗拌勻，用叉子壓碎乳酪。
- 立即享用，或放入氣密容器中冷藏，最長可保存三天。

每份：淨碳水化合物：1 公克；總碳水化合物：1 公克；纖維：0 公克；蛋白質：2 公克；脂肪：12 公克；熱量：120 大卡

義式沙拉醬

　　這款傳統沙拉醬是以完美比例的油與醋製成。如果你沒有壓蒜器，可以用刀身壓碎蒜瓣，然後切成細末。

階段：1、2、3、4　　　　　　　份量：8 份（每份 2 大匙）
實作時間：10 分鐘　　　　　　　總計時間：10 分鐘

材料

特級初榨橄欖油 $\frac{3}{4}$ 杯
紅酒醋 4 大匙
新鮮檸檬汁 2 大匙
大蒜 2 瓣，壓成泥
新鮮歐芹末 3 大匙
新鮮羅勒末 1 大匙
乾燥奧勒岡葉 2 小匙
紅辣椒片 $\frac{1}{2}$ 小匙
鹽 $\frac{1}{4}$ 小匙
胡椒 $\frac{1}{4}$ 小匙
顆粒狀無熱量甜味劑 $\frac{1}{2}$ 小匙

作法

- 把油、醋、檸檬汁、大蒜、歐芹、羅勒、奧勒岡葉、紅辣椒片、鹽、胡椒和代糖

放入有氣密蓋的罐子裡；大力搖晃（也可以用果汁機做）。
- 立即享用，或放入氣密容器中冷藏，最長可保存三天。

每份：淨碳水化合物：1 公克；總碳水化合物：1 公克；纖維：0 公克；蛋白質：0 公克；脂肪：21 公克；熱量：200 大卡

烤大蒜羅勒沙拉醬

烤大蒜讓這款香滑沙拉醬乳化，油醋不會分離。烘烤可以去除大蒜的嗆味，變成有甜味的蒜泥。

如果你有陶瓷烤蒜盅，就別用錫箔紙。

階段：1、2、3、4　　　　　　　份量：15 份（每份 2 大匙）
實作時間：10 分鐘　　　　　　總計時間：90 分鐘

材料
大型大蒜 1 球
特級初榨橄欖油 1 杯及 1 大匙，分開盛裝
無調味無糖米酒醋 $\frac{1}{3}$ 杯
新鮮羅勒葉 10 片
帕瑪森乳酪絲 1 盎司（選擇性）
鹽 $\frac{1}{2}$ 小匙
胡椒 1 小匙
木糖醇 2 大匙

作法
- 烤箱預熱至 400 ℉（約 200℃）。剪掉蒜球最頂部 $\frac{1}{4}$ 吋，露出蒜瓣，放到一大張方形錫箔紙上，淋上橄欖油一大匙後包緊。烤到大蒜變得非常軟為止，大約四十五分鐘。從烤箱取出，在室溫下放涼，大約二十五分鐘。
- 把醋、羅勒和帕瑪森乳酪絲放入食物處理機，以瞬轉功能打到非常細。把蒜瓣分開，把烤過的大蒜擠入食物處理機中，再加入橄欖油、鹽和胡椒，打到質地滑順為止，大約二或三分鐘。放入擠醬瓶或密封容器冷藏，最長可保存一週。

每份：淨碳水化合物：1 公克；總碳水化合物：1 公克；纖維：0 公克；蛋白質：0 公克；脂肪：20 公克；熱量：180 大卡

田園沙拉醬

田園沙拉醬是美國人的最愛，這款自製版的香滑大蒜香草沙拉醬不僅滑順又令人滿足。

階段：1、2、3、4　　　　　　　份量：8 份（每份 $2\frac{1}{2}$ 大匙）

實作時間：10 分鐘　　　　　　　總計時間：10 分鐘

材料

美乃滋 $\frac{3}{4}$ 杯

高脂鮮奶油 $\frac{1}{2}$ 杯

新鮮歐芹末 2 大匙

蝦夷蔥末 2 大匙

新鮮檸檬汁 2 小匙

迪戎芥末醬 2 小匙

大蒜 1 瓣，切末

新鮮蒔蘿末 1 小匙

鹽 $\frac{1}{2}$ 小匙

胡椒 $\frac{1}{4}$ 小匙

作法

- 把美乃滋、奶油、歐芹、蝦夷蔥、檸檬汁、芥末醬、大蒜、蒔蘿、鹽和胡椒放入小碗中攪打。立即享用，或放入氣密容器中冷藏，最長可保存三天。

每份：淨碳水化合物：1 公克；總碳水化合物：1 公克；纖維：0 公克；蛋白質：0 公克；脂肪：22 公克；熱量：200 大卡

甜芥末沙拉醬

使用這款酸甜沙拉醬可以帶出肉類或乳酪沙拉的最佳風味，也可以搭配蒸綠葉蔬菜食用。

階段：1、2、3、4　　　　　　　份量：10 份（每份 2 大匙）

實作時間：10 分鐘　　　　　　　總計時間：10 分鐘

材料

粗顆粒芥末醬 $\frac{1}{3}$ 杯
蘋果醋 $\frac{1}{3}$ 杯
無糖鬆餅糖漿 $\frac{1}{4}$ 杯
鹽 $\frac{1}{2}$ 小匙
胡椒 $\frac{1}{4}$ 小匙
芥花油 $\frac{2}{3}$ 杯

作法

- 把芥末醬、醋、糖漿、鹽和胡椒放入小碗拌勻。以緩慢而穩定的速度倒入油，攪打至沙拉醬變濃稠。立即享用，或放入氣密容器中冷藏，最長可保存兩天。

每份：淨碳水化合物：1 公克；總碳水化合物：1 公克；纖維：0 公克；蛋白質：1 公克；脂肪：15 公克；熱量：140 大卡

胡蘿蔔薑沙拉醬

這款色彩鮮艷的沙拉醬可以為結球萵苣、蒸四季豆或雞肉、鮭魚、低碳水化合物或蒟蒻麵沙拉增添異國風味。

階段：3、4　　　　　　　　　　　份量：12 份（每份 3 大匙）
實作時間：15 分鐘　　　　　　　總計時間：15 分鐘

材料

中型胡蘿蔔 3 根，切碎
新鮮薑泥 3 大匙
白洋蔥末 $\frac{1}{4}$ 杯
無調味無糖米酒醋 $\frac{1}{4}$ 杯
水 $\frac{1}{4}$ 杯
醬油 1 大匙
黑麻油 1 大匙
鹽 1 小匙
顆粒狀無熱量甜味劑 $\frac{1}{2}$ 小匙
芥花油 $\frac{1}{2}$ 杯

作法

- 把胡蘿蔔、薑、洋蔥、醋、水、醬油、麻油、鹽和代糖放入果汁機打成漿。果汁機運轉時,以緩慢穩定的速度倒入油,直到沙拉醬變稠。
- 立即享用,或放入氣密容器中冷藏,最長可保存一天。

每份:淨碳水化合物:1 公克;總碳水化合物:2 公克;纖維:1 公克;蛋白質:0 公克;脂肪:10 公克;熱量:100 大卡

奶油義式沙拉醬

這款香滑的沙拉醬因為熟成乳酪、香草和香料而風味鮮明,可能會變成你最愛的醬料。

如果你手邊沒有義大利,可以用羅勒、奧勒岡葉和歐芹取代。

階段:1、2、3、4　　　　　　份量:10 份(每份 2 大匙)
實作時間:10 分鐘　　　　　　總計時間:15 分鐘

材料

美乃滋 $\frac{1}{2}$ 杯

白酒醋 $\frac{1}{3}$ 杯

帕瑪森乳酪絲 $\frac{1}{4}$ 杯

大蒜 1 瓣,切末

乾燥義大利香料 2 小匙

紅辣椒片 $\frac{1}{4}$ 小匙

鹽 $\frac{1}{4}$ 小匙

胡椒 $\frac{1}{4}$ 小匙

新鮮歐芹末 2 大匙

作法

- 把美乃滋、醋和木糖醇放入中碗攪打。
- 拌入帕瑪森乳酪、大蒜、義大利香料、辣椒片、鹽、胡椒和歐芹,均勻混和,靜置五分鐘。
- 立即享用,或放入氣密容器中冷藏,最長可保存三天;使用前請攪拌。

每份:淨碳水化合物:2 公克;總碳水化合物:2 公克;纖維:0 公克;蛋白質:1 公克;脂肪:10 公克;熱量:100 大卡

帕瑪森乳酪胡椒子醬

這款簡單的醬料和茴香絲或風味強烈的綠葉蔬菜非常搭。

階段：1、2、3、4　　　份量：8 份（每份 2 大匙）

實作時間：10 分鐘　　　總計時間：10 分鐘

材料

新鮮檸檬汁 3 大匙

帕瑪森乳酪絲 3 大匙

大蒜 1 瓣，切末

紅酒醋 1 小匙

顆粒狀無熱量甜味劑 1 小匙

碎黑胡椒子 1 小匙（可以用厚底鍋壓碎，或以研缽和杵磨碎）

鹽 $\frac{1}{2}$ 小匙

特級初榨橄欖油 $\frac{1}{2}$ 杯

作法

- 把檸檬汁、帕瑪森乳酪、大蒜、醋、代糖、胡椒子和鹽放入小碗拌勻。以緩慢穩定的速度倒入油，攪打至醬料變濃稠。
- 立即享用，或放入氣密容器中冷藏，最長可保存三天。

每份：淨碳水化合物：1 公克；總碳水化合物：1 公克；纖維：0 公克；蛋白質：1 公克；脂肪：15 公克；熱量：140 大卡

變化版

檸檬蒔蘿油醋醬

依照說明製作帕瑪森乳酪胡椒子沙拉醬，以一大匙瀝乾的酸豆和一大匙新鮮蒔蘿末取代帕瑪森乳酪。

法式沙拉醬

請試試看用清脆的結球萵苣葉和香甜成熟的番茄塊沾這款經典的酸甜美式沙拉

醬，滋味超乎想像。如果你沒有大蒜粉，可以用主廚刀的刀面把蒜瓣壓碎，加入醬料中；享用或存放前請取出大蒜並丟棄。

階段：1、2、3、4　　　　　　　份量：10 份（每份 2 大匙）

實作時間：10 分鐘　　　　　　　總計時間：10 分鐘

材料

低碳水化合物番茄醬 $\frac{1}{2}$ 杯

蘋果醋 $\frac{1}{4}$ 杯

木糖醇 1 大匙

鹽 $\frac{1}{2}$ 小匙

大蒜粉 $\frac{1}{4}$ 小匙

番椒粉 1 小撮

作法

- 把番茄醬、油、醋、木糖醇、鹽、大蒜粉和番椒粉放入中碗攪打。立即享用，或放入氣密容器中冷藏，最長可保存三天。

每份：淨碳水化合物：1 公克；總碳水化合物：2 公克；纖維：1 公克；蛋白質：0 公克；脂肪：11 公克；熱量：110 大卡

俄式沙拉醬

雖然叫做俄式沙拉醬，但其實是美式配方。據說過去的配方會加魚子醬，因而得名。你可以挖一匙淋在冷切雞肉或水煮蛋上。

階段：1、2、3、4　　　　　　　份量：8 份（每份 2 大匙）

實作時間：10 分鐘　　　　　　　總計時間：10 分鐘

材料

美乃滋 $\frac{3}{4}$ 杯

低碳水化合物番茄醬 $\frac{1}{4}$ 杯

細切洋蔥 1 大匙

新鮮歐芹末 1 大匙

調理辣根 2 小匙

伍斯特醬 1 小匙

作法

- 把美乃滋、番茄醬、洋蔥、歐芹、辣根和伍斯特醬放入碗中攪拌均勻。立即享用，或是放入氣密容器中冷藏，最長可保存三天。

每份：淨碳水化合物：0公克；總碳水化合物：1公克；纖維：1公克；蛋白質：0公克；脂肪：17公克；熱量：160大卡

> **祕訣**
>
> 亨氏（Heinz）和其他廠商都有出產無添加糖的番茄醬。如果你家附近的雜貨店沒有賣，可以請店長進貨或在網路上購買。

醃醬和香料

醃醬和香料在烹調之前就先對食物施了魔法，與醬料和調味料不同。醃醬通常是含有酸性食材或調味品（如酒、醋、檸檬或萊姆汁或優格）的液體。肉類、雞肉、魚肉，甚至是蔬菜浸在醃醬中，都可以增添風味，酸性環境中的酵素可以分解纖維。比較堅韌的肉塊需要醃漬幾個小時（甚至幾天）才會變軟嫩，但是肉質細膩的魚只要稍微醃漬一下（二十至三十分鐘以內）就好，甚至會在酸性環境中「變熟」，使煮好的料理口感不佳。

無論你是要醃漬魚肉、豆腐、蔬菜、禽肉或肉類，請遵守食譜說明；如果沒有太多時間，為求保險起見，寧可謹慎一點：魚和豆腐醃漬十五至二十分鐘、雞肉或薄切牛排醃漬兩小時，烤肉則醃漬六至八小時。

香料是指混和的乾香料，有時候會加入香草。香料直接塗抹在肉片或魚片上，讓香味在烹調之前滲入。理想上，你要把塗好香料的肉放過夜，不過即使是放半小時也能增添風味。

拉丁醃醬

這種醃醬的主要風味是大蒜和萊姆做成的古巴醃汁。搭配豬肉和雞肉塊（醃漬至少兩小時，最長是二十四小時）、魚肉和甲殼類（醃漬最好不超過二十分鐘）特別好吃。

階段：1、2、3、4

份量：8份（每份2大匙）（足夠醃漬1 1/2至2磅〔約680至907公克〕的肉、魚或蔬菜）

實作時間：5分鐘　　　　　　總計時間：5分鐘

材料

大蒜5瓣，去皮

新鮮檸檬汁 $\frac{1}{4}$ 杯

新鮮萊姆汁2大匙

芫荽葉末2大匙

小型洋蔥 $\frac{1}{2}$ 顆，切末

橙皮屑 $1\frac{1}{2}$ 小匙

乾燥奧勒岡葉 $\frac{3}{4}$ 小匙

鹽 $1\frac{1}{2}$ 小匙

芥花油 $\frac{3}{4}$ 杯

作法

- 把大蒜、檸檬汁、萊姆汁、芫荽、洋蔥、橙皮屑、奧勒岡葉和鹽放入果汁機，打到均勻。加入油再以瞬轉功能混和。

祕訣

醃醬和香料中許多食材含有碳水化合物，但我們通常會把醃醬丟掉，所以實際上攝取到的碳水化合物只有極微量。

每份：淨碳水化合物：2.5公克；總碳水化合物：3公克；纖維：0.5公克；蛋白質：0.5公克；脂肪：21公克；熱量：190大卡

亞洲醃醬

請以這款醃醬醃漬烤雞肉串、鮭魚或鮪魚排、豬排或牛腰肉。雞肉和肉類最長醃漬二十四小時，魚肉則是兩小時。

階段：1、2、3、4

份量：6份（每份2大匙）（足夠醃漬1至 $1\frac{1}{2}$ 磅〔約454至680公克〕的肉、魚或蔬菜）

實作時間：5 分鐘　　　　　　　　總計時間：5 分鐘

材料

醬油 $\frac{1}{2}$ 杯

無調味米酒醋 2 大匙

木糖醇 2 大匙

去皮薑泥 1 大匙

大蒜 2 瓣，切末

黑麻油 2 小匙

芥花油 2 大匙

作法

- 把醬油、醋、代糖、薑、大蒜和麻油放入碗中拌勻。慢慢拌入芥花油，直至混和均勻。

每份：淨碳水化合物：5 公克；總碳水化合物：5 公克；纖維：0 公克；蛋白質：1.5 公克；脂肪：4 公克；熱量：60 大卡

> **祕訣**
>
> 泡過食物的醃醬就要丟掉。即使你把醃醬冰起來，還是可能孳生有害細菌。如果你想要把醃醬當成烤肉醬或者在餐桌上當成佐醬，放食物進去醃漬之前先保留一部分或者重新做一些會比較安全。

契波透辣椒醃醬

在大部分超市的墨西哥食物區可以找到罐裝的醬醋契波透辣椒（譯註：台灣的超市不一定有）。這種醃醬和帶骨雞排、牛小排、所有豬肉排，還有去骨去皮的火雞肉都是絕配。

階段：1、2、3、4

份量：4 份（每份 2 大匙）（足夠醃漬 1 磅〔約 454 公克〕的肉、魚或蔬菜）

實作時間：5 分鐘　　　　　　　　總計時間：5 分鐘

材料

大蒜 6 瓣，切末

醬醋契波透辣椒 4 根，細切成末

顆粒狀無熱量甜味劑 2 小匙

新鮮萊姆汁 2 大匙

特級初榨橄欖油 2 大匙

孜然粉 2 小匙

鹽 1 小匙

作法

- 把大蒜、契波透辣椒、無熱量甜味劑、萊姆汁、油、孜然和鹽放入碗中拌勻。

每份：淨碳水化合物：2 公克；總碳水化合物：3 公克；纖維：1 公克；蛋白質：1 公克；脂肪：8 公克；熱量：80 大卡

地中海醃醬

迷迭香、大蒜和檸檬是這款百搭醃醬的基礎。用在任何火烤、烘烤、拌炒或烤箱烤的料理上都很好吃，但搭配雞肉和小牛排、茄子片、味道不重的全魚（例如鯛魚或鱸魚）還有扇貝，風味尤佳。由於這款醃醬的酸度低，即使是魚或甲殼類也可以醃漬最長二十四小時。

階段：1、2、3、4

份量：4 份（每份 2 大匙）（足夠醃漬 1 磅〔約 454 公克〕的肉、魚或蔬菜）

實作時間：5 分鐘　　　　　　　　總計時間：5 分鐘

材料

迪戎芥末醬 2 大匙

細切迷迭香葉 2 大匙

大蒜 3 瓣，去皮

碎檸檬皮屑 1 小匙

茴香粉 $\frac{1}{2}$ 小匙

胡椒 $\frac{1}{2}$ 小匙

鹽 1 小匙

特級初榨橄欖油 $\frac{1}{2}$ 杯

作法

- 把芥末醬、迷迭香、大蒜、檸檬皮、茴香粉、胡椒和鹽放入果汁機打勻。果汁機運轉時，以緩慢穩定的速度倒入油，直到混和均勻。

每份：淨碳水化合物：1公克；總碳水化合物：2公克；纖維：1公克；蛋白質：1公克；脂肪：29公克；熱量：270大卡

百搭紅酒醃醬

牛排、鹿肉、野牛肉或其他野味，加上厚切洋蔥和夏南瓜，和這款滋味豐富的醃醬最搭。

如果你想要，可以用小顆洋蔥取代紅蔥頭。

階段：1、2、3、4

份量：4份（每份2大匙）（足夠醃漬 $1\frac{1}{2}$ 至2磅〔約454至680公克〕的肉、魚或蔬菜）

實作時間：5分鐘　　　　　　總計時間：5分鐘

材料

不甜紅酒 $\frac{1}{2}$ 杯

特級初榨橄欖油 $\frac{1}{4}$ 杯

紅酒醋 2 大匙

中型紅蔥頭 1 顆，切末

顆粒狀無熱量甜味劑 2 小匙

杜松子 10 顆（選擇性）

新鮮迷迭香葉末 2 小匙

粗磨黑胡椒 $\frac{1}{4}$ 小匙

鹽 $\frac{3}{4}$ 小匙

作法

- 把酒、油、醋、紅蔥頭、大蒜、代糖、杜松子、迷迭香、胡椒和鹽放入碗中拌勻即可。

每份：淨碳水化合物：1公克；總碳水化合物：1公克；纖維：0公克；蛋白質：0公克；脂肪：7公克；熱量：80大卡

> **祕訣**
>
> 可以用乾淨的咖啡磨豆機來研磨完整的香料。想要清潔磨豆機，可以用一片麵包擦拭然後在機器中攪拌成麵包屑。麵包會吸收咖啡渣和油脂。磨完香料之後可以再磨麵包吸收油脂。

BBQ 香料

這款香料可以為火烤或烘烤的肉類增添風味，和烤肉醬（第 205 頁）是絕配。烹飪前先把香料抹在肋排上，烘烤或煎時再抹上烤肉醬，停留十至二十分鐘。

階段：1、2、3、4

份量：12 份（每份 1 大匙）（足夠醃漬 $3\frac{1}{2}$ 至 4 磅〔約 1.6 至 1.8 公斤〕的肉、魚或蔬菜）

實作時間：5 分鐘　　　　總計時間：5 分鐘

材料

孜然粉 2 大匙
大蒜粉 2 大匙
洋蔥粉 2 大匙
木糖醇 2 大匙
辣椒粉 $1\frac{1}{2}$ 大匙
胡椒 $1\frac{1}{2}$ 大匙
鹽 1 大匙
芥末粉 1 小匙
多香果粉 1 小匙

作法

把孜然、大蒜粉、洋蔥粉、木糖醇、辣椒粉、胡椒、鹽、芥末粉和多香果粉放入碗中拌勻即可。

每份：淨碳水化合物：3 公克；總碳水化合物：4 公克；纖維：1 公克；蛋白質：1 公克；脂肪：0.5 公克；熱量：20 大卡

> **祕訣**
>
> 你可以把多餘的混和香料放在氣密容器中，置於陰涼處，最長可以存放兩個月。

摩洛哥香料

這款異國綜合香料是羊肉、蝦和雞肉的絕佳搭檔。

階段：1、2、3、4

份量：6份（每份1大匙）（足夠醃漬2磅〔約680公克〕的肉、魚或蔬菜）

實作時間：5分鐘　　　　　　　　總計時間：5分鐘

材料

孜然粉 2 大匙又 2 小匙

芫荽籽粉 4 小匙

鹽 4 小匙

胡椒 2 小匙

薑粉 2 小匙

乾燥奧勒岡葉 2 小匙

顆粒狀無熱量甜味劑 $1\frac{1}{2}$ 小匙

肉桂粉 1 小匙

作法

把孜然、芫荽籽、鹽、胡椒、薑、奧勒岡葉、代糖和肉桂放入碗中拌勻即可。

每份：淨碳水化合物：1 公克；總碳水化合物：3 公克；纖維：2 公克；蛋白質：1 公克；脂肪：1 公克；熱量：25 大卡

祕訣

食物用乾香料醃過之後，烹調之前得盡量弄掉香料和醃汁，才能讓食物焦化。

肯瓊香料

這款香料是搭配魚排（鮪魚或旗魚）或魚片（鯰魚和鱸魚）的經典「煎黑」香料，但是搭配禽肉或豬排也非常好。

階段：1、2、3、4

份量：8份（每份1大匙）（足夠醃漬3磅〔約1.4公斤〕的肉、魚或蔬菜）

實作時間：5分鐘　　　　　　　　總計時間：5分鐘

材料

紅椒粉 2 大匙又 2 小匙

乾燥奧勒岡葉 2 大匙

大蒜粉 1 大匙

鹽 1 大匙
乾燥百里香 1 小匙
番椒粉 1 小匙

作法

- 把紅椒粉、奧勒岡葉、大蒜粉、鹽、百里香和番椒粉放入碗中拌勻即可。

每份：淨碳水化合物：1 公克；總碳水化合物：3 公克；纖維：2 公克；蛋白質：1 公克；脂肪：1 公克；熱量：15 大卡

清湯

喝兩杯清湯有助於消除或減緩極低碳水化合物（每日淨碳水化合物五十公克以下）飲食之利尿作用帶來的副作用，例如虛弱無力。鈉（鹽）和其他礦物質會隨著液體流失，這三款清湯可以維持你的電解質平衡。此外，它們比罐裝或其他包裝湯品更好喝又營養。

雞湯

每杯令人滿足的雞湯含有七公克的蛋白質，遠比任何市售產品更多。這款雞湯也富含鉀離子和鎂離子。

階段：1、2、3、4　　　　份量：16 份（每份 1 杯）
實作時間：30 分鐘　　　　總計時間：4 小時 30 分鐘

材料

雞 1 隻（1.8 公斤重）
小型洋蔥 2 顆
帶葉芹菜莖 2 個
大蒜 2 瓣
鹽 2 大匙
水 4 夸脫（16 杯，約 3.8 公升）
歐芹 5 枝（選擇性）
百里香 5 枝（選擇性）

月桂葉 2 枝（選擇性）

黑胡椒子 10 顆

作法

- 把雞肉、洋蔥、芹菜、大蒜、鹽、水、選擇性調味品和胡椒子放入大鍋，中火烹煮。煮滾後轉小火，蓋上鍋蓋慢燉二小時。攪拌並把大塊雞肉分開。加入足夠的水，使之回到原本的水位，然後再燉二至四小時以上。再次補足水位，煮滾後離火。

> **祕訣**
>
> 想要煮出最佳風味的清澈湯品，請先沖洗過雞肉和雞脖子，並把所有內臟丟掉，包括雞腎（位於體腔內、脊椎旁的紅棕色團塊）。可以用雞脖子沒問題。

- 湯稍微放涼後，濾掉並丟棄所有固體（包括雞肉）。
- 冷藏到油脂凝結後撈掉丟棄。把湯放入小容器，冷藏最長可保存三天，冷凍可保存三個月。

每份：淨碳水化合物：1 公克；總碳水化合物：0 公克；纖維：1 公克；蛋白質：7 公克；脂肪：0 公克；熱量：28 大卡

變化版

牛肉湯

依照上述說明製作雞湯，用四磅的板腱牛或牛肩肉取代雞肉。

蔬菜湯

罐裝高湯和包裝高湯塊的風味永遠比不上自己燉的湯。此外，這款蔬菜湯富含鉀離子，是調整飲食期間很重要的礦物質。可以用蔬菜湯來取代大部分湯品或醬料配方中的水或雞高湯。

階段：1、2、3、4

份量：16 份（每份 1 杯）

實作時間：20 分鐘

總計時間：1 小時 20 分鐘

材料

中型韭蔥 4 枝，僅使用白色和淺綠色的部分

橄欖油 2 大匙
中型胡蘿蔔 2 根,切成大塊
芹菜梗 2 根,切成大塊
蕈菇 4 盎司,切片
大蒜 4 瓣,切片壓碎
水 4 夸脫(16 杯,約 3.8 公升)
歐芹 5 枝
百里香 5 枝
月桂葉 2 片
食鹽 5 小匙
Morton's 低鈉鹽(一般鹽混氯化鉀)2 小匙
胡椒子 10 顆

作法

- 韭蔥對半縱切,用冷水洗掉塵土,然後切大段。
- 以大醬汁鍋中火熱油,放入韭蔥、胡蘿蔔、芹菜、蕈菇和大蒜;拌炒到蔬菜變軟但未焦化,大約十分鐘。加水、歐芹、百里香、月桂葉、鹽和胡椒。煮滾後,加蓋轉小火,燉煮一小時,偶爾攪拌。
- 離火並過濾,以刮杓或木匙壓出蔬菜汁液。把固體丟掉,湯放入小容器中;冷藏最長可保存三天,冷凍可保存三個月。

每份:淨碳水化合物:2 公克;總碳水化合物:2 公克;纖維:0 公克;蛋白質:0 公克;脂肪:2 公克;熱量:26 大卡

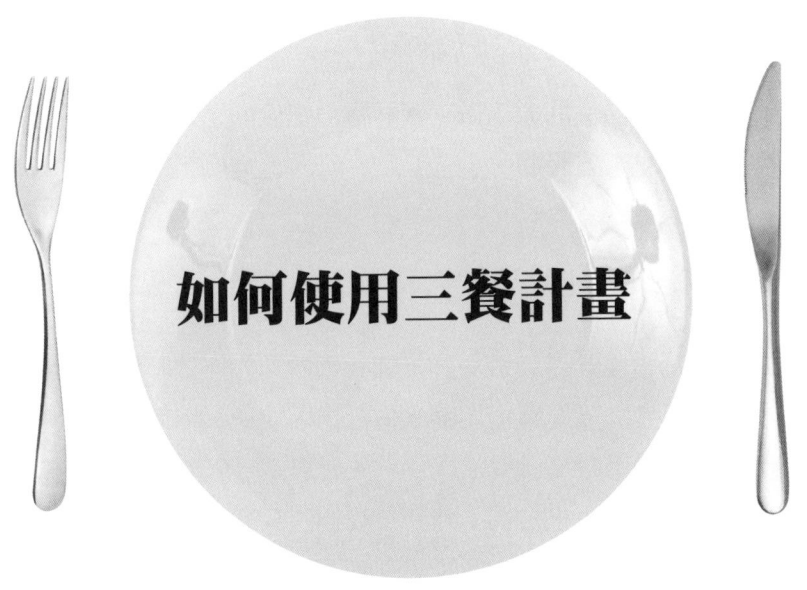

如何使用三餐計畫

在接下來幾頁,你會看到多種三餐計畫,讓你可以照自己的步調走過阿金飲食法的四個階段(請見第243頁的三餐計畫索引)。其中包含第一階段:誘導期的一週計畫,只要你停留在誘導期,就可以依照自己的需求變化,單純重複這份一週計畫(切記,如果兩週後你決定停留在誘導期更久一點,就可以增加堅果和種子)。我們列出第二階段:持續減重期碳水化合物漸增的六週計畫。第三階段:維持前期的五週計畫也適合用在第四階段:終生維持期。

由於素食者會從持續減重期(OWL)開始實行阿金飲食法,我們的素食計畫是從OWL的淨碳水化合物三十公克開始。我們建議完全素食者從OWL的淨碳水化合物五十公克開始。

處於這個階段的完全素食者體重開始往下掉時,就可以遵守素食者三餐計畫調高碳水化合物攝取量,但要用植物類食物取代乳製品和蛋。

兩個階層

大部分計畫都有兩個階層。在OWL,你每次會增加五公克,所以第一週的公克數最低,在此階層一週以後,你會進入下一個階層。在維持前期,你每次會增加

十公克，所以我們在此階段的頭兩份三餐計畫中提供的是類似的增量版本（如何閱讀增量計畫，詳情請見下方說明）。

專注在碳水化合物

你可以嚴格遵守這些計畫，這些計畫讓我們看到如何依照碳水化合物階梯（請見第 123 頁）增加新食物，逐漸增加碳水化合物攝取量。你可以用相近碳水化合物含量的食物替換，比如用蘆筍代替四季豆，或者用茅屋乳酪代替希臘優格。

三餐計畫的重點是碳水化合物；然而，我們沒有列出代糖、奶油、含有適當甜味劑的飲料、大部分調味料和適當餐後甜點的碳水化合物。如果你增加這些食物，請務必隨之調整，維持在適當的碳水化合物範圍，並請攝取至少十二至十五公克來自基礎蔬菜的淨碳水化合物。

蛋白質和脂肪

雖然蛋白質和脂肪佔你攝取熱量的大宗，但每個人攝取的食物不盡相同，所以我們沒有列出蛋白質和脂質的份量，大部分人每餐大約攝取四到六盎司的蛋白質，並攝取足夠的脂肪直到有飽足感。然而，我們列出少數含有碳水化合物的蛋白質食物份量（例如加拿大培根，以及素食和全素者的蛋白質來源）。此外，我們也列出沙拉醬和少數醬料每一份的量和碳水化合物含量。請隨意增加奶油、橄欖油和酸奶油等脂肪。

你在維持前期和終生維持期會遵守相同的三餐計畫，不過一旦你達到目標體重，就必須攝取更多含脂肪的食物，以補償你減重時燃燒的體脂肪。請參考我們美味的沙拉醬和其他調味料的食譜。

說明清楚

我們在三餐計畫中列出許多資訊。以下是如何閱讀三餐計畫的說明：

- 本書的食譜會以斜體表示，頁碼請見第 196 頁的食譜索引。
- 餐點和點心欄位會列出每個品項的碳水化合物含量和小計。

- 如果餐點或點心含有較高淨碳水化合物公克數的增量食物，就會以粗體表示。
- 如果餐點或點心含有較高淨碳水化合物公克數的增量食物，小計的部分會先列出碳水化合物含量較低的公克數，後方以括號夾注碳水化合物含量較高的部分。每日的最底部會列出一日總量。針對雙階層計畫，碳水化合物攝取量較高的部分會以括號夾注。
- 一日總量中也會列出基礎蔬菜的碳水化合物公克數。

最後，每天的碳水化合物攝取量有些差異是很正常的事，只要你從每日總量看到沒有持續超過自己的碳水化合物耐受量就沒有關係。

三餐計畫索引

第一階段：誘導期
淨碳水化合物 20 公克　　　　　　　　　第 244-246 頁

第二階段：持續減重期
淨碳水化合物 25 和 30 公克　　　　　　第 247-249 頁
淨碳水化合物 35 和 40 公克　　　　　　第 250-252 頁
淨碳水化合物 45 和 50 公克　　　　　　第 253-255 頁

第三階段：維持前期和第四階段：終生維持期
淨碳水化合物 55 和 65 公克　　　　　　第 256-258 頁
淨碳水化合物 75 和 85 公克　　　　　　第 259-261 頁
淨碳水化合物 95 公克　　　　　　　　　第 262-264 頁

素食者和完全素食者的三餐計畫

第二階段：持續減重期
淨碳水化合物 30 和 35 公克的素食者　　第 265-267 頁
淨碳水化合物 40 和 45 公克的素食者　　第 268-270 頁
淨碳水化合物 50 和 55 公克的素食者　　第 271-273 頁

淨碳水化合物 50 公克的完全素食者　　　　第 283-285 頁

第三階段：維持前期和第四階段：終生維持期

淨碳水化合物 60 和 70 公克的素食者　　　第 274-276 頁

淨碳水化合物 80 和 90 公克的素食者　　　第 277-279 頁

淨碳水化合物 100 公克的素食者　　　　　第 280-282 頁

第一階段：誘導期，淨化水化合物 20 公克

	第 1 天	第 2 天	第 3 天	第 4 天	第 5 天	第 6 天	第 7 天
早餐	炒蛋 2 顆（1） 香腸（0） 蒸菠菜 $\frac{1}{2}$ 杯（2）	拌炒牛絞肉搭配（0） 青蔥 $\frac{1}{4}$ 杯和（1） 紅甜椒 $\frac{1}{2}$ 杯加（3） 莫札瑞拉乳酪絲 $\frac{1}{4}$ 杯（0.5）	莫札瑞拉乳酪絲 $\frac{1}{4}$ 杯（0.5） 中型番茄 1 顆（3.5） 低碳水化合物奶昔（1）	瑞士乳酪 2 片（0.5） 即食烤火雞肉片裹（0） 蘆筍尖 4 根（2）	煎蛋 2 顆（1） 無添加糖紅色莎莎醬 2 大匙（0.5） 哈斯酪梨 $\frac{1}{2}$ 顆（2）	煙燻鮭魚包（0） 奶油乳酪 2 大匙和（1） 黃瓜片 $\frac{1}{2}$ 杯（1）	培根條（0） 瑞士乳酪 1 片（1） 全熟水煮蛋 1 顆（0.5） 蘆筍尖 3 根（1.5）
	小計 3	小計 4.5	小計 5	小計 2.5	小計 3.5	小計 2	小計 3
點心	乳酪條 1 條（0.5） 哈斯酪梨 $\frac{1}{2}$ 顆（2）	全熟水煮蛋 1 顆（0.5） 芹菜莖 1 根（1）	小蘿蔔 6 根（0.5） 莫恩斯特乾酪 2 片（0.5）	低碳水化合物能量棒（2） 中型黃瓜 $\frac{1}{2}$ 條（1）	黃瓜片 $\frac{1}{2}$ 杯（1） 切達乳酪 2 片（1）	芹菜莖 2 根（1.5） *藍乳酪沙拉醬* 2 大匙（1）	綠橄欖 10 顆鑲（0） 奶油乳酪 2 大匙（1）
	小計 2.5	小計 1.5	小計 1	小計 3	小計 2	小計 2.5	小計 1

	第1天	第2天	第3天	第4天	第5天	第6天	第7天
午餐	烤牛肉搭（0）綜合綠葉生菜4杯（1.5）綠豆芽$\frac{1}{2}$杯（2）黑橄欖5顆（0.5）洋蔥末2大匙（1.5）檸檬蒔蘿油醋醬2大匙（1）	烤雞肉搭（0）綜合綠葉生菜4杯和（1.5）小番茄5顆（2）洋蔥末2大匙（1.5）帕馬森乳酪絲2大匙（0.5）凱薩沙拉醬2大匙（1.5）	科布沙拉：蘿美生菜4杯（1.5）烤雞肉（0）全熟水煮蛋1顆（0.5）切達乳酪絲$\frac{1}{2}$杯（0.5）生蘑菇$\frac{1}{2}$杯（1）甜芥末沙拉醬2大匙（1）	綜合綠葉生菜4杯（1.5）罐裝沙丁魚（0）菲達乳酪1盎司（1）黑橄欖5顆（0.5）小番茄5顆（2）希臘油醋醬2大匙（1）	鮪魚罐1罐搭配（0）綜合綠葉生菜2杯（1）水煮青花菜$\frac{1}{2}$杯（1.5）青蔥$\frac{1}{4}$杯（1）醃漬朝鮮薊心4塊（2）檸檬蒔蘿油醋醬2大匙（1）	烤雞肉搭（0）綜合綠葉生菜4杯（1.5）哈斯酪梨$\frac{1}{2}$顆（2）黑橄欖10顆（1.5）苜蓿芽$\frac{1}{2}$杯（0）義式沙拉醬2大匙（1）	烤牛肉切片搭（0）綜合綠葉生菜4杯（1.5）莫札瑞拉乳酪絲$\frac{1}{4}$杯（0.5）小蘿蔔6根（0.5）黃瓜片$\frac{1}{2}$杯（1）帕瑪森乳酪胡椒子醬1大匙（1）
	小計6.5	小計7	小計4.5	小計6	小計6.5	小計6	小計4.5
點心	橄欖10顆（0）切達乳酪1片（0.5）	哈斯酪梨$\frac{1}{2}$顆（2）莫恩斯特乾酪2片（0.5）	奶油乳酪2大匙搭（1）芹菜莖2根（1.5）	高達乳酪1盎司（0.5）綠橄欖5顆（0）	即食烤火雞肉片（0）蒜泥蛋黃醬2大匙（0）	低碳水化合物能量棒（2）切達乳酪1片（0.5）	低碳水化合物能量棒（2）中型番茄1顆（3.5）
	小計0.5	小計2.5	小計2.5	小計0.5	小計0	小計2.5	小計5.5

	第1天	第2天	第3天	第4天	第5天	第6天	第7天
晚餐	烤鮭魚排（0） *蒜泥蛋黃醬*2大匙（0） 清蒸蘆筍尖6根（2.5） 芝麻葉沙拉2杯（1） 小番茄5顆（2） 黃瓜片$\frac{1}{2}$杯（1） *義式沙拉醬*2大匙（1）	烤豬排（0） 碎白花菜$\frac{1}{2}$杯（1） 切達乳酪絲$\frac{1}{4}$杯（0.5） 綜合綠葉生菜2杯搭（1） 小蘿蔔6根（0.5） 生四季豆$\frac{1}{2}$杯（2） *義式沙拉醬*2大匙（1）	烤鮪魚排（0） *香草奶油調味油*2大匙（1） 炒櫛瓜$\frac{1}{2}$杯（1.5） 綜合綠葉生菜2杯（1） 哈斯酪梨$\frac{1}{2}$顆（2） 藍乳酪2大匙（0.5） *帕瑪森乳酪胡椒子醬*2大匙（1）	烤牛腰肉（0） 清蒸櫛瓜$\frac{1}{2}$杯（1.5） 綜合綠葉生菜2杯（1） 烤紅甜椒$\frac{1}{4}$杯（3.5） 洋蔥末2大匙（1.5） *帕瑪森乳酪胡椒子醬*2大匙（1）	漢堡排搭（0） 炒洋蔥2大匙和（2.5） 炒蘑菇$\frac{1}{4}$杯（2.5） 切達乳酪2片（1） 綜合綠葉生菜2杯（1） *甜芥末沙拉醬*2大匙（1）	主廚沙拉： 蘿美生菜4杯（1.5） 火雞和火腿（0） 小型番茄1顆（2.5） 洋蔥末2大匙（1.5） 切達乳酪絲$\frac{1}{4}$杯（0.5） *法式沙拉醬*2大匙（1）	烤雞肉（0） *焦化奶油醬*2大匙（0） 清蒸菠菜$\frac{1}{2}$杯（2） 綜合綠葉生菜2杯（1） 苦苣1杯（1） 哈斯酪梨$\frac{1}{2}$顆（2） *義式沙拉醬*2大匙（1）
	小計7.5	小計6	小計7	小計8.5	小計8	小計7	小計7
	總計20 基礎蔬菜16	總計21.5 基礎蔬菜16.5	總計20 基礎蔬菜12.5	總計20.5 基礎蔬菜14.5	總計20 基礎蔬菜15	總計20 基礎蔬菜13	總計21 基礎蔬菜14

第二階段：持續減重期，淨碳水化合物 25 和 30 公克

（30 公克所增加的份量以粗體表示）

	第 1 天	第 2 天	第 3 天	第 4 天	第 5 天	第 6 天	第 7 天
早餐	加拿大培根 3 片（1） 碎白花菜 1 杯（2） 切達乳酪絲 $\frac{1}{4}$ 杯（0.5） **藍莓 $\frac{1}{4}$ 杯（4）**	歐姆蛋 2 顆加（1） 炒洋蔥 1 杯搭（4.5） 切達乳酪絲 $\frac{1}{2}$ 杯（1） **大顆草莓 5 顆（5）**	熟火腿片（0） 瑞士乳酪 2 片（2） 哈斯酪梨 $\frac{1}{2}$ 顆（2） **藍莓 $\frac{1}{4}$ 杯（4）**	低碳水化合物奶昔（1） 胡桃 1 盎司（1.5） 覆盆子 $\frac{3}{4}$ 杯（5）	火雞香腸拌炒（0） 青蔥 $\frac{1}{4}$ 杯（1） 高麗菜絲 1 杯（2） **藍莓 $\frac{1}{4}$ 杯（4）**	煎蛋 2 顆（1） 清蒸菠菜 $\frac{1}{2}$ 杯（2） 培根 3 條（0） **大顆草莓 4 顆（4）**	低碳水化合物能量棒（2） 惡魔蛋 1 顆（0.5） **藍莓 $\frac{1}{4}$ 杯（2.5）**
	小計 3.5(7.5)	小計 6.5(11.5)	小計 4(8)	小計 2.5(7.5)	小計 3(7)	小計 3(7)	小計 2.5(5)
點心	芹菜莖 2 根（1.5） 天然花生醬 1 大匙（2）	杏仁 1 盎司（2.5） 綠橄欖 10 顆（0）	黃瓜片 1 杯（2） 核桃 2 盎司（3）	哈斯酪梨 $\frac{1}{2}$ 顆（2） 切達乳酪 2 盎司（1）	波芙隆乳酪 2 片搭（1） 蘆筍尖 4 根（2）	芹菜莖 2 根（1.5） 天然花生醬 2 大匙（5）	巴西堅果 5 顆（2） 小番茄 5 顆（2）
	小計 3.5	小計 2.5	小計 5	1 小計 3	小計 3	小計 6.5	小計 4

	第1天	第2天	第3天	第4天	第5天	第6天	第7天
午餐	罐裝沙丁魚搭（0） 菠菜2杯（0.5） 蘿美生菜2杯（1） 烤紅甜椒¼杯（3.5） 生青花菜½杯（1） *檸檬蒔蘿油醋醬*2大匙（1）	倫敦烤肉（第1天剩下）（0） 綜合綠葉生菜4杯（1.5） 芹菜丁½杯（0.5） 小型番茄1顆（2.5） 哈斯酪梨½顆（2） *田園沙拉醬*2大匙（1）	罐裝綜合鮭魚搭（0） 芹菜丁½杯（0.5） 洋蔥末2大匙搭（1.5） 果汁機版美乃滋2大匙淋（0） 蘿美生菜4杯（1.5） 黑橄欖5顆（0.5）	烤雞肉（第3天剩下）搭（0） 水田芥1杯（0） 萵苣葉3杯（1.5） 小型番茄1顆（2.5） 生四季豆½杯（2） *藍乳酪沙拉醬*2大匙（1）	烤蝦搭（0） 綜合綠葉生菜4杯（1.5） 黑橄欖5顆（0.5） 小型番茄1顆（2.5） 山羊乳酪2盎司（0.5） *檸檬蒔蘿油醋醬*2大匙（1）	漢堡排（0） 哈斯酪梨½顆（2） 切達乳酪1片（0.5） 小型番茄1顆（2.5） 散葉萵苣1杯（1） 洋蔥2大匙（1.5）	烤雞肉（第6天剩下）（0） 嫩菠菜沙拉4杯（1） 菲達乳酪¼杯（1） 核桃1盎司（1.5） 哈斯酪梨½顆（2） 黑橄欖5顆（0.5） *新鮮覆盆子油醋醬*2大匙（1）
	小計7	小計7.5	小計4	小計7	小計6	小計7.5	小計7
點心	巴西堅果5顆（2） 全熟水煮蛋1顆（0.5）	胡桃1盎司（1.5） 低碳水化合物奶昔（1）	切達乳酪1片（0.5） 小番茄5顆（2）	核桃1盎司（1.5） 醃漬朝鮮薊心4塊（2）	胡桃1盎司（1.5） 低碳水化合物奶昔（1）	低碳水化合物能量棒（2） 瑞士乳酪1片（1）	清蒸青花菜½杯（1.5） 切達乳酪2片（1）
	小計2.5	小計2.5	小計2.5	小計3.5	小計2.5	小計3	小計2.5

	第 1 天	第 2 天	第 3 天	第 4 天	第 5 天	第 6 天	第 7 天
晚餐	倫敦烤肉（0） 炒香菇 $\frac{1}{4}$ 杯（4.5） 綜合綠葉生菜 2 杯（1） 松子 1 盎司（1.5） 碎藍乳酪 2 大匙（0.5） *新鮮覆盆子油醋醬* 2 大匙（1）	烤鱈魚（0） *香草奶油調味油* 2 大匙（0） 清蒸青花菜 1 杯（3） 綜合綠葉生菜 2 杯（1） 苜蓿芽 $\frac{1}{2}$ 杯（0） *檸檬蒔蘿油醋醬* 2 大匙（1）	烤雞肉（0） *烤肉醬* 1 大匙（2） 清蒸菠菜 $\frac{1}{2}$ 杯（2） 芝麻葉 2 杯搭（1） 醃漬朝鮮薊心 4 塊（2） 青蔥 $\frac{1}{4}$ 杯（1） *藍乳酪沙拉醬* 2 大匙（1）	羊肉串（0） 茄子丁 1 杯（2） 洋蔥丁 $\frac{1}{4}$ 杯（3） 紅甜椒丁 $\frac{1}{2}$ 杯（3） 綜合綠葉生菜 2 杯（1） *希臘油醋醬* 2 大匙（0）	豬里肌（0） *芥末奶油醬* 2 大匙（1） 熟四季豆 $\frac{1}{2}$ 搭配（3） 杏仁片 1 盎司（2.5） 綜合綠葉生菜 2 杯（1） 烤紅甜椒 $\frac{1}{4}$ 杯（3.5） *檸檬蒔蘿油醋醬* 2 大匙（1）	烤雞肉（0） *羅勒青醬* $\frac{1}{4}$ 杯（1） 碎白花菜 1 杯（1） 切達乳酪絲 $\frac{1}{4}$ 杯（0.5） 芝麻葉 4 杯（1.5） *新鮮覆盆子油醋醬* 2 大匙（1）	虹鱒（0） *奶油調味油* 2 大匙（0） 清蒸中型朝鮮薊 1 顆（7） 綜合綠葉生菜 2 杯（1） 黃瓜片 $\frac{1}{2}$ 杯（1） *義式沙拉醬* 2 大匙（1）
	小計 8.5	小計 5	小計 9	小計 9	小計 12	小計 6	小計 10
	總計 25 (29) 基礎蔬菜 15	總計 24 (29) 基礎蔬菜 15	總計 24.5 (28.5) 基礎蔬菜 16	總計 25 (30) 基礎蔬菜 16	總計 26.5 (30.5) 基礎蔬菜 17	總計 26 (30) 基礎蔬菜 14	總計 26 (28.5) 基礎蔬菜 16

第二階段：持續減重期，淨碳水化合物 35 和 40 公克

（40 公克所增加的份量以粗體表示）

	第 1 天	第 2 天	第 3 天	第 4 天	第 5 天	第 6 天	第 7 天
早餐	加拿大培根 3 條（1）碎白花菜 1 杯（2）切達乳酪絲 $\frac{1}{4}$ 杯（0.5）甜櫻桃 $\frac{1}{2}$ 杯（4）	歐姆蛋 2 顆（1）炒洋蔥 $\frac{1}{4}$ 杯（4.5）炒香菇 $\frac{1}{4}$ 杯（4.5）切達乳酪絲 $\frac{1}{4}$ 杯（0.5）	水煮即食火腿片（0）瑞士乳酪 2 片（2）哈斯酪梨二分之一顆（2）草莓切片 $\frac{1}{2}$ 杯（3.5）	低碳水化合物奶昔（1）杏仁 1 盎司（2.5）藍莓 $\frac{1}{4}$ 杯（4）哈密瓜小球 $\frac{1}{2}$ 杯（7）	火雞香腸炒（0）洋蔥末 $\frac{1}{4}$ 杯和（3）紅甜椒二分之一杯（3）黑莓 $\frac{1}{4}$ 杯（2.5）	炒蛋 2 顆搭（1）清蒸菠菜二分之一杯（2）培根 3 條（0）甜櫻桃 $\frac{1}{2}$ 杯（4）	茅屋乳酪 $\frac{1}{2}$ 杯（4）哈密瓜小球 $\frac{1}{4}$ 杯（3.5）哈密瓜小球 ¼（**3.5**）榛果 1 盎司（0.5）
	小計 3.5(7.5)	小計 10.5	小計 7.5	小計 7.5(14.5)	小計 8.5	小計 7(11)	小計 8(11.5)
點心	芹菜莖 2 根（1.5）天然花生醬 2 大匙（5）	瑞可塔乳酪 $\frac{1}{2}$ 杯（4）覆盆子 $\frac{1}{4}$ 杯（1.5）	黃瓜片 1 杯（2）*藍乳酪沙拉醬* 2 大匙（1）	哈斯酪梨 $\frac{1}{2}$ 顆（2）切達乳酪 2 片（1）	波芙隆乳酪 2 片裹（1）蘆筍尖 4 根（2）	芹菜莖 2 根（1.5）天然花生醬 2 大匙（5）	生青花菜 $\frac{1}{2}$ 杯（1）*蒜泥蛋黃醬* 2 大匙（0）
	小計 6.5	小計 5.5	小計 3	小計 3	小計 3	小計 6.5	小計 1

	第1天	第2天	第3天	第4天	第5天	第6天	第7天
午餐	罐裝沙丁魚搭（0） 嫩菠菜2杯（0.5） 蘿美生菜2杯（1） 烤紅椒 $\frac{1}{4}$ 杯（3.5） 醃漬朝鮮薊心4塊（2） 生青花菜 $\frac{1}{2}$ 杯（1） *檸檬蒔蘿油醋醬* 2大匙（1）	倫敦烤肉（第1天剩下）（0） 綜合綠葉生菜4杯（1.5） 芹菜丁1杯（1） 小型番茄1顆（2.5） 苜蓿芽 $\frac{1}{2}$ 杯（0） *希臘油醋醬* 2大匙（0）	罐裝鮭魚拌（0） 芹菜丁 $\frac{1}{2}$ 杯（0.5） 洋蔥末2大匙（1.5） *果汁機版美乃滋* 2大匙（0） 蘿美生菜4杯（1.5） 黑橄欖5顆（0.5） 番茄汁4盎司（4）	烤雞肉（第3天剩下）（0） 水田芥1杯（0） 萵苣葉3杯（1.5） 中型番茄1顆（3.5） 黑橄欖5顆（0.5） *藍乳酪沙拉醬* 2大匙（1）	烤蝦搭（0） 綜合綠葉生菜4杯（1.5） 黑橄欖5顆（0.5） 小型番茄1顆（2.5） *檸檬蒔蘿油醋醬* 2大匙（1） 大顆草莓5顆（5）	漢堡排（0） 哈斯酪梨 $\frac{1}{2}$ 顆（2） 切達乳酪1片（0.5） 小型番茄1顆（2.5） 萵苣葉1杯（1） 洋蔥2大匙（1.5） *蒜泥蛋黃醬* 2大匙（0）	烤雞肉（第6天剩下）（0） 嫩菠菜沙拉4杯（1） 菲達乳酪2盎司（2.5） 核桃1盎司（1.5） 小蘿蔔6根（0.5） 黑橄欖5顆（0.5） *新鮮覆盆子油醋醬* 2大匙（1）
	小計9	小計5	小計4.5(8.5)	小計6	小計5.5(10.5)	小計7.5	小計7
點心	低碳水優格4盎司（3） 藍莓 $\frac{1}{4}$ 杯（4）	開心果2盎司（5） 豆薯條 $\frac{1}{2}$ 杯（2.5）	胡桃2盎司（3） 茅屋乳酪 $\frac{1}{2}$ 杯（3）	杏仁1盎司（2.5） 低碳水優格4盎司（3）	松子2盎司（3.5） 茅屋乳酪 $\frac{1}{2}$ 杯（3）	低碳水化合物能量棒（2） 瑞可塔乳酪 $\frac{1}{2}$ 杯（4）	番茄汁4盎司（4） 原味全脂希臘優格4盎司（3.5）
	小計7	小計7.5	小計6	小計5.5	小計6.5	小計6	小計7.5

	第1天	第2天	第3天	第4天	第5天	第6天	第7天
晚餐	倫敦烤肉搭（0）蕈菇肉汁醬 $\frac{1}{4}$ 杯（2）清蒸中型朝鮮薊 $\frac{1}{2}$ 杯（3.5）綜合綠葉生菜2杯搭（1）碎藍乳酪2大匙（0.5）青蔥 $\frac{1}{4}$ 杯（1）*新鮮覆盆子油醋醬* 2大匙（1）	烤鱈魚（0）*香草奶油調味油* 2大匙（0）清蒸青花菜1杯（3.5）綜合綠葉生菜2杯（1）黃瓜片 $\frac{1}{2}$ 杯（1）*檸檬蒔蘿油醋醬* 2大匙（1）甜櫻桃 $\frac{1}{4}$ 杯（4）	烤雞肉搭（0）烤肉醬2大匙（4）清蒸球芽甘藍 $\frac{1}{2}$ 杯（3.5）芝麻葉生菜2杯和（1）醃漬朝鮮薊心4塊和（2）小型番茄1顆（2.5）*田園沙拉醬* 2大匙（1）	烤羊肉串（0）茄子丁1杯（2）洋蔥丁 $\frac{1}{4}$ 杯和（3）紅甜椒丁1杯（6）綜合綠葉生菜2杯（1）黑橄欖5顆（0.5）*希臘油醋醬* 2大匙（0）	豬里肌（0）芥末奶油醬2大匙（1）水煮四季豆 $\frac{1}{2}$ 杯（3）綜合綠葉生菜2杯搭（1）烤紅椒搭（3.5）黃瓜片 $\frac{1}{2}$ 杯（1）*檸檬蒔蘿油醋醬* 2大匙（1）	烤雞肉（0）*羅勒青醬* 2大匙（1）碎白花菜1杯（2）切達乳酪絲 $\frac{1}{4}$ 杯（0.5）芝麻葉4杯（1.5）小型番茄1顆（2.5）*新鮮覆盆子油醋醬* 2大匙（1）	虹鱒（0）*奶油調味油* 2大匙（0）清蒸中型朝鮮薊1顆（7）綜合綠葉生菜2杯（1）黃瓜片 $\frac{1}{2}$ 杯（1）哈斯乳酪 $\frac{1}{2}$ 顆（2）*義式沙拉醬* 2大匙（1）
	小計9	小計 6.5(10.5)	小計14	小計12.5	小計10.5	小計8.5	小計12
	總計35(39) 基礎蔬菜17	總計35(39) 基礎蔬菜22	總計35(39) 基礎蔬菜17.5	總計34.5(41.5) 基礎蔬菜20	總計34(39) 基礎蔬菜21	總計35.5(39.5) 基礎蔬菜16.5	總計35.5(39) 基礎蔬菜14

第二階段：持續減重期，淨碳水化合物 45 和 50 公克

（50 公克所增加的份量以粗體表示）

	第 1 天	第 2 天	第 3 天	第 4 天	第 5 天	第 6 天	第 7 天
早餐	加拿大培根 3 條 (1) 碎白花菜 1 杯 (2) 切達乳酪絲 $\frac{1}{4}$ 杯 (0.5) 蜜瓜小球 $\frac{1}{2}$ 杯 (7)	歐姆蛋 2 顆 (1) 炒洋蔥 $\frac{1}{4}$ 杯 (4.5) 炒香菇 $\frac{1}{4}$ 杯 (4.5) 新鮮覆盆子 $\frac{1}{4}$ 杯 (1.5)	熟火腿片 (0) 瑞士乳酪 2 片 (2) 哈斯酪梨 $\frac{1}{2}$ 顆 (2) **番茄汁 4 盎司 (4)**	瑞可塔乳酪 $\frac{1}{2}$ 杯 (3) 杏仁 1 盎司 (2.5) 藍莓 $\frac{1}{2}$ 杯 (8)	火雞香腸拌炒 (0) 洋蔥末 $\frac{1}{4}$ 杯 (3) 高麗菜絲 1 杯 (2) 切達乳酪絲 $\frac{1}{4}$ 杯 (0.5)	煎蛋 2 顆 (1) 清蒸甜菜葉 $\frac{1}{2}$ 杯 (3.5) 培根 3 條 (0) 番茄汁 4 盎司 (4)	阿金鬆餅 2 塊* (6) 茅屋乳酪 $\frac{1}{2}$ 杯 (4) 哈密瓜小球 $\frac{1}{2}$ 杯 (7.5)
	小計 10.5	小計 11.5	小計 4(8)	小計 7.5(14.5)	小計 5.5	小計 8.5	小計 17.5
點心	芹菜莖 2 根 (1.5) 天然花生醬 2 大匙 (5)	杏仁 2 盎司 (5) 瑞可塔乳酪 $\frac{1}{2}$ 杯 (4)	黃瓜片 1 杯 (2) 鷹嘴豆泥 2 大匙 (4.5)	哈斯酪梨 $\frac{1}{2}$ 顆 (2) 切達乳酪 2 片 (1)	波芙隆乳酪 2 片 (1) 蜜瓜 $\frac{1}{2}$ 杯 (7)	芹菜莖 1 根 (1) 天然花生醬 2 大匙 (5)	鷹嘴豆泥 2 大匙 (4.5) 豆薯條 $\frac{1}{2}$ 杯 (2.5)
	小計 6.5	小計 9	小計 6.5	小計 3	小計 8	小計 6	小計 7

	第1天	第2天	第3天	第4天	第5天	第6天	第7天
午餐	罐裝沙丁魚搭（0）嫩菠菜2杯和（0.5）蘿美生菜2杯（1）烤紅甜椒 $\frac{1}{4}$ 杯（3.5）熟鷹嘴豆 $\frac{1}{4}$ 杯（6.5）*檸檬蒔蘿油醋醬*2大匙（1）	倫敦烤肉（第1天剩下）（0）綜合綠葉生菜4杯（1.5）芹菜丁1杯（1）小型番茄1顆（2.5）腰豆 $\frac{1}{4}$ 杯（6）*田園沙拉醬*2大匙（1）**低碳水口袋餅1個（4）**	罐裝綜合鮭魚搭（0）芹菜丁 $\frac{1}{2}$ 杯（0.5）洋蔥末2大匙搭（1.5）*果汁機版美乃滋*2大匙（0）蘿美生菜4杯（1.5）中型番茄1顆（3.5）*藍乳酪沙拉醬*2大匙（1）	烤雞肉（第3天剩下）（0）水田芥1杯（0）散葉萵苣3杯（1.5）中型番茄1顆（3.5）熟黑眼豆 $\frac{1}{4}$ 杯（6）*檸檬蒔蘿油醋醬*2大匙（1）	羊肉串（第4天剩下）（0）綜合綠葉生菜4杯（1.5）黑橄欖5顆（0.5）小型番茄1顆（2.5）小皇帝豆 $\frac{1}{4}$ 杯（7）*檸檬蒔蘿油醋醬*2大匙（1）**低碳水貝果1個（5）**	漢堡排（0）哈斯酪梨 $\frac{1}{2}$ 顆（2）切達乳酪1片（0.5）小型番茄1顆（2.5）散葉萵苣1杯（1）洋蔥2大匙（1.5）**低碳水漢堡麵包（4）**	烤雞肉（第6天剩下）（0）嫩菠菜沙拉4杯和（1）菲達乳酪 $\frac{1}{4}$ 杯（1）醃漬朝鮮薊心4塊（2）小型番茄1顆（2.5）*希臘油醋醬*2大匙（0）**低碳水口袋餅1個（4）**
	小計 12.5	小計 12(16)	小計 8	小計 11	小計 12.5(17.5)	小計 7.5(11.5)	小計 6.5(10.5)
點心	小番茄5顆（2）低碳水優格4盎司（3）	切達乳酪2片（1）豆薯片 $\frac{1}{2}$ 杯（2.5）	烤南瓜籽2盎司（4）藍莓 $\frac{1}{2}$ 杯（8.5）	核桃1盎司（1.5）大顆草莓5顆（5）	草莓切片 $\frac{1}{2}$ 杯（3.5）攪成糊狀的茅屋乳酪 $\frac{1}{2}$ 杯（3）	原味全脂優格4盎司（5.5）藍莓 $\frac{1}{4}$ 杯（4）	低碳水能量棒（2）核桃2盎司（3）
	小計 5	小計 3.5	小計 12.5	小計 6.5	小計 6.5	小計 9.5	小計 5

	第1天	第2天	第3天	第4天	第5天	第6天	第7天
晚餐	倫敦烤肉搭 （0） 蕈菇肉汁醬 $\frac{1}{4}$ 杯 （2） 清蒸四季豆 1 杯 （6） 綜合綠葉生菜 2 杯加 （1） 碎藍乳酪 2 大匙 （0.5） 低卡捲餅 1 個 （4） *新鮮覆盆子油醋醬 1 大匙* （0.5）	烤鱈魚佐 （0） *香草奶油調味油 2 大匙* （0） 清蒸青花菜 1 杯 （3.5） 綜合綠葉生菜 2 杯 （1） 綠豆芽 $\frac{1}{2}$ 杯 （2） 醃漬朝鮮薊心 4 塊 （2） *檸檬蒔蘿油醋醬 2 大匙* （1）	烤雞肉 （0） 烤肉醬 2 大匙 （4） 清蒸球芽甘藍 1 杯 （7） 芝麻葉沙拉 2 杯搭配 （1） 醃漬朝鮮薊心 4 塊 （2） 青蔥 $\frac{1}{4}$ 杯 （1） *檸檬蒔蘿油醋醬 2 大匙* （1）	羊肉串搭配 （0） 茄子丁 1 杯搭配 （2） 洋蔥丁 $\frac{1}{4}$ 杯 （3） 紅甜椒丁 $\frac{1}{2}$ 杯 （3） 綜合綠葉生菜 2 杯 （1） 熟扁豆 $\frac{1}{4}$ 杯 （6） *希臘油醋醬 2 大匙* （0）	豬里肌 （0） *芥末奶油醬 2 大匙* （1） 熟四季豆 1 杯搭配 （6） 杏仁片 1 盎司 （2.5） 綜合綠葉生菜 2 杯 （1） 烤紅甜椒 $\frac{1}{4}$ 杯搭配 （3.5） *希臘油醋醬 2 大匙* （0）	烤雞肉搭 （0） *羅勒青醬 $\frac{1}{2}$ 杯* （1） 碎白花菜 1 杯 （2） 切達乳酪絲 $\frac{1}{4}$ 杯 （0.5） 芝麻葉 4 杯 （1.5） 小型番茄 1 顆 （2.5） 熟扁豆 $\frac{1}{4}$ 杯 （6） *義式沙拉醬 2 大匙* （1）	虹鱒 （0） *奶油調味油 2 大匙* （0） 清蒸中型朝鮮薊 1 顆 （7） 綜合綠葉生菜 2 杯加上 （1） 黑橄欖 5 顆 （0.5） 黃瓜片 $\frac{1}{2}$ 杯 （1） *新鮮覆盆子油醋醬 2 大匙* （1）
	小計 10 （14）	小計 9.5	小計 16	小計 10.5 （16.5）	小計 14	小計 14.5	小計 10.5
	總計 44.5 （48.5） 基礎蔬菜 17.5	總計 45.5 （49.5） 基礎蔬菜 25	總計 47 （51） 基礎蔬菜 22	總計 32 （39） 基礎蔬菜 20	總計 46.5 （51.5） 基礎蔬菜 20	總計 46 （50） 基礎蔬菜 17.5	總計 46.5 （50.5） 基礎蔬菜 17.5

* www.atkins.com ／ Recipes ／ showRecipe884 ／ AtkinsCuisinewaffles.aspx.

第三階段：維持前期和第四階段：終生維持期，淨碳水化合物 55 和 65 公克（65 公克所增加的份量以粗體表示）

	第1天	第2天	第3天	第4天	第5天	第6天	第7天
早餐	歐姆蛋2顆（1）炒香菇 $\frac{1}{4}$ 杯（4.5）切達乳酪絲 $\frac{1}{2}$ 杯（1）	阿金鬆餅1塊*（6）瑞可塔乳酪 $\frac{1}{4}$ 杯（2）藍莓 $\frac{1}{2}$ 杯（8）杏仁片1盎司（2.5）	果昔：原味無糖杏仁奶 $\frac{1}{2}$ 杯（0.5）原味全脂優格4盎司（5.5）覆盆子 $\frac{1}{2}$ 杯（3）杏仁1盎司（2.5）	原味全脂優格4盎司（5.5）低碳水能量棒（2）芒果 $\frac{1}{2}$ 杯（12.5）	原味全脂希臘優格4盎司（3.5）藍莓 $\frac{1}{4}$ 杯（4）杏仁2盎司（4.5）	炒蛋2顆（1）炒洋蔥 $\frac{1}{4}$ 杯（4.5）切達乳酪絲 $\frac{1}{2}$ 杯（1）番茄汁4盎司（4）	阿金薄煎餅2片**（6）瑞可塔乳酪4盎司（4）藍莓 $\frac{1}{2}$ 杯（4）
	小計 6.5	小計 18.5	小計 11.5	小計 20	小計 12	小計 10.5	小計 14
點心	松子2盎司（3.5）黑莓 $\frac{1}{2}$ 杯（5.5）	瑞士乳酪2片包（2）蘆筍尖4根（2）迪戎芥末醬1大匙（0.5）	瑞士乳酪2片包（2）毛豆 $\frac{1}{2}$ 杯（6）	瑞士乳酪2片包（2）蘆筍尖4根（2）	哈斯酪梨 $\frac{1}{2}$ 顆（2）芒果 $\frac{1}{2}$ 杯（12.5）	低碳水能量棒（2）黑莓 $\frac{1}{2}$ 杯（**5.5**）	哈斯酪梨 $\frac{1}{2}$ 顆（2）中型胡蘿蔔1根切條（5.5）
	小計 9	小計 4.5	小計 8	小計 4	小計 14.5	小計 7.5	小計 2（7.5）

	第1天	第2天	第3天	第4天	第5天	第6天	第7天
午餐	烤雞肉搭配（0）沙嗲醬2大匙（5）綜合綠葉生菜4杯（1.5）青椒 $\frac{1}{2}$ 杯（2）豆薯丁 $\frac{1}{2}$ 杯（2.5）小型番茄1顆（2.5）*香濃義式沙拉醬*2大匙（2）	羊肉串（第1天剩下）（0）鷹嘴豆泥2大匙（4.5）綜合綠葉生菜2杯（1.5）中型番茄1顆（3.5）哈斯酪梨 $\frac{1}{2}$ 顆（2）*希臘油醋醬*2大匙（1）	火雞肉片（第2天剩下）搭配（0）綜合綠葉生菜4杯（1.5）烤紅椒 $\frac{1}{4}$ 杯（3.5）哈斯酪梨 $\frac{1}{2}$ 顆（2）小型番茄1顆（2.5）*義式沙拉醬*2大匙（1）	惡魔蛋2顆以（1）*果汁機版美乃滋*2大匙製作（0）低碳水口袋餅1個加上（4）鷹嘴豆泥2大匙（4.5）綜合綠葉生菜2杯（1）小型番茄1顆（2.5）*帕瑪森乳酪胡椒子醬*2大匙（1）	蝦子（第4天剩下）搭配（0）*果汁機版美乃滋*2大匙和（0）醃漬蒔蘿1塊，切末（2）低碳水貝果1個（5）蘿美生菜4杯（2）熟扁豆 $\frac{1}{4}$ 杯（6）*義式沙拉醬*2大匙（1）	烤雞肉搭配（0）綜合綠葉生菜4杯（1.5）醃漬秋葵 $\frac{1}{2}$ 杯（2.5）烤紅椒 $\frac{1}{4}$ 杯（3.5）荷蘭豆 $\frac{1}{2}$ 杯（3.5）*帕瑪森乳酪胡椒子醬*2大匙（1）	火腿（第5天剩下）加上（0）瑞士乳酪2片（2）低碳水貝果搭配（5）迪戎芥末醬1大匙（0.5）散葉萵苣 $\frac{1}{2}$ 杯（0.5）小型番茄1顆（2.5）鷹嘴豆泥2大匙（4.5）
	小計 15.5	小計 12.5	小計 10.5	小計 14	小計 16	小計 12	小計 15
點心	原味全脂優格 $\frac{1}{2}$ 杯（5.5）中型蘋果 $\frac{1}{2}$ 顆（8.5）	杏仁1盎司（2.5）白葡萄柚 $\frac{1}{2}$ 顆（8.5）	杏仁1盎司（2.5）鳳梨 $\frac{1}{2}$ 杯（8.5）	甜櫻桃 $\frac{1}{4}$ 杯（4）杏仁2盎司（4.5）	番茄汁4盎司（4）山羊乳酪2盎司（0.5）	鳳梨 $\frac{1}{2}$ 杯（8.5）夏威夷豆1盎司（2）	杏仁2盎司（4.5）中型蘋果 $\frac{1}{2}$ 顆（8.5）
	小計 14	小計 11	小計 11	小計 8.5	小計 4.5	小計 10.5	小計 13

	第1天	第2天	第3天	第4天	第5天	第6天	第7天
晚餐	羊肉串（0）烤地瓜 $\frac{1}{2}$ 顆（**12**）綜合綠葉生菜2杯（1）熟鷹嘴豆 $\frac{1}{4}$ 杯（6.5）黑橄欖5顆（0.5）藍乳酪1盎司（0.5）*希臘油醋醬*2大匙（1）	烤火雞肉（0）*天鵝絨醬* $\frac{1}{2}$ 杯（1）烤馬鈴薯 $\frac{1}{2}$ 顆（**12.5**）烤茄子1杯（4）綜合綠葉生菜2杯（1）小蘿蔔6根（0.5）*希臘油醋醬*2大匙（1）	墨西哥鐵板燒：烤牛排牛柳搭配（0）炒洋蔥 $\frac{1}{2}$ 杯搭配（4.5）炒青椒1杯（8）莎莎醬粗醬 $\frac{1}{4}$ 杯（1.5）玉米二分之一穗佐鱈魚（**8.5**）綜合綠葉生菜2杯（1）*帕瑪森乳酪胡椒子醬*2大匙（1）	炒蝦搭配（0）清蒸韭蔥 $\frac{1}{2}$ 杯（3.5）*義大利白醬* $\frac{1}{4}$ 杯（2）嫩菠菜沙拉2杯（0.5）小型番茄1顆（2.5）醃漬甜菜根 $\frac{1}{2}$ 杯（**7**）*香濃義式沙拉醬*2大匙（2）	烤火腿（0）蕈菇肉汁醬 $\frac{1}{4}$ 杯（2）胡桃南瓜泥 $\frac{1}{2}$ 杯（**7**）生茴香末沙拉1杯搭配（3.5）豆薯丁 $\frac{1}{2}$ 杯（2.5）*藍乳酪沙拉醬*2大匙（2）	側腹牛排（0）熟小皇帝豆 $\frac{1}{4}$ 杯（**7**）玉米粒 $\frac{1}{2}$ 杯（**12.5**）綜合綠葉生菜2杯（1）黃瓜丁 $\frac{1}{2}$ 杯（1）小型番茄1顆（2.5）*香濃義式沙拉醬*2大匙（2）	鮭魚排搭配（0）烤茴香1杯（3）烤洋蔥 $\frac{1}{4}$ 杯（4.5）印度優格醬 $\frac{1}{4}$ 杯（3）芝麻葉沙拉2杯（0.5）醃漬朝鮮薊心4塊（2）*新鮮覆盆子油醋醬*2大匙（1）
	小計 9.5 (21.5)	小計 7.5 (20)	小計 14 (22.5)	小計 10.5 (17.5)	小計 9 (16)	小計 13.5 (26)	小計 14
	總計 54.5 (66.5) 基礎蔬菜 14.5	總計 54 (66.5) 基礎蔬菜 14.5	總計 55 (63.5) 基礎蔬菜 24.5	總計 57 (64) 基礎蔬菜 12	總計 56 (63) 基礎蔬菜 12	總計 54 (66.5) 基礎蔬菜 20	總計 58 (63.5) 基礎蔬菜 15

* www.atkins.com ／ Recipes ／ showRecipe884 ／ AtkinsCuisinewaffles.aspx，**www.atkins.com ／ Recipes ／ showRecipe883 ／ AtkinsCuisinePancakes.aspx.

第三階段：維持前期和第四階段：終生維持期，淨碳水化合物 75 和 85 公克（85 公克所增加的份量以粗體表示）

	第1天	第2天	第3天	第4天	第5天	第6天	第7天
早餐	歐姆蛋 2 顆（1）炒香菇 $\frac{1}{4}$ 杯（4.5）切達乳酪絲二分之一杯（1）番茄汁 4 盎司（4）	阿金鬆餅 1 塊 *（6）瑞可塔乳酪 $\frac{1}{2}$ 杯（4）鳳梨 $\frac{1}{2}$ 杯（8.5）杏仁片 1 盎司（2.5）	果昔：原味無糖杏仁奶 $\frac{1}{2}$ 杯（0.5）原味全脂優格 4 盎司（5.5）鳳梨 $\frac{1}{2}$ 杯（8.5）杏仁 1 盎司（2.5）	惡魔蛋 2 顆以（1）*果汁機版美乃滋* 2 大匙製作（0）低碳水口袋餅 1 個加上（4）*日曬番茄義大利麵醬* 3 大匙（3）	原味全脂優格 4 盎司（5.5）中型橘子 1 顆（13）腰果 1 盎司（4.5）	炒蛋 2 顆（1）豆泥 $\frac{1}{4}$ 杯（6.5）切達乳酪絲 $\frac{1}{2}$ 杯（1）番茄汁 4 盎司（4）	阿金薄煎餅 2 片 **（6）瑞可塔乳酪 4 盎司（4）蜜瓜小球 $\frac{1}{2}$ 杯（7）
	小計 10.5	小計 21	小計 17	小計 8	小計 23	小計 12.5	小計 17
點心	杏仁 2 盎司（5）哈密瓜小球 $\frac{1}{2}$ 杯（7.5）	瑞士乳酪 2 片（2）中型胡蘿蔔 1 根（5.5）	夏威夷豆 1 盎司（2）番茄汁 4 盎司（4）	中型蘋果 $\frac{1}{2}$ 顆（8.5）胡桃 2 盎司（3）	哈斯酪梨 $\frac{1}{2}$ 顆（2）番茄汁 4 盎司（4）	低碳水能量棒（2）黑莓 $\frac{1}{2}$ 杯（5.5）	哈斯酪梨 $\frac{1}{2}$ 顆（2）小型番茄 1 顆（2.5）
	小計 12.5	小計 7.5	小計 6	小計 11.5	小計 6	小計 7.5	小計 4.5

	第1天	第2天	第3天	第4天	第5天	第6天	第7天
午餐	烤雞肉搭配（0）沙嗲醬2大匙（5）綜合綠葉生菜2杯（1）青椒$\frac{1}{2}$杯（2）豆薯丁$\frac{1}{2}$杯（2.5）中型胡蘿蔔2根，刨絲（11）玉米粒$\frac{1}{2}$杯（**12.5**）義式沙拉醬2大匙（1）	羊肉串（第1天剩下）（0）綠葉生菜2杯（1.5）熟扁豆$\frac{1}{4}$杯（6）中型番茄1顆（3.5）哈斯酪梨$\frac{1}{2}$顆（2）香濃義式沙拉醬2大匙（2）低碳水口袋餅1個（4）	火雞肉片搭配（第2天剩下）（0）綜合綠葉生菜4杯加（1.5）烤紅椒$\frac{1}{4}$杯（3.5）哈斯酪梨$\frac{1}{2}$顆（2）小型番茄2顆（5）玉米粒$\frac{1}{2}$杯（**12.5**）田園沙拉醬2大匙（1）	牛肉漢堡排搭（0）瑞士乳酪2片加上（2）小型番茄1顆及（2.5）鷹嘴豆泥$\frac{1}{4}$杯包在（9）散葉萵苣$\frac{1}{2}$杯中（0.5）奶油涼拌高麗菜：高麗菜絲1杯（2）中型胡蘿蔔1根，刨絲（5.5）奶油涼拌高麗菜醬2大匙（1）	蝦子（第4天剩下）（0）雞尾酒醬2大匙（3）蘿美生菜4杯（2）醃漬甜菜根二分之一杯（7）野米飯$\frac{1}{4}$杯（**8**）義式沙拉醬2大匙（1）	烤雞肉搭配（0）綜合綠葉生菜4杯（1.5）醃漬秋葵$\frac{1}{2}$杯（2.5）烤紅甜椒$\frac{1}{2}$杯（7.5）玉米粒$\frac{1}{2}$杯（**12.5**）荷蘭豆$\frac{1}{2}$杯（3.5）帕瑪森乳酪胡椒子醬2大匙（1）	火腿（第5天剩下）搭配（0）瑞士乳酪2片加上（2）低碳水貝果加上（5）迪戎芥末醬1大匙（0.5）散葉萵苣$\frac{1}{2}$杯（0.5）黃瓜片$\frac{1}{2}$杯（1）鷹嘴豆泥$\frac{1}{4}$杯（9）
	小計 22.5（35）	小計 19	小計 13（25.5）	小計 22.5	小計 13（21）	小計 12.5（25）	小計 18
點心	中型杏桃1顆（3）原味全脂優格4盎司（5.5）	腰果1盎司（4.5）中型蘋果$\frac{1}{2}$顆（8.5）	山羊乳酪2盎司（0.5）藍莓$\frac{1}{2}$杯（8）	甜櫻桃$\frac{1}{2}$杯（8）茅屋乳酪$\frac{1}{2}$杯（4）	蜜瓜小球$\frac{1}{2}$杯（7）山羊乳酪2盎司（0.5）	中型蘋果$\frac{1}{2}$顆（8.5）夏威夷豆2盎司（4）	杏仁2盎司（4.5）中型橘子1顆（13）
	小計 8.5	小計 13	小計 8.5	小計 12	小計 7.5	小計 12.5	小計 17.5

	第1天	第2天	第3天	第4天	第5天	第6天	第7天
晚餐	羊肉串（0）熟鷹嘴豆 $\frac{1}{2}$ 杯（13）綜合綠葉生菜2杯（1）醃漬朝鮮薊心4塊（2）藍乳酪1盎司（0.5）黑橄欖5顆（0.5）小型番茄1顆（2.5）*希臘油醋醬* 2大匙（1）	烤火雞胸肉（0）*烤肉醬* 2大匙（4）熟布格麥 $\frac{1}{2}$ 杯（13）綜合綠葉生菜2杯（1）茴香末 $\frac{1}{2}$ 杯（2）中型番茄1顆（3.5）菲達乳酪2盎司（2）*希臘油醋醬* 2大匙（1）	墨西哥鐵板燒：烤牛排牛柳搭配（0）3.5 炒洋蔥 $\frac{1}{2}$ 杯搭配（9）炒青椒 $\frac{1}{2}$ 杯（3.5）豆泥 $\frac{1}{2}$ 杯（13）*莎莎醬粗醬* $\frac{1}{4}$ 杯（1.5）綜合綠葉生菜2杯（1）*帕瑪森乳酪胡椒子醬* 2大匙（1）	炒蝦（0）糙米飯 $\frac{1}{4}$ 杯（10）清蒸韭蔥1杯（7）*義大利白醬* $\frac{1}{4}$ 杯（2）嫩菠菜沙拉2杯（0.5）小型番茄1顆（2.5）醃漬甜菜根 $\frac{1}{2}$ 杯（7）*香濃義式沙拉醬* 2大匙（2）	烤火腿搭配（0）蕈菇肉汁醬 $\frac{1}{4}$ 杯（2）烤橡實南瓜 $\frac{1}{2}$ 杯（10.5）生茴香末沙拉2杯加（7）豆薯丁 $\frac{1}{2}$ 杯（2.5）小型番茄1顆（2.5）*藍乳酪沙拉醬* 2大匙（1）	側腹牛排（0）烤馬鈴薯 $\frac{1}{2}$ 顆（10.5）綜合綠葉生菜4杯（1.5）熟鷹嘴豆 $\frac{1}{2}$ 杯（13）*新鮮覆盆子油醋醬* 2大匙（1）	鮭魚排搭配（0）烤茴香1杯（3）糙米飯 $\frac{1}{4}$ 杯（10.5）烤洋蔥 $\frac{1}{2}$ 杯（9）*印度優格醬* $\frac{1}{4}$ 杯（3）芝麻葉沙拉2杯（0.5）*香濃義式沙拉醬* 2大匙（2）
	小計 20.5	小計 13.5 (26.5)	小計 29	小計 21 (31)	小計 25.5	小計 26	小計 17.5 (28)
	總計 74.5 (87) 基礎蔬菜 16	總計 74 (87) 基礎蔬菜 13.5	總計 73.5 (86) 基礎蔬菜 25.5	總計 75 (85) 基礎蔬菜 15	總計 75 (83) 基礎蔬菜 16	總計 71 (83.5) 基礎蔬菜 16.5	總計 74.5 (85) 基礎蔬菜 18.5

* www.atkins.com ／ Recipes ／ showRecipe884 ／ AtkinsCuisinewaffles.aspx,
** www.atkins.com ／ Recipes ／ showRecipe883 ／ AtkinsCuisinePancakes.aspx.

第三階段：維持前期和第四階段：終生維持期，淨碳水化合物 95 公克
（淨碳水化合物公克數）

	第1天	第2天	第3天	第4天	第5天	第6天	第7天
早餐	歐姆蛋2顆（1）切達乳酪絲½杯（1）中型橘子1顆（13）	阿金鬆餅1塊*（6）瑞可塔乳酪½杯（4）草莓切片¼杯（2）杏仁片1盎司（2.5）	碾碎燕麥片½杯（19）全脂乳2盎司（3）藍莓¼杯（4）杏仁1盎司（2.5）	茅屋乳酪½杯（4）芒果½杯（12.5）杏仁2盎司（4.5）	原味全脂優格½杯（5.5）熟麥仁½杯（7）藍莓¼杯（4）腰果2盎司（9）	炒蛋2顆（1）炒洋蔥¼杯（4.5）切達乳酪絲¼杯（0.5）白葡萄柚½顆（8.5）	阿金薄煎餅2塊***（6）瑞可塔乳酪4盎司（4）紅葡萄柚½顆（8）
	小計 15	小計 14.5	小計 28.5	小計 21	小計 25.5	小計 14.5	小計 18
點心	松子2盎司（3.5）番茄汁4盎司（4）	瑞士乳酪2片包（2）蘆筍尖4根（2）迪戎芥末醬1大匙（0.5）	核桃1盎司（1.5）番茄汁4盎司（4）	瑞士乳酪2片（2）中型胡蘿蔔1根（5.5）	哈斯酪梨½顆（2）番茄汁4盎司（4）	低碳水能量棒（2）黑莓½杯（5.5）	哈斯酪梨½顆（2）小型番茄1顆（2.5）
	小計 7.5	小計 4.5	小計 5.5	小計 7.5	小計 6	小計 7.5	小計 4.5

	第1天	第2天	第3天	第4天	第5天	第6天	第7天
午餐	烤雞肉搭配（0） *沙嗲醬*2大匙（5） 綜合綠葉生菜2杯（1） 青椒$\frac{1}{2}$杯（2） 烤紅椒$\frac{1}{4}$杯（3.5） 鷹嘴豆$\frac{1}{4}$杯（6.5） *香濃義式沙拉醬*2大匙（2）	羊肉串（第1天剩下）（0） 鷹嘴豆泥2大匙（4.5） 纖維薄脆餅2片（11） 綠葉生菜2杯（1.5） 小型番茄2顆（5） *希臘油醋醬*2大匙（2）	火雞肉片（第2天剩下）搭配（0） 全麥麵包1片（12） 綜合綠葉生菜4杯加（1.5） 烤紅椒$\frac{1}{4}$杯（3.5） 熟扁豆$\frac{1}{2}$杯（12） *新鮮覆盆子油醋醬*2大匙（1）	惡魔蛋2顆搭配（1） *果汁機版美乃滋*1大匙（0） 綜合綠葉沙拉2杯搭配（1） 熟麥仁$\frac{1}{2}$杯搭配（14） 紅甜椒$\frac{1}{2}$杯（3） *帕瑪森乳酪胡椒子醬*2大匙（1）	鮪魚沙拉：果汁機版美乃滋2大匙（0） 芹菜末$\frac{1}{2}$杯（0.5） 洋蔥末2大匙（1.5） 全麥麵包1片（12） 蘿美生菜4杯（2） 中型胡蘿蔔1根，刨絲（5.5） *義式沙拉醬*2大匙（1）	烤雞肉搭配（0） 綜合綠葉生菜2杯（1） 玉米粒$\frac{1}{2}$杯（12.5） 紅椒1個（6） 黑豆$\frac{1}{2}$杯（13） *帕瑪森乳酪胡椒子醬*2大匙（1）	火腿（第5天剩下）搭配（0） 瑞士乳酪2片加（2） 全麥麵包1片（12） 迪戎芥末醬1大匙（0.5） 散葉萵苣$\frac{1}{2}$杯（0.5） 中型番茄1顆（3.5） 鷹嘴豆泥$\frac{1}{4}$杯（9）
	小計 20	小計 24	小計 30	小計 20	小計 22.5	小計 33.5	小計 27.5
點心	哈密瓜小球$\frac{1}{2}$杯（7.5） 茅屋乳酪$\frac{1}{2}$杯（4）	腰果1盎司（4.5） 石榴$\frac{1}{4}$杯（6.5）	瑞士乳酪2片（2） 中型蘋果$\frac{1}{2}$顆（8.5）	鷹嘴豆泥2大匙（4.5） 蘆筍尖6根（2.5）	紅葡萄柚$\frac{1}{2}$杯（13.5） 山羊乳酪2盎司（0.5）	中型胡蘿蔔1根（5.5） 核桃2盎司（3）	杏仁2盎司（4.5） 草莓切片$\frac{1}{2}$杯（3.5）
	小計 11.5	小計 11	小計 10.5	小計 7	小計 14	小計 8.5	小計 8

	第1天	第2天	第3天	第4天	第5天	第6天	第7天
晚餐	羊肉串搭配（0）印度優格醬 $\frac{1}{4}$ 杯（3）熟的低碳水筆管麵 1 杯**（19）球芽甘藍 1 杯（9.5）綜合綠葉生菜 2 杯（1）中型胡蘿蔔 1 根，刨絲（5.5）豆薯絲 $\frac{1}{4}$ 杯（1.5）希臘油醋醬 2 大匙（1）	烤火雞肉（0）天鵝絨醬 $\frac{1}{2}$ 杯（1）糙米飯 $\frac{1}{2}$ 杯（20.5）清蒸中型朝鮮薊 1 顆（7）綜合綠葉沙拉 2 杯搭配（1）烤紅椒 $\frac{1}{4}$ 杯（3.5）中型胡蘿蔔 1 根，刨絲（5.5）希臘油醋醬 2 大匙（1）	墨西哥鐵板燒：烤牛排牛柳搭配（0）炒洋蔥 $\frac{1}{4}$ 杯搭配（4.5）炒青椒 $\frac{1}{4}$ 杯（2）豆泥 $\frac{1}{4}$ 杯（6.5）莎莎醬粗醬 $\frac{1}{4}$ 杯（1.5）綜合綠葉生菜 2 杯（1）哈斯酪梨 $\frac{1}{2}$ 顆（2）帕瑪森乳酪胡椒子醬 2 大匙（1）	炒蝦（0）炒韭蔥 1 杯（3.5）義大利白醬 $\frac{1}{4}$ 杯（2）野米飯 $\frac{1}{2}$ 杯（16）嫩菠菜沙拉 2 杯（0.5）哈斯酪梨 $\frac{1}{2}$ 顆（2）玉米粒 $\frac{1}{4}$ 杯（12.5）香濃義式沙拉醬 2 大匙（2）	烤火腿（0）蕈菇肉汁醬 $\frac{1}{4}$ 杯（2）清蒸橡實南瓜 1 杯（15）生茴香末沙拉 1 杯（3.5）豆薯丁 $\frac{1}{2}$ 杯（2.5）小型番茄 1 顆（2.5）藍乳酪沙拉醬 2 大匙（1）	側腹牛排（0）蕈菇肉汁醬 $\frac{1}{4}$ 杯（2）馬鈴薯泥 $\frac{1}{2}$ 杯（16.5）綜合綠葉生菜 2 杯（1）山羊乳酪 1 盎司（0.5）荷蘭豆 $\frac{1}{2}$ 杯（3.5）醃漬甜菜根 $\frac{1}{2}$ 杯（7）新鮮覆盆子油醋醬 2 大匙（1）	鮭魚排搭配（0）炒菠菜 1 杯搭配（4.5）印度優格醬 $\frac{1}{4}$ 杯（3）熟的低碳水筆管麵 1 杯**（19）芝麻葉沙拉 2 杯（0.5）醃漬朝鮮薊心 4 塊（2）中型胡蘿蔔 1 根，刨絲（5.5）香濃義式沙拉醬 2 大匙（2）
	小計 40.5	小計 39.5	小計 18.5	小計 38.5	小計 26.5	小計 31.5	小計 36.5
	總計 94.5 基礎蔬菜 18.5	總計 93.5 基礎蔬菜 20	總計 93 基礎蔬菜 16	總計 94 基礎蔬菜 12.5	總計 94.5 基礎蔬菜 14	總計 95.5 基礎蔬菜 16	總計 94.5 基礎蔬菜 15.5

* www.atkins.com ／ Recipes ／ showRecipe884 ／ AtkinsCuisinewaffles.aspx,
** www.atkins.com ／ Products ／ productdetail.aspx?productID=36,
*** www.atkins.com ／ Recipes ／ showRecipe883 ／ AtkinsCuisinePancakes.aspx.

第二階段：持續減重期，素食版，淨碳水化合物 30 和 35 公克

（35 公克所增加的份量以粗體表示）

	第1天	第2天	第3天	第4天	第5天	第6天	第7天
早餐	歐姆蛋2顆（1） 莙薘菜2杯炒（1.5） 洋蔥末 $\frac{1}{4}$ 杯（3） 切達乳酪絲 $\frac{1}{4}$ 杯（0.5） **藍莓 $\frac{1}{4}$ 杯** **（4）**	豆腐加拿大「培根」3條（1.5） 碎白花菜 $\frac{1}{2}$ 杯（1） 切達乳酪絲 $\frac{1}{4}$ 杯加上（0.5） 炒洋蔥2大匙（2.5） **藍莓 $\frac{1}{4}$ 杯** **（4）**	素食漢堡排1片（2） 瑞士乳酪2片（2） 哈斯酪梨 $\frac{1}{2}$ 顆（2） **大顆草莓5顆** **（5）**	低碳水奶昔（1） 胡桃2盎司（3） **藍莓 $\frac{1}{2}$ 杯** **（5）**	果昔：原味無糖杏仁奶1杯加（1） 嫩豆腐3盎司及（3） 低碳水草莓糖漿2大匙（0） 杏仁1盎司（2.5）	炒蛋2顆（1） 炒秋葵 $\frac{1}{2}$ 杯（2.5） 豆腐「培根」2條（2）	豆腐「香腸」漢堡排4盎司（8） 切達乳酪2片（1） 哈斯酪梨 $\frac{1}{2}$ 顆（2）
	小計 6 (10)	小計 5.5 (9.5)	小計 6 (11)	小計 4 (9)	小計 6.5	小計 5.5	小計 11
點心	芹菜莖1根 1 天然花生醬1大匙 2.5	杏仁1盎司 2.5 低碳水奶昔 1	芹菜莖2根 1.5 *蒜泥蛋黃醬*2大匙 0	哈斯酪梨 $\frac{1}{2}$ 顆 2 切達乳酪2片 1	蘆筍尖8根 3 *蒜泥蛋黃醬*2大匙 0	小型番茄1顆 2.5 烤南瓜籽1盎司 2	核桃2盎司 3 哈密瓜小球 $\frac{1}{4}$ 杯 **3.5**
	小計 3.5	小計 3.5	小計 1.5	小計 3	小計 3	小計 4.5	小計 3 (6.5)

	第1天	第2天	第3天	第4天	第5天	第6天	第7天
午餐	板豆腐4盎司炒（2.5）菠菜2杯（0.5）醬油1大匙（1）蘿美生菜2杯（1）苜蓿芽$\frac{1}{2}$杯（0）黑橄欖10顆（1.5）新鮮覆盆子油醋醬2大匙（1）	惡魔蛋2顆加（1）綜合綠葉生菜4杯（1.5）醃漬秋葵$\frac{1}{2}$杯（2.5）小蘿蔔6根（0.5）黑橄欖5顆（0.5）俄式沙拉醬2大匙（0）	炒麵筋4盎司（3.5）蘿美生菜4杯加（1.5）黑橄欖10顆（1.5）白蘿蔔片$\frac{1}{2}$杯（1）凱薩沙拉醬2大匙（1）帕瑪森乳酪絲2大匙（1）	歐姆蛋2顆（1）炒菠菜$\frac{1}{2}$杯（1）綜合綠葉生菜4杯（1.5）苜蓿芽$\frac{1}{2}$杯（0）藍乳酪沙拉醬2大匙（1）	冷切「火雞肉」4片（3）波芙隆乳酪2片（1）迪戎芥末醬1大匙（0.5）綜合綠葉生菜4杯（1.5）黑橄欖10顆（1.5）義式沙拉醬2大匙（1）	素食漢堡排2片（4）哈斯酪梨$\frac{1}{2}$顆（2）切達乳酪2片（1）散葉萵苣1杯（1）洋蔥末2大匙（1.5）蒜泥蛋黃醬2大匙（0）	蛋2顆，與（1）芹菜丁$\frac{1}{2}$杯加（0.5）果汁機版美乃滋1大匙（0）嫩葉菠菜生菜4杯加（1）小型番茄1顆（2.5）甜芥末沙拉醬2大匙製成沙拉（1）
	小計7.5	小計6	小計9.5	小計4.5	小計8.5	小計9.5	小計6
點心	胡桃1盎司（1.5）山羊乳酪2盎司（1）	乳酪條2條（1）核桃1盎司（1.5）	醃漬蒔蘿1塊（2）花生1盎司（1.5）	山羊乳酪1盎司（0.5）綠橄欖10顆（0）	榛果1盎司（0.5）藍莓$\frac{1}{4}$杯（4）	核桃1盎司（1.5）藍乳酪2大匙（0.5）	白蘿蔔片$\frac{1}{2}$杯（1）蒜泥蛋黃醬2大匙（0）
	小計2.5	小計2.5	小計3.5	小計0.5	小計0.5（4.5）	小計2	小計1

	第 1 天	第 2 天	第 3 天	第 4 天	第 5 天	第 6 天	第 7 天
晚餐	素食「肉丸」5 顆炒（4） 大豆蒟蒻麵 $\frac{1}{2}$ 杯加上（1） 羅曼斯可醬 3 大匙（2） 綜合綠葉生菜 2 杯加（1） 小型番茄 1 顆（2.5） *甜芥末沙拉醬* 2 大匙（1）	Quorn 素烤肉 4 盎司（4） *蘑菇肉汁醬* $\frac{1}{4}$ 杯（2） 清蒸四季豆 $\frac{1}{2}$ 杯（3） 綜合綠葉生菜 2 杯加（1） 醃漬朝鮮薊心 4 塊（2） *藍乳酪沙拉醬* 2 大匙（1）	烤板豆腐 4 盎司加（2.5） *烤肉醬* 2 大匙（2） 清蒸球芽甘藍 $\frac{1}{4}$ 杯（2） 芝麻葉生菜 2 杯加（1） 核桃 1 盎司（1.5） *義式沙拉醬* 2 大匙（1）	素食烤奶酥 $\frac{2}{3}$ 杯炒（4） 生高麗菜絲 1 杯加上（2） *沙嗲醬* 2 大匙（5） 綜合綠葉生菜 2 杯（1） 蘆筍尖 8 根（3） 黃瓜片 1 杯（2） *甜芥末沙拉醬* 2 大匙（1）	天貝 $\frac{1}{2}$ 杯炒（3.5） 青椒 $\frac{1}{2}$ 杯搭配（2） 生高麗菜絲 1 杯加上（2） 羅曼斯可醬 3 大匙及（2） 帕瑪森乳酪粉 1 盎司（1） 哈斯酪梨 $\frac{1}{2}$ 顆（2）	烤板豆腐 4 盎司（2.5） *日曬番茄義大利麵醬* 3 大匙加（3） 熟金線瓜 $\frac{1}{2}$ 杯（4） 什錦嫩生菜沙拉 2 杯加（1） 苜蓿芽 $\frac{1}{2}$ 杯（0） **覆盆子 $\frac{1}{2}$ 杯**（3） *新鮮覆盆子油醋醬* 2 大匙（1）	豆腐「熱狗」2 根（4） 德國酸菜 1 杯（2） 碎白花菜 $\frac{1}{2}$ 杯（1） 切達乳酪絲 ¼ 杯（0.5） 綜合綠葉生菜 2 杯（1） 黃瓜片 $\frac{1}{2}$ 杯（1） *義式沙拉醬* 2 大匙（1）
	小計 11.5	小計 13	小計 10	小計 18	小計 12.5	小計 11.5 (14.5)	小計 10.5
	總計 31 (35) 基礎蔬菜 12	總計 30.5 (34.5) 基礎蔬菜 14.5	總計 30.5 (35) 基礎蔬菜 12.5	總計 30 (35) 基礎蔬菜 12.5	總計 30 (34) 基礎蔬菜 12	總計 33 (36) 基礎蔬菜 14.5	總計 31.5 (35) 基礎蔬菜 12

第二階段：持續減重期，素食版，淨碳水化合物 40 和 45 公克

（45 公克所增加的份量以粗體表示）

	第1天	第2天	第3天	第4天	第5天	第6天	第7天
早餐	歐姆蛋2顆搭（1） 蒝蔔菜2杯炒（1.5） 洋蔥末 $\frac{1}{4}$ 杯（3） 切達乳酪絲 $\frac{1}{4}$ 杯（0.5）	豆腐加拿大「培根」3條（1.5） 碎白花菜1杯加（2） 切達乳酪絲 $\frac{1}{2}$ 杯（1） 炒洋蔥 $\frac{1}{4}$ 杯（4.5）	素食漢堡1顆（2） 切達乳酪2片（1） 哈斯酪梨 $\frac{1}{2}$ 顆（2） 藍莓 $\frac{1}{4}$ 杯（4）	低碳水奶昔（1） 胡桃1盎司（1.5） 覆盆子 $\frac{1}{2}$ 杯（3）	果昔：原味無糖杏仁奶1杯加（1） 嫩豆腐3盎司及（3） 冷凍草莓 $\frac{1}{2}$ 杯和（5） 核桃1盎司（1.5）	炒蛋2顆（1） 豆腐「培根」2條（2） 哈斯酪梨 $\frac{1}{2}$ 顆（2） 黏果酸漿莎莎醬 $\frac{1}{4}$ 杯（4）	豆腐「香腸」漢堡排4盎司（8） 烤佛手瓜 $\frac{1}{2}$ 杯（2） 切達乳酪2片（1） 哈斯酪梨 $\frac{1}{2}$ 顆（2）
	小計6	小計9	小計9	小計5.5	小計10.5	小計9	小計13
點心	藍莓 $\frac{1}{2}$ 杯（8） 山羊乳酪1盎司（0.5）	杏仁1盎司（4.5） 草莓切片 $\frac{1}{4}$ 杯（2）	芹菜莖2根（1.5） 核桃2盎司（3）	哈斯酪梨 $\frac{1}{2}$ 顆（2） 茅屋乳酪 $\frac{1}{2}$ 杯（**4**）	茅屋乳酪 $\frac{1}{2}$ 杯（**4**） 低碳水能量棒（2）	杏仁1盎司（2.5） 黑莓 $\frac{1}{4}$ 杯（3）	榛果2盎司（1） 原味全脂希臘優格4盎司（3.5）
	小計 8.5	小計 4.5	小計 4.5	小計 2 (**6**)	小計 2 (**6**)	小計 5.5	小計 1 (**4.5**)

	第1天	第2天	第3天	第4天	第5天	第6天	第7天
午餐	板豆腐4盎司炒（2.5）菠菜2杯及（0.5）醬油1大匙（1）蘿美生菜2杯及（1）小型番茄1顆（2.5）芹菜末$\frac{1}{2}$杯（0.5）*新鮮覆盆子油醋醬*2大匙（1）	惡魔蛋2顆加（1）綜合綠葉生菜4杯（1.5）*醃漬秋葵*$\frac{1}{2}$杯（2.5）清蒸四季豆1杯（6）黑橄欖10顆（1.5）*俄式沙拉醬*2大匙（0）	炒麵筋4盎司（3.5）蘿美生菜4杯（1.5）黑橄欖5顆（0.5）白蘿蔔片$\frac{1}{2}$杯（1）*凱薩沙拉醬*2大匙（1）帕瑪森乳酪粉2大匙（1）	歐姆蛋2顆搭（1）水田芥切細$\frac{1}{2}$杯（0）切達乳酪2盎司（1）綜合綠葉生菜4杯（1.5）小型番茄1顆（2.5）*藍乳酪沙拉醬*2大匙（1）	冷切「火雞肉」4片（3）波芙隆乳酪2片（1）迪戎芥末醬1大匙（0.5）綜合綠葉生菜4杯（1.5）黑橄欖10顆（1.5）*義式沙拉醬*2大匙（1）	素食漢堡排2片（4）小型番茄1顆（2.5）鷹嘴豆泥2大匙（4.5）切達乳酪2片（1）散葉萵苣1杯（1）*蒜泥蛋黃醬*2大匙（0）	蛋2顆，與（1）芹菜丁$\frac{1}{2}$杯（1）*果汁機版美乃滋*2大匙加（0）嫩菠菜4杯加（1）熟鷹嘴豆$\frac{1}{4}$杯（6.5）*甜芥末沙拉醬*2大匙（1）
	小計9	小計12.5	小計8.5	小計7	小計8.5	小計13	小計10.5
點心	杏仁2盎司（5）茅屋乳酪$\frac{1}{2}$杯**（4）**	杏仁1盎司（4.5）原味全脂優格4盎司**（5.5）**	醃漬蒔蘿1塊（2）原味全脂希臘優格4盎司**（3.5）**	核桃1盎司（1.5）烤紅椒$\frac{1}{4}$杯（3.5）	核桃1盎司（1.5）生四季豆$\frac{1}{2}$杯（2）	核桃1盎司（1.5）瑞可塔乳酪$\frac{1}{2}$杯**（4）**	藍莓$\frac{1}{4}$杯（4）乳酪條2條（1）
	小計5(9)	小計2.5(8)	小計2(5.5)	小計5	小計3.5	小計1.5(5.5)	小計5

	第1天	第2天	第3天	第4天	第5天	第6天	第7天
晚餐	素食「肉丸」5顆炒（4） 大豆蒟蒻麵 $\frac{1}{2}$ 加上（1） *羅曼斯可醬* 3大匙（2） 綜合綠葉生菜2杯（1） 蘆筍尖5根（2.5） *甜芥末沙拉醬* 2大匙（1）	Quorn素烤肉4盎司（4） *蕈菇肉汁醬* $\frac{1}{4}$ 杯（2） 炒紅椒 $\frac{1}{2}$ 杯（3.5） 綜合綠葉生菜2杯（1） 黃瓜片 $\frac{1}{2}$ 杯（1） *藍乳酪沙拉醬* 2大匙（1）	烤板豆腐4盎司加（2.5） *烤肉醬* 2大匙（4） 炒羽衣甘藍1杯（5） 芝麻葉生菜2杯（1） 小型番茄1顆（2.5） *義式沙拉醬* 2大匙（1）	素食烤奶酥 $\frac{2}{3}$ 杯炒（4） 大豆蒟蒻麵1杯加（2） *沙嗲醬* 2大匙（5） 清蒸球芽甘藍1杯（7） 綜合綠葉生菜2杯（1） *甜芥末沙拉醬* 2大匙（1）	天貝 $\frac{1}{2}$ 杯炒（3.5） 青椒1杯加（4.5） 生高麗菜絲1杯加上（2） *羅曼斯可醬* 3大匙及（2） 帕瑪森乳酪粉1盎司（1） 哈斯酪梨 $\frac{1}{2}$ 顆（2）	烤板豆腐4盎司（2.5） *日曬番茄義大利麵醬* 3大匙加（3） 熟金線南瓜 $\frac{1}{2}$ 杯（4） 芝麻葉沙拉2杯（0.5） 黃瓜片 $\frac{1}{2}$ 杯（1） *新鮮覆盆子油醋醬* 2大匙（1）	豆腐「熱狗」2根（4） 德國酸菜 $\frac{1}{2}$ 杯（1） 碎白花菜1杯（2） 切達乳酪 $\frac{1}{4}$ 杯（0.5） 綜合綠葉生菜2杯（1） 醃漬朝鮮薊心4塊（2） *義式沙拉醬* 2大匙（1）
	小計 11.5	小計 12.5	小計 16	小計 20	小計 15	小計 12	小計 11.5
	總計 40（44） 基礎蔬菜 12.5	總計 41（46.5） 基礎蔬菜 23.5	總計 40（43.5） 基礎蔬菜 17	總計 39.5（43.5） 基礎蔬菜 17.5	總計 39.5（43.5） 基礎蔬菜 13.5	總計 41（45） 基礎蔬菜 15	總計 41（44.5） 基礎蔬菜 12

第二階段：持續減重期，素食版，淨碳水化合物 50 和 55 公克

（55 公克所增加的份量以粗體表示）

	第1天	第2天	第3天	第4天	第5天	第6天	第7天
早餐	歐姆蛋2顆（1）炒莙薘菜1杯加（3.5）炒洋蔥2大匙（2.5）切達乳酪絲 $\frac{1}{4}$ 杯（1）哈密瓜小球 $\frac{1}{4}$ 杯（3.5）	豆腐加拿大「培根」3條（1.5）豆泥 $\frac{1}{4}$ 杯（6.5）切達乳酪絲 $\frac{1}{4}$ 杯（0.5）**番茄汁4盎司（4）**	素食漢堡1顆（2）切達乳酪1片（0.5）哈斯酪梨 $\frac{1}{2}$ 顆（2）藍莓 $\frac{1}{2}$ 杯（8）	低碳水奶昔（1）胡桃2盎司（3）哈密瓜小球 $\frac{1}{2}$ 杯（7.5）	果昔：原味無糖杏仁奶1杯加（1）嫩豆腐3盎司及（3）冷凍草莓 $\frac{3}{4}$ 杯（7）杏仁1盎司（2.5）	炒蛋2顆（1）炒秋葵 $\frac{1}{2}$ 杯（2.5）豆腐「培根」2條（2）黏果酸漿莎莎醬 $\frac{1}{4}$ 杯（4）	豆腐「香腸」漢堡排4盎司（8）烤佛手瓜 $\frac{1}{2}$ 杯（2）切達乳酪2片（1）哈斯酪梨 $\frac{1}{2}$ 顆（2）
	小計 11.5	小計 8.5 (12.5)	小計 12.5	小計 11.5	小計 13.5	小計 9.5	小計 13
點心	**番茄汁4盎司（4）** 茅屋乳酪 $\frac{1}{2}$ 杯（4）	大顆草莓5顆（5）低碳水優格 $\frac{1}{2}$ 杯（3）	茅屋乳酪 $\frac{1}{2}$ 杯（4）小型番茄1顆（2.5）	哈斯酪梨 $\frac{1}{2}$ 顆（2）**毛豆 $\frac{1}{4}$ 杯（3）**	茅屋乳酪 $\frac{1}{2}$ 杯（4）蘆筍尖8根（3）	原味全脂希臘優格4盎司（3.5）小型番茄1顆（2.5）	榛果2盎司（1）黑莓 $\frac{1}{4}$ 杯（3）
	小計 4 (8)	小計 8	小計 6.5	小計 2 (5)	小計 7	小計 6	小計 4

	第1天	第2天	第3天	第4天	第5天	第6天	第7天
午餐	板豆腐4盎司炒（2.5）青椒1杯（4.5）青蔥$\frac{1}{2}$杯（2.5）醬油1大匙（1）蘿美生菜2杯（1）*新鮮覆盆子油醋醬*2大匙（1）	惡魔蛋2顆加（1）綜合綠葉生菜4杯（1.5）醃漬秋葵$\frac{1}{2}$杯（2.5）小型番茄1顆（2.5）醃漬朝鮮薊心4塊（2）*俄式沙拉醬*2大匙（0）	炒麵筋4盎司（3.5）蘿美生菜4杯（1.5）黑橄欖10顆（1.5）白蘿蔔片$\frac{1}{2}$杯（1）*凱薩沙拉醬*2大匙（1）帕瑪森乳酪粉2大匙（1）	歐姆蛋2顆搭（1）炒紅甜椒$\frac{1}{2}$杯及（3.5）菲達乳酪2盎司（2.5）綜合綠葉生菜2杯（1）小型番茄1顆（2.5）*甜芥末沙拉醬*2大匙（1）	冷切「火雞肉」4片（3）瑞士乳酪2片（2）迪戎芥末醬1大匙（0.5）什錦嫩生菜沙拉4杯（2）小型番茄1顆（2.5）黑橄欖10顆（1.5）*義式沙拉醬*2大匙（1）	素食漢堡排2片（4）哈斯酪梨$\frac{1}{2}$顆（2）**鷹嘴豆泥3大匙（7）**切達乳酪絲$\frac{1}{2}$杯（1）散葉萵苣1杯（1）洋蔥末2大匙（1.5）*凱薩沙拉醬*1大匙（0.5）	蛋2顆，與（1）芹菜丁$\frac{1}{2}$杯加（0.5）*果汁機版美乃滋*2大匙加（0）嫩菠菜4杯加（1）小型番茄1顆（2.5）熟鷹嘴豆$\frac{1}{4}$杯（6.5）*甜芥末沙拉醬*2大匙（1）
	小計12.5	小計9.5	小計9.5	小計11.5	小計12.5	小計10（17）	小計12.5
點心	毛豆$\frac{1}{4}$杯（3）腰果2盎司（9）	乳酪條1條（0.5）夏威夷豆2盎司（4）	**番茄汁4盎司（4）**核桃2盎司（3）	紅甜椒$\frac{1}{2}$杯（3）鷹嘴豆泥2大匙（4.5）	夏威夷豆1盎司（2）克倫肖瓜小球$\frac{1}{4}$杯（2.5）	胡桃2盎司（3）哈密瓜小球$\frac{1}{2}$杯（7.5）	**番茄汁4盎司（4）**茅屋乳酪$\frac{1}{2}$杯（4）
	小計12	小計4.5	小計3（7）	小計7.5	小計4.5	小計10.5	小計4（8）

	第1天	第2天	第3天	第4天	第5天	第6天	第7天
晚餐	素食「肉丸」5顆炒（4） 大豆蒟蒻麵1杯加（2） *羅曼斯可醬*3大匙（2） 綜合綠葉生菜2杯（1） 黃瓜片二分之一杯（1） *甜芥末沙拉醬*2大匙（1）	Quorn素烤肉4盎司（4） *蕈菇肉汁醬*$\frac{1}{4}$杯（2） 炒青椒1杯（7.5） 炒洋蔥$\frac{1}{4}$杯（4.5） 綜合綠葉生菜2杯（1） *藍乳酪沙拉醬*2大匙（1）	烤板豆腐4盎司加（2.5） *烤肉醬*2大匙（4） 綜合綠葉生菜2杯（1） 清蒸四季豆$\frac{1}{2}$杯（3） 熟鷹嘴豆$\frac{1}{4}$杯（6.5） *義式沙拉醬*2大匙（1）	素食烤奶酥$\frac{2}{3}$杯炒（4） 大豆蒟蒻麵1杯加（2） *沙嗲醬*2大匙（5） 清蒸球芽甘藍$\frac{3}{4}$杯（5.5） 綜合綠葉生菜2杯（1） *藍乳酪沙拉醬*2大匙（1）	天貝$\frac{1}{2}$杯炒（3.5） 青椒1杯加（4） *羅曼斯可醬*3大匙及（2） 帕瑪森乳酪粉1盎司（1） 水田芥生菜2杯（0.5） 黑豆$\frac{1}{4}$杯（**6.5**） *甜芥末沙拉醬*2大匙（1）	烤板豆腐4盎司（2.5） 熟扁豆$\frac{1}{4}$杯加（6） *日曬番茄義大利麵醬*3大匙（3） 綠葉生菜2杯（1） 小蘿蔔6根（0.5） *新鮮覆盆子油醋醬*2大匙（1）	豆腐「熱狗」2根（4） 德國酸菜$\frac{1}{2}$杯（1） 蕪菁泥1杯加（6.5） 切達乳酪絲$\frac{1}{2}$杯（1） 綠葉生菜2杯（1） 醃漬朝鮮薊心4塊（2） *義式沙拉醬*2大匙（1）
	小計 11	小計 20	小計 18	小計 18.5	小計 12（18.5）	小計 14	小計 16.5
	總計 51（55） 基礎蔬菜 16	總計 50.5（54.5） 基礎蔬菜 21.5	總計 49.5（53.5） 基礎蔬菜 12.5	總計 51（54） 基礎蔬菜 18.5	總計 49.5（56） 基礎蔬菜 13.5	總計 50（57） 基礎蔬菜 15	總計 50（54） 基礎蔬菜 18.5

第三階段：維持前期和第四階段：終生維持期，素食版，淨碳水化合物 60 和 70 公克（70 公克所增加的份量以粗體表示）

	第1天	第2天	第3天	第4天	第5天	第6天	第7天
早餐	茅屋乳酪 $\frac{1}{2}$ 杯（4） 杏仁 1 盎司（2.5） 藍莓 $\frac{1}{2}$ 杯（8）	阿金薄煎餅 2 塊 *（6） 瑞可塔乳酪 $\frac{1}{2}$ 杯（4） 覆盆子 $\frac{1}{2}$ 杯（3）	果昔：原味無糖杏仁奶 $\frac{1}{2}$ 杯（0.5） 低碳水優格 4 盎司（3） 冷凍黑莓 $\frac{1}{4}$ 杯（4） 杏仁醬 1 大匙（2.5）	歐姆蛋 2 顆（1） 炒韭蔥 $\frac{1}{2}$ 杯（3.5） 菲達乳酪 1 盎司（1） 哈密瓜小球 $\frac{1}{2}$ 杯（7）	阿金鬆餅 1 塊**（6） 瑞可塔乳酪 $\frac{1}{4}$ 杯（2） 草莓切片 $\frac{1}{4}$ 杯（2） 杏仁片 1 盎司（2.5）	原味全脂希臘優格 4 盎司（3.5） 蜜瓜小球 $\frac{1}{2}$ 杯（7） 胡桃 2 盎司（3）	炒蛋 2 顆（1） 炒秋葵 $\frac{1}{2}$ 杯（2.5） **莎莎醬粗醬** $\frac{1}{4}$ 杯（1.5） 切達乳酪絲 $\frac{1}{4}$ 杯（0.5）
	小計 14.5	小計 13	小計 10	小計 12.5	小計 12.5	小計 13.5	小計 5.5
點心	天然花生醬 2 大匙（5） 芹菜莖 2 根（1.5）	核桃 2 盎司（3） 中型胡蘿蔔 1 根（5.5）	瑞士乳酪 2 片包（2） 蘆筍尖 4 根（2） 迪戎芥末醬 1 大匙（0.5）	紅甜椒 $\frac{1}{2}$ 杯（3） 杏仁 2 盎司（4.5）	芹菜莖 1 根（1） 天然花生醬 1 大匙（2.5）	醃漬菊芋 $\frac{1}{2}$ 杯（12） 切達乳酪 2 片（2）	夏威夷豆 2 盎司（4） 大顆草莓 6 顆（6）
	小計 6.5	小計 8.5	小計 4.5	小計 7.5	小計 3.5	小計 14	小計 10

	第1天	第2天	第3天	第4天	第5天	第6天	第7天
午餐	炒麵筋4盎司（3.5）什錦嫩生菜沙拉1杯（0.5）菲達乳酪1盎司（1）烤紅椒$\frac{1}{4}$杯（3.5）黑橄欖10顆（1.5）熟扁豆$\frac{1}{4}$杯（6）*義式沙拉醬*2大匙（1）	全熟水煮蛋2顆加（1）豆腐「培根」2條（2）哈斯酪梨$\frac{1}{2}$顆（2）小型番茄1顆（2.5）青蔥$\frac{1}{4}$杯（1）綜合綠葉生菜4杯（1.5）*藍乳酪沙拉醬*2大匙（1）	素食漢堡排2塊加（4）低碳水漢堡麵包1個（4）哈斯酪梨$\frac{1}{2}$顆（2）小型番茄1顆（2.5）綜合綠葉生菜2杯（1）醃漬朝鮮薊心4塊（2）黑橄欖5顆（0.5）*義式沙拉醬*2大匙（1）	燉板豆腐4盎司加（2.5）*烤肉醬*2大匙（4）綜合綠葉生菜4杯搭（1.5）毛豆$\frac{1}{4}$杯（3）醃漬甜菜根$\frac{1}{2}$杯（7）山羊乳酪2盎司（0.5）*希臘油醋醬*2大匙（1）	蛋2顆，加上（1）*果汁機版美乃滋*2大匙（0）洋蔥末2大匙，做成沙拉（1.5）芹菜丁$\frac{1}{2}$杯加（0.5）低碳水口袋餅1個（4）綜合綠葉生菜2杯（1）熟扁豆$\frac{1}{4}$杯（6）*帕瑪森乳酪胡椒子醬*2大匙（1）	炒素食烤奶酥$\frac{1}{3}$杯加上（2）莫札瑞拉乳酪$\frac{1}{4}$杯（0.5）豆泥$\frac{1}{4}$杯（6.5）碎綠葉生菜1杯（0.5）*莎莎醬粗醬*$\frac{1}{4}$杯（1.5）低碳水墨西哥玉米餅1個（4）哈斯酪梨$\frac{1}{2}$顆（2）	豆腐「加拿大培根」3條（1.5）瑞士乳酪2片加（2）低碳水貝果1個（5）迪戎芥末醬1大匙（0.5）散葉萵苣$\frac{1}{2}$杯（0.5）黃瓜片1杯（2）鷹嘴豆泥$\frac{1}{4}$杯（9）
	小計17	小計11	小計17	小計19.5	小計15	小計17	小計20.5
點心	山羊乳酪2盎司（0.5）藍莓$\frac{1}{2}$杯（8）	瑞士乳酪2片（2）毛豆$\frac{1}{2}$杯（6）	低碳水能量棒（2）蜜瓜小球$\frac{1}{4}$杯（3.5）	甜櫻桃$\frac{1}{4}$杯（4）茅屋乳酪$\frac{1}{2}$杯（4）	原味全脂希臘優格4盎司（3.5）藍莓$\frac{1}{4}$杯（4）	豆薯條$\frac{1}{2}$杯（2.5）*帕瑪森乳酪胡椒子醬*2大匙（1）	紅甜椒$\frac{1}{2}$杯（3）瑞士乳酪1片（1）
	小計8.5	小計8	小計5.5	小計8	小計7.5	小計3.5	小計4

	第1天	第2天	第3天	第4天	第5天	第6天	第7天
晚餐	包餡甜椒：炒天貝1杯塞入（3.5）紅甜椒2半淋上（4.5）醬油1大匙加上（1）切達乳酪絲 $\frac{1}{4}$ 杯並烘烤（0.5）綜合綠葉生菜2杯（1）中型胡蘿蔔1根，刨絲（5.5）中型番茄1顆（3.5）義式沙拉醬2大匙（1）	豆腐「香腸」5盎司炒（5）洋蔥 $\frac{1}{4}$ 杯和（3）青椒 $\frac{1}{4}$ 杯加（2）清蒸胡桃南瓜 $\frac{1}{2}$ 杯（7）綜合綠葉生菜2杯（1）野米飯 $\frac{1}{4}$ 杯（8）帕瑪森乳酪胡椒子醬2大匙（1）	炒麵筋4盎司（3.5）烤橡實南瓜 $\frac{1}{2}$ 杯（10.5）綜合綠葉生菜4杯（1.5）熟鷹嘴豆 $\frac{1}{4}$ 杯（6.5）豆薯 $\frac{1}{2}$ 杯（2.5）糙米飯 $\frac{1}{4}$ 杯（10.5）俄式沙拉醬2大匙（0）	素食烤奶酥 $\frac{2}{3}$ 杯炒（4）生包心菜絲1杯（2）洋蔥 $\frac{1}{4}$ 杯（3）熟布格麥 $\frac{1}{4}$ 杯（6.5）哈斯酪梨 $\frac{1}{2}$ 顆和2小型番茄1顆（2.5）俄式沙拉醬1大匙（0）	板豆腐4盎司炒（2.5）洋蔥 $\frac{1}{4}$ 杯（3）歐防風 $\frac{1}{2}$ 杯（8.5）綜合綠葉生菜2杯（1.5）小型番茄2顆（5）熟小米 $\frac{1}{4}$ 杯（10）帕瑪森乳酪胡椒子醬2大匙（1）	豆腐「熱狗」2條（5）南瓜泥 $\frac{1}{2}$ 杯（5）綜合綠葉生菜2杯（1）水田芥2杯（0.5）黑橄欖5顆（0.5）甜芥末沙拉醬2大匙（1）野米飯 $\frac{1}{4}$ 杯（8）	Quorn無麵包肉餅2塊（6）烤肉醬2大匙（4）蘆筍尖6根（2.5）糙米飯 $\frac{1}{2}$ 杯（10.5）包心菜絲1杯和（2）中型胡蘿蔔1根，刨絲（5.5）奶油涼拌高麗菜醬2大匙（0.5）
	小計15（20.5）	小計19（27）	小計24.5（35）	小計13.5（20）	小計21.5（31.5）	小計13（21）	小計20（30.5）
	總計61.5（67）基礎蔬菜16	總計59.5（67.5）基礎蔬菜13	總計61.5（72）基礎蔬菜14	總計61（67.5）基礎蔬菜17.5	總計60（70）基礎蔬菜13.5	總計61（69）基礎蔬菜13.5	總計60.5（71）基礎蔬菜14

* www.atkins.com／Recipes／showRecipe883／AtkinsCuisinePancakes.aspx,
** www.atkins.com／Recipes／showRecipe884／AtkinsCuisinewaffles.aspx

第三階段：維持前期和第四階段：終生維持期，素食版，淨碳水化合物 80 和 90 公克（90 公克所增加的份量以粗體表示）

	第 1 天	第 2 天	第 3 天	第 4 天	第 5 天	第 6 天	第 7 天
早餐	茅屋乳酪 $\frac{1}{2}$ 杯（4） 藍莓 $\frac{1}{2}$ 杯（8） **低碳水麵包 1 片（6）** 杏仁醬 1 大匙（2.5）	阿金薄煎餅 2 塊 *（6） 瑞可塔乳酪 $\frac{1}{2}$ 杯（4） 草莓切片 1 杯（7）	果昔：原味無糖杏仁奶 $\frac{1}{2}$ 杯（0.5） 原味全脂優格 $\frac{1}{2}$ 杯（5.5） 冷凍黑莓 $\frac{1}{4}$ 杯（4） **杏仁 1 盎司（2.5）**	歐姆蛋 2 顆（1） 熟菠菜 $\frac{1}{2}$ 杯（2） 菲達乳酪 1 盎司（1） 哈密瓜小球 $\frac{1}{2}$ 杯（7）	阿金鬆餅 1 塊 **（6） 瑞可塔乳酪 $\frac{1}{4}$ 杯（2） 藍莓 $\frac{1}{4}$ 杯（4） **杏仁片 1 盎司（2.5）**	阿金什錦燕麥片： 燕麥麩 3 大匙和（9） 胡桃 2 盎司（3） 無糖椰子乾 2 大匙（2） 覆盆子 $\frac{1}{4}$ 杯（1.5） 原味全脂優格 $\frac{1}{2}$ 杯（5.5）	炒蛋 2 顆（1） 炒秋葵 $\frac{1}{2}$ 杯（2.5） 莎莎醬粗醬 $\frac{1}{4}$ 杯（1） 切達乳酪絲 $\frac{1}{2}$ 杯（1） **低碳水墨西哥玉米餅 1 個（4）**
	小計 20.5	小計 17	小計 12.5	小計 11	小計 14.5	小計 21	小計 9.5
點心	開心果 1 盎司（2.5） 中型胡蘿蔔 1 根（5.5）	核桃 2 盎司（3） 克侖肖瓜小球 $\frac{1}{2}$ 杯（4.5）	瑞士乳酪 2 片（2） 中型胡蘿蔔 1 根 5.5 迪戎芥末醬 1 大匙（0.5）	甜櫻桃 $\frac{1}{4}$ 杯（4） 茅屋乳酪 $\frac{1}{2}$ 杯（4）	芹菜莖 1 根（1） 天然花生醬 1 大匙（2.5）	哈斯酪梨 $\frac{1}{2}$ 顆（2） 克侖肖瓜小球 $\frac{1}{2}$ 杯（4.5）	夏威夷豆 2 盎司（4） 大顆草莓 6 顆（6）
	小計 8	小計 7.5	小計 8	小計 8	小計 3.5	小計 6.5	小計 10

	第1天	第2天	第3天	第4天	第5天	第6天	第7天
午餐	炒麵筋4盎司（3.5）什錦嫩生菜沙拉1杯（0.5）鷹嘴豆泥$\frac{1}{4}$杯（9）菲達乳酪1盎司（1）紅甜椒$\frac{1}{4}$杯（3）黑橄欖5顆（0.5）中型番茄1顆（3.5）*希臘油醋醬*2大匙（1）	科布沙拉：全熟水煮蛋2顆加（1）豆腐「培根」2條加（2）綜合綠葉生菜4杯加（1.5）哈斯酪梨$\frac{1}{2}$顆（2）小型番茄1顆2.5青蔥$\frac{1}{4}$杯（1）玉米粒$\frac{1}{2}$杯（12.5）*藍乳酪沙拉醬*2大匙（2）	素食漢堡排2塊加（4）低碳水漢堡麵包1個（4）綜合綠葉生菜2杯加（1）醃漬朝鮮薊心4塊（2）豆薯$\frac{1}{2}$杯（2.5）哈斯酪梨$\frac{1}{2}$顆（2）中型番茄1顆（3.5）*義式沙拉醬*2大匙（1）	燉板豆腐4盎司加（2.5）*烤肉醬*2大匙加（4）糙米飯$\frac{1}{4}$杯（10.5）綜合綠葉生菜4杯加（1.5）熟鷹嘴豆$\frac{1}{4}$杯（6.5）醃漬甜菜根$\frac{1}{2}$杯（7）山羊乳酪2盎司（0.5）*希臘油醋醬*2大匙（1）	惡魔蛋2顆（1）洋蔥末2大匙和（1.5）芹菜丁$\frac{1}{2}$杯放入（0.5）低碳水口袋餅1個（4）綜合綠葉生菜2杯（1）熟扁豆$\frac{1}{2}$杯（12）野米飯$\frac{1}{4}$杯（8）*帕瑪森乳酪胡椒子醬*2大匙（1）	素食炒奶酥$\frac{1}{3}$杯加（2）莫札瑞拉乳酪絲$\frac{1}{4}$杯（0.5）豆泥$\frac{1}{4}$杯（6.5）綜合綠葉生菜碎葉1杯（0.5）綜合綠葉生菜2杯（1）玉米粒$\frac{1}{2}$杯（12.5）*莎莎醬粗醬*$\frac{1}{4}$杯（1）低碳水墨西哥玉米餅1個（4）	豆腐「加拿大培根」3條（1.5）瑞士乳酪2片加（2）全麥麵包1片（12）迪戎芥末醬1大匙（0.5）散葉萵苣$\frac{1}{2}$杯（0.5）小型番茄2顆（5）鷹嘴豆泥$\frac{1}{4}$杯（9）
	小計22	小計23.5	小計20	小計26.5（33.5）	小計21（29）	小計27	小計21.5（30.5）
點心	山羊乳酪2盎司（0.5）甜櫻桃$\frac{1}{2}$杯（8.5）	瑞士乳酪2片（2）毛豆$\frac{1}{2}$杯（6）	低碳水能量棒（2）小型無花果1顆（6.5）	烤紅椒$\frac{1}{4}$杯（3.5）核桃2盎司（3）	原味全脂優格$\frac{1}{2}$杯（5.5）克侖肖瓜小球$\frac{1}{2}$杯（4.5）	豆薯條1杯（5）切達乳酪2片（1）	紅甜椒$\frac{1}{2}$杯（3）切達乳酪2片（1）
	小計9	小計8	小計8.5	小計6.5	小計10	小計6	小計4

如何使用三餐計畫

	第1天	第2天	第3天	第4天	第5天	第6天	第7天
晚餐	包餡甜椒：炒天貝1杯（3.5） 糙米飯 $\frac{1}{4}$ 杯（10） 醬油1大匙加上（1） 青椒2半（3.5） 切達乳酪絲 $\frac{1}{4}$ 杯（0.5） **烤胡桃南瓜 $\frac{1}{2}$ 杯（7）** 綜合綠葉生菜2杯（1） 小蘿蔔6根（0.5） *義式沙拉醬* 2大匙（1）	豆腐「香腸」5盎司炒（5） 洋蔥 $\frac{1}{4}$ 杯和（3） 青椒 $\frac{1}{2}$ 杯加（2） 清蒸胡桃南瓜 $\frac{1}{2}$ 杯（7） 綜合綠葉生菜2杯（1） 中型胡蘿蔔1根，刨絲（5.5） **野米飯 $\frac{1}{4}$ 杯（8）** *帕瑪森乳酪胡椒子醬* 2大匙（1）	炒麵筋4盎司（3.5） 烤橡實南瓜 $\frac{1}{2}$ 杯（10.5） 綜合綠葉生菜4杯（1.5） 熟四季豆 $\frac{1}{2}$ 杯（3） 熟鷹嘴豆 $\frac{1}{2}$ 杯（13） 熟麥仁 $\frac{1}{4}$ 杯（7） *俄式沙拉醬* 2大匙（0）	素食烤奶酥 $\frac{2}{3}$ 杯炒（4） 洋蔥 $\frac{1}{4}$ 杯（3） 生包心菜絲1杯（2） 糙米飯 $\frac{1}{2}$ 杯（10.5） 碎沙拉：哈斯酪梨 $\frac{1}{2}$ 顆（2） 小型番茄1顆（2.5） 玉米粒 $\frac{1}{4}$ 杯（6） *帕瑪森乳酪胡椒子醬* 2大匙（1）	板豆腐4盎司炒（2.5） 洋蔥 $\frac{1}{2}$ 杯（6） 茄子1杯（2） 烤地瓜 $\frac{1}{2}$ 顆（12） 綜合綠葉生菜2杯（1.5） 小型番茄1顆（2.5） 中型胡蘿蔔1根，刨絲（5.5） *胡蘿蔔薑沙拉醬* 2大匙（1）	豆腐「熱狗」2條（5） 德國酸菜1杯（2.5） **烤馬鈴薯 $\frac{1}{2}$ 顆（10.5）** 綜合綠葉生菜2杯（1） 水田芥2杯（0.5） 黑橄欖5顆（0.5） 野米飯 $\frac{1}{4}$ 杯（8） *甜芥末沙拉醬* 2大匙（1）	Quorn無麵包肉餅2塊（6） *烤肉醬* 2大匙（4） 蘆筍尖6根（2.5） 烤地瓜 $\frac{1}{2}$ 顆（12） 包心菜絲沙拉1杯（2） 中型胡蘿蔔1根，刨絲（5.5） *奶油涼拌高麗菜醬* 2大匙（0.5）
	小計21（28）	小計24.5（32.5）	小計31.5（38.5）	小計31	小計33	小計18.5（29）	小計32.5
	總計80（87.5） 基礎蔬菜12.5	總計80.5（88.5） 基礎蔬菜13	總計80.5（87.5） 基礎蔬菜15.5	總計83（90） 基礎蔬菜16.5	總計82（90） 基礎蔬菜15	總計79（89.5） 基礎蔬菜13	總計77.5（86.5） 基礎蔬菜16.5

* www.atkins.com／Recipes／showRecipe883／AtkinsCuisinePancakes.aspx,
** www.atkins.com／Recipes／showRecipe884／AtkinsCuisinewaffles.aspx

第三階段：維持前期和第四階段：終生維持期，素食版，淨碳水化合物 100 公克

	第1天	第2天	第3天	第4天	第5天	第6天	第7天
早餐	茅屋乳酪 ½ 杯（4） 藍莓 ½ 杯（8） 低碳水麵包 1 片（6） 杏仁醬 2 大匙（5）	阿金薄煎餅 2 塊 *（6） 瑞可塔乳酪 ½ 杯（4） 草莓切片 1 杯（7）	果昔：原味無糖杏仁奶 ½ 杯（0.5） 原味全脂優格 ½ 杯（5.5） 冷凍黑莓 ¼ 杯（4） 杏仁 1 盎司（2.5）	歐姆蛋 2 顆（1） 熟菠菜 ½ 杯（2） 菲達乳酪 1 盎司（1） 中型油桃 1 顆（14）	阿金鬆餅 1 塊 **（6） 瑞可塔乳酪 ¼ 杯（2） 橘子 1 顆（13） 杏仁片 1 盎司（2.5）	阿金什錦燕麥片：燕麥麩 3 大匙和（9） 胡桃 2 盎司（3） 無糖椰子乾 2 大匙（2） 覆盆子 ½ 杯（3） 原味全脂優格 ½ 杯（5.5）	炒蛋 2 顆（1） 炒秋葵 ½ 杯（2.5） 莎莎醬粗醬 ¼ 杯（1） 切達乳酪絲 ½ 杯（1） 低碳水墨西哥玉米餅 1 個（4）
	小計 23	小計 17	小計 12.5	小計 18	小計 23.5	小計 22.5	小計 9.5
點心	開心果 1 盎司（2.5） 中型胡蘿蔔 1 根（5.5）	核桃 2 盎司（3） 克侖肖瓜小球 ½ 杯（4.5）	瑞士乳酪 2 片（2） 中型胡蘿蔔 1 根（5.5） 迪戎芥末醬 1 大匙（0.5）	甜櫻桃 ¼ 杯（4） 茅屋乳酪 ½ 杯（4）	芹菜莖 1 根（1） 天然花生醬 1 大匙（2.5）	哈斯酪梨 ½ 顆（2） 小型無花果 2 顆（13）	夏威夷豆 2 盎司（4） 中型油桃 1 顆（14）
	小計 8	小計 7.5	小計 8	小計 8	小計 3.5	小計 15	小計 18

	第1天	第2天	第3天	第4天	第5天	第6天	第7天
午餐	炒麵筋4盎司（3.5）什錦嫩生菜沙拉1杯（0.5）鷹嘴豆泥$\frac{1}{4}$杯（9）菲達乳酪1盎司（1）紅甜椒$\frac{1}{2}$杯（3）黑橄欖5顆（0.5）中型番茄1顆（3.5）*希臘油醋醬*2大匙（1）	科布沙拉：全熟水煮蛋2顆加（1）豆腐「培根」2條加（2）綜合綠葉生菜4杯加（1.5）哈斯酪梨$\frac{1}{2}$顆（2）小型番茄1顆2.5青蔥$\frac{1}{4}$杯（1）玉米粒$\frac{1}{2}$杯（12.5）*藍乳酪沙拉醬*2大匙（1）	素食漢堡排2塊加（4）低碳水漢堡麵包1個（4）哈斯酪梨$\frac{1}{2}$顆（2）中型番茄1顆（3.5）綜合綠葉生菜2杯（1）醃漬朝鮮薊心4塊（2）黑橄欖5顆（0.5）*義式沙拉醬*2大匙（1）	燉板豆腐4盎司加（2.5）*烤肉醬*2大匙加（4）糙米飯$\frac{1}{4}$杯（10.5）綜合綠葉生菜4杯加（1.5）熟鷹嘴豆$\frac{1}{4}$杯（6.5）醃漬甜菜根$\frac{1}{2}$杯（7）山羊乳酪2盎司（0.5）*希臘油醋醬*2大匙（1）	蛋2顆，與（1）*果汁機版美乃滋*和（0）洋蔥末2大匙（1.5）芹菜丁$\frac{1}{2}$杯加（0.5）低碳水口袋餅1個（4）綜合綠葉生菜2杯（1）熟扁豆$\frac{1}{2}$杯（12）野米飯$\frac{1}{4}$杯（8）*帕瑪森乳酪胡椒子醬*2大匙（1）	素食炒奶酥$\frac{1}{3}$杯加（2）莫札瑞拉乳酪絲$\frac{1}{4}$杯）（0.5豆泥$\frac{1}{4}$杯（6.5）綜合綠葉生菜碎葉1杯（0.5）玉米粒$\frac{1}{2}$杯（12.5）*莎莎醬粗醬*$\frac{1}{4}$杯（1.5）低碳水墨西哥玉米餅1個（4）	豆腐「加拿大培根」3條（1.5）瑞士乳酪2片或（2）全麥麵包1片（12）迪戎芥末醬1大匙（0.5）散葉萵苣$\frac{1}{2}$杯（0.5）小型番茄2顆（5）鷹嘴豆泥$\frac{1}{4}$杯（9）
	小計22	小計23.5	小計18	小計33.5	小計29	小計27.5	小計30.5
點心	山羊乳酪2盎司（0.5）中型蘋果$\frac{1}{2}$顆（8.5）	瑞士乳酪2片（2）紅葡萄柚$\frac{1}{2}$杯（13.5）	低碳水能量棒（2）小型波士梨1顆（17.5）	烤紅$\frac{1}{4}$杯（3.5）核桃2盎司（3）	原味全脂優格$\frac{1}{2}$杯（5.5）克侖肖瓜小球$\frac{1}{2}$杯（4.5）	豆薯條1杯（5）切達乳酪2片（1）	紅甜椒1杯（6）切達乳酪2片（1）
	小計9	小計15.5	小計19.5	小計6.5	小計10	小計6	小計7

	第1天	第2天	第3天	第4天	第5天	第6天	第7天
晚餐	包餡甜椒：炒天貝1杯（3.5） 糙米飯 $\frac{1}{2}$ 杯（20） 醬油1大匙加上（1） 青椒2半3.5） 切達乳酪絲 $\frac{1}{4}$ 杯（0.5） 烤胡桃南瓜 $\frac{1}{2}$ 杯（7） 綜合綠葉生菜2杯（1） 小蘿蔔6根（0.5） 義式沙拉醬2大匙（1）	豆腐「香腸」5盎司炒（5） 洋蔥 $\frac{1}{4}$ 杯和（3） 青椒 $\frac{1}{2}$ 杯加（3） 清蒸胡桃南瓜 $\frac{3}{4}$ 杯（10.5） 綜合綠葉生菜2杯（1） 中型胡蘿蔔1根，刨絲（5.5） 野米飯 $\frac{1}{4}$ 杯（8） 帕瑪森乳酪胡椒子醬2大匙（1）	炒麵筋4盎司（3.5） 烤橡實南瓜 $\frac{1}{2}$ 杯（7） 綜合綠葉生菜4杯（1.5） 熟四季豆 $\frac{1}{2}$ 杯（3） 熟白腰豆 $\frac{1}{2}$ 杯（17） 豆薯 $\frac{1}{2}$ 杯（2.5） 熟麥仁 $\frac{1}{4}$ 杯（7） 俄式沙拉醬2大匙（0）	素食烤奶酥 2/3 杯炒（4） 洋蔥末 $\frac{1}{4}$ 杯（3） 生包心菜絲1杯（2） 糙米飯 $\frac{1}{2}$ 杯（10.5） 碎沙拉：哈斯酪梨 $\frac{1}{2}$ 顆（2） 小型番茄2顆（5） 玉米粒 $\frac{1}{4}$ 杯（6） 帕瑪森乳酪胡椒子醬2大匙（1）	板豆腐4盎司炒（2.5） 洋蔥 $\frac{1}{2}$ 杯（6） 茄子1杯（2） 烤地瓜 $\frac{1}{2}$ 顆（12） 綜合綠葉生菜2杯（1.5） 小型番茄1顆（2.5） 中型胡蘿蔔1根，刨絲（5.5） 胡蘿蔔薑沙拉醬2大匙（1）	豆腐「熱狗」2條（5） 德國酸菜1杯（2.5） 烤馬鈴薯 $\frac{1}{2}$ 顆（10.5） 綜合綠葉生菜2杯（1） 水田芥2杯（0.5） 黑橄欖5顆（0.5） 野米飯 $\frac{1}{4}$ 杯（8） 甜芥末沙拉醬2大匙（1）	Quorn無麵包肉餅2塊（6） 烤肉醬2大匙（4） 蘆筍尖（6根2.5） 烤地瓜 $\frac{1}{2}$ 顆（12） 包心菜絲1杯和（2） 中型胡蘿蔔1根，刨絲（5.5） 奶油涼拌高麗菜醬2大匙（0.5）
	小計 38	小計 37	小計 41.5	小計 33.5	小計 33	小計 29	小計 32.5
	總計 100 基礎蔬菜 12.5	總計 100.5 基礎蔬菜 14	總計 99.5 基礎蔬菜 16	總計 99.5 基礎蔬菜 19	總計 99 基礎蔬菜 16	總計 100 基礎蔬菜 13.5	總計 97.5 基礎蔬菜 19

* www.atkins.com ／ Recipes ／ showRecipe883 ／ AtkinsCuisinePancakes.aspx, **www.atkins.com ／ Recipes ／ showRecipe884 ／ AtkinsCuisinewaffles.aspx

第二階段：持續減重期，完全素食版，淨碳水化合物 50 公克

	第 1 天	第 2 天	第 3 天	第 4 天	第 5 天	第 6 天	第 7 天
早餐	豆腐「炒蛋」4 盎司（2） 莙薘菜 2 杯炒（1.5） 洋蔥末 $\frac{1}{4}$ 杯（3） 「帕瑪森乳酪」粉 2 大匙（1）	豆腐加拿大「培根」3 條（1.5） 豆泥 $\frac{1}{4}$ 杯（6.5） 全素「切達乳酪」$\frac{1}{4}$ 杯（2）	全素漢堡排 1 塊（2） 全素「乳酪」1 片（6） 哈斯酪梨 $\frac{1}{2}$ 顆（2） 藍莓 $\frac{1}{4}$ 杯（4）	豆腐「香腸」3 條（6） 烤佛手瓜 $\frac{1}{2}$ 杯（2） 無糖杏仁奶 8 盎司（1）	豆腐「炒蛋」4 盎司（2） 小型番茄 1 顆（2.5） 哈斯酪梨 $\frac{1}{2}$ 顆（2） 「帕瑪森乳酪」粉 1 大匙（0）	豆腐「培根」2 條（2） 炒秋葵 $\frac{1}{2}$ 杯（2.5） 全素「乳酪」1 片（6）	果昔：原味無糖杏仁奶 1 杯加（1） 嫩豆腐 3 盎司及（3） 冷凍草莓 $\frac{1}{4}$ 杯（2.5）
	小計 7.5	小計 14	小計 14	小計 9	小計 6.5	小計 10.5	小計 6.5
點心	毛豆 $\frac{1}{4}$ 杯（3） 全素「乳酪」2 片（12）	全素「奶油乳酪」2 大匙（2） 黃瓜片 $\frac{1}{2}$ 杯（1）	無糖杏仁奶 8 盎司（1） 胡桃 2 盎司（3）	波森莓 $\frac{1}{4}$ 杯（3） 榛果 2 盎司（1）	綠橄欖 1 顆鑲（0） 全素「奶油乳酪」2 大匙（2）	小型番茄 1 顆（2.5） 黑橄欖 10 顆（1.5）	芹菜莖 2 根（1.5） 酪梨醬 ¼ 杯（1.5）
	小計 15	小計 3	小計 4	小計 4	小計 2	小計 4	小計 3

	第1天	第2天	第3天	第4天	第5天	第6天	第7天
午餐	板豆腐4盎司炒（2.5）青椒 $\frac{1}{2}$ 杯和（2）青蔥 $\frac{1}{2}$ 杯和（2.5）醬油1大匙（1）蘿美生菜2杯（1）*新鮮覆盆子油醋醬*2大匙（1）	素食炒奶酥 $\frac{2}{3}$ 杯搭（4）*莎莎醬粗醬* $\frac{1}{4}$ 杯（1.5）綜合綠葉生菜4杯加（1.5）醃漬秋葵 $\frac{1}{2}$ 杯（2.5）醃漬朝鮮薊心4塊（2）黑橄欖5顆（0.5）*俄式沙拉醬*2大匙（0）	天貝 $\frac{1}{2}$ 杯炒（3.5）洋蔥末 $\frac{1}{4}$ 杯和（3）芹菜末 $\frac{1}{2}$ 杯（0.5）綜合綠葉生菜2杯（1）熟扁豆 $\frac{1}{4}$ 杯和（6）小蘿蔔6根（0.5）*甜芥末沙拉醬*2大匙（1）	全素即食「火腿」2片加（6）綜合綠葉生菜4杯搭（1.5）紅甜椒 $\frac{1}{2}$ 杯（3）熟黑豆 $\frac{1}{4}$ 杯（6.5）小型番茄1顆（2.5）*甜芥末沙拉醬*2大匙（1）	全素即食「火雞肉」2片加（6）全素「瑞士乳酪」1片加（6）*羅勒青醬* $\frac{1}{4}$ 杯塗（1）低碳水口袋餅1個（4）綜合綠葉生菜2杯（1）黑橄欖5顆（0.5）*義式沙拉醬*2大匙（1）	全素漢堡排2塊（4）哈斯酪梨 $\frac{1}{2}$ 顆（2）鷹嘴豆泥2大匙（4.5）散葉萵苣1杯（1）洋蔥末2大匙（1.5）*義式沙拉醬*1大匙（0.5）	豆腐「熱狗」2條（4）炒洋蔥 $\frac{1}{4}$ 杯（4.5）綜合綠葉生菜2杯（1.5）小型番茄1顆（2.5）熟鷹嘴豆¼杯（6.5）*甜芥末沙拉醬*2大匙（1）
	小計 10	小計 12	小計 15.5	小計 20.5	小計 19.5	小計 13.5	小計 20
點心	綠橄欖10顆（0）杏仁2盎司（4.5）	核桃2盎司（3）克倫肖瓜小球 $\frac{1}{4}$ 杯（2.5）	綠橄欖10顆（0）全素「乳酪」1片（5）	豆薯條 $\frac{1}{2}$ 杯（2.5）鷹嘴豆泥2大匙（4.5）	榛果2盎司（1）小蘿蔔6根（0.5）	杏仁1盎司（2.5）覆盆子 $\frac{1}{4}$ 杯（1.5）	核桃2盎司（3）全素「乳酪」1片（5）
	小計 4.5	小計 5.5	小計 5	小計 7	小計 1.5	小計 4	小計 8

	第1天	第2天	第3天	第4天	第5天	第6天	第7天
晚餐	素食「肉丸」5顆炒（4） 大豆蒟蒻麵1杯加（2） *羅曼斯可醬*3大匙（2） 綜合綠葉生菜2杯（1） 黃瓜片$\frac{1}{2}$杯（1） 小型番茄1顆（2.5） *甜芥末沙拉醬*2大匙（1）	烤板豆腐4盎司加（2.5） *烤肉醬*1大匙（2） 清蒸四季豆$\frac{1}{2}$杯（3） 綜合綠葉沙拉2杯加（1） 熟鷹嘴豆$\frac{1}{4}$杯（6.5） *義式沙拉醬*2大匙（1）	烤豆腐4盎司及（2.5） 大豆蒟蒻麵1杯加（2） *羅勒青醬*$\frac{1}{4}$杯（1） 燉茴香1杯（3） 綜合綠葉生菜2杯（1） 小型番茄1顆（2.5） *甜芥末沙拉醬*2大匙（1）	天貝$\frac{1}{2}$杯炒（3.5） 秋葵$\frac{1}{2}$杯和（2） 鈕扣蘑菇$\frac{1}{2}$杯加（1.5） 洋蔥末2大匙（1.5） 綜合綠葉生菜2杯（1） 哈斯酪梨$\frac{1}{2}$顆（2） *俄式沙拉醬*2大匙（0）	炒麵筋4塊（8） 清蒸菜豆$\frac{1}{2}$杯（3） 南瓜泥$\frac{1}{2}$杯（5） 綜合綠葉生菜2杯（1） 小蘿蔔6根（0.5） 毛豆$\frac{1}{4}$杯（3） *俄式沙拉醬*2大匙（0）	素食烤奶酥2/3杯炒（4） 白菜2杯（1） 紅甜椒$\frac{1}{2}$杯（3） 熟鷹嘴豆$\frac{1}{4}$杯（6.5） 生高麗菜絲1杯（2） 碎花生1盎司和（1.5） 涼拌高麗菜醬2大匙（0.5）	素食「肉丸」4顆和（4） 羅曼斯可醬3大匙加（2） 金線瓜$\frac{1}{2}$杯（4） 清蒸青花菜$\frac{1}{2}$杯（1.5） 綜合綠葉生菜2杯（1） 黑橄欖10顆（1.5） *俄式沙拉醬*2大匙（0）
	小計 13.5	小計 16	小計 13	小計 11.5	小計 20.5	小計 19	小計 14
	總計 50.5 基礎蔬菜 14.5	總計 50.5 基礎蔬菜 13	總計 51.5 基礎蔬菜 13.5	總計 52 基礎蔬菜 19.5	總計 50 基礎蔬菜 16	總計 50.5 基礎蔬菜 17	總計 51.5 基礎蔬菜 19.5

PART4
讓你活得更好的飲食法
健康的科學

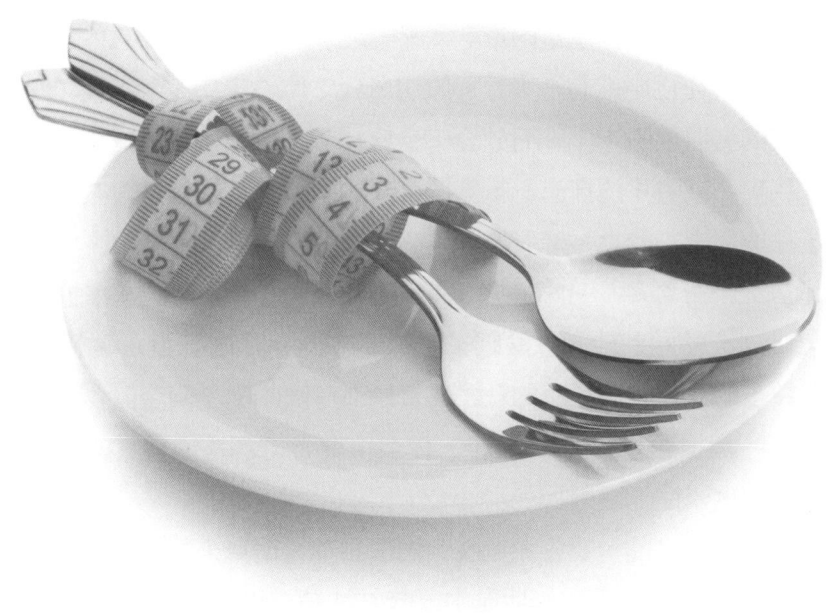

Chapter 13
代謝症候群和心血管健康

「健康」和「低脂」兩個字似乎密不可分，但低脂飲食法背後的原理依據是我們現今已知不正確的兩個過分單純化的概念。

在本章和下一章，我們會強調限制碳水化合物的飲食法如何處理心血管疾病（和代謝症候群）及糖尿病，並且一起看看針對兩個領域的眾多可信研究（你可能會想和醫療保健專業人士分享這兩章）。

美國，每四人死亡中就有一人是心臟病所致，使心臟病成為男性和女性的主要死因。心臟病的發展要數十年，而飲食不良會加劇和加速病程。無論你是否有嚴重的心臟病家族史，或者幸運擁有心臟健康良好的基因，都可以針對某些已知可改善的危險因子採取健康的飲食，進而增進生活品質。

雖然過去大部分醫學研究著重於 LDL 膽固醇，但隨著我們越來越了解心臟病的病程，焦點逐漸轉向其他的危險因子。舉例來說，你知道 LDL 膽固醇其實是一個各種大小粒子的家族，而最小的粒子其實是最危險的嗎？阿金飲食法可以像戰略飛彈防禦系統一樣根除小的 LDL 粒子。你很快就會了解這個事實對於心血管疾病和代謝症候群的重要性。

在我們深入探討之前，要先簡單說明兩個詞彙。簡單來說，代謝症候群是顯示你有心臟病風險的一組指標，包括血中三酸甘油脂濃度偏高、HDL 膽固醇濃度偏低以及血糖和胰島素濃度偏高。同樣地，簡單來說，發炎反應是一個概括詞彙，包含你的身體保護你不受陌生和潛在傷害物質侵擾的各種過程。發炎反應是身體自然

防禦系統的一部分，一定程度的發炎反應是健康的，尤其是應對感染、刺激或傷害的時候。不過，仗打完了，發炎反應就應該回歸正常。

心臟病的早期階段會有不受控制的發炎反應，可由 C 反應蛋白（CRP）濃度升高偵測到，而我們現在已知 CRP 是預測未來發生心臟病的最佳預測因子之一。三酸甘油脂、HDL 膽固醇、葡萄糖和胰島素的濃度也是徹底了解整體風險狀態的重要指標。我們接下來會詳細討論代謝症候群和發炎反應。

本章會探討重要的科學研究，這些研究支持以低碳水化合物飲食法作為實現心血管健康的方法。即使你攝取很多脂肪，也有同樣的效果。如果你已經讀過本書其他部分，應該已經對脂肪沒有任何恐懼。不過，為了避免你心中還有任何焦慮不安，接下來幾頁就能夠說服你。首先，我們說明一下低脂飲食的原理。

低脂飲食是重大成就還是嚴重失誤？

大部分人都知道，過去幾十年來，與衛生保健相關的政府機關都強烈而明確傳達一個訊息：降低你的總脂肪、飽和脂肪和膽固醇攝取量，就可以達到健康的體重並減少心臟病的發生。

這個訊息一直以來相當堅定，「健康」和「低脂」似乎密不可分，但低脂飲食法背後的原理依據是我們現今已知不正確的兩個過分單純化的概念。

首先，每公克的脂肪含九大卡，熱量是每公克蛋白質和碳水化合物（四大卡）的兩倍以上。既然脂肪的熱量密度比較高，減少攝取脂肪應該是促進減重最簡單的方式，同時還是可以吃下大量的食物而感到飽足。這個邏輯完全表達了「人如其食」這個想法。換句話說，如果吃脂肪（油脂），就一定會變胖。然後就可以推論，如果少吃脂肪，就很容易減掉體脂肪。許多美國人根深蒂固緊抱這個看似直觀的概念，卻發現自己沉溺在絕望之中。

過去二十年來，美國的總脂肪及飽和脂肪攝取量維持相對穩定，甚至有稍微減少的趨勢。那為什麼還是在對抗肥胖和糖尿病這兩種可怕的流行病呢？而且，為什麼代謝症候群嚴重威脅數千萬美國人的健康？

不是因為我們沒有注意到減少攝取脂肪的飲食建議，而是因為我們以大量碳水化合物的熱量取代脂肪的熱量，卻不明白許多人的代謝功能沒辦法處理過多的碳水化合物。基本上，低脂飲食根本適得其反。

強調減少膳食脂肪、飽和脂肪和膽固醇的第二個理由是相信攝取高脂食物會造成血中膽固醇濃度偏高，進而增加心臟病的發生率，這個信念系統通常稱為「膽固醇心臟假說」，影響了美國過去四十年來的健康政策。儘管耗費了幾十年的研究和好幾百億納稅人的錢來證明這個假說，仍沒什麼證據能證明它的前提基礎。

關於脂肪在飲食方面重要性的研究之中，最大型、斥資最多的研究是女性健康促進飲食改善試驗（Women's Health Initiative），這項隨機對照試驗的研究對象是將近五萬名五十至七十九歲的停經後婦女，平均追蹤時間為八年。研究者把受試者分配到低脂飲食組，減少總脂肪攝取量並增加蔬菜攝取量，或是想吃什麼就吃什麼的對照組。許多研究論文證實這項超大型實驗的結果，簡言之不過就是公共衛生的重大失望。低脂飲食型態對於減重或者心臟病、糖尿病或癌症的發生率沒有顯著影響，你也可以看出為什麼低脂飲食法對於體重控制沒有效果。

小心肥腰肚

隨著腰圍漸寬，受代謝症候群影響的人也越來越多。據估計，四分之一的美國成人有代謝症候群，使他們很快就會發生第二型糖尿病，發生心臟病的風險也有三倍之多。由於代謝症候群在肥胖、糖尿病和心血管疾病等臨床病症中扮演重要角色，所以二十年前發現代謝症候群這件事，現在被視為我們了解代謝的轉捩點。LDL膽固醇偏高通常不是代謝症候群的問題之一，所以就理論上，代謝症候群是「膽固醇心臟假說」另類又衝突的示範。更重要的是，**對抗代謝症候群最有效的治療是限制碳水化合物，而非脂肪**。限制膳食脂肪並以碳水化合物取代，實際上會造成代謝症候群的許多問題惡化。因此，代謝症候群的示範對主張低脂飲食者而言是很大的困擾和打擊。

代謝症候群包含一整組指標，有這些指標的人容易罹患糖尿病和心臟病。代謝症候群是指許多潛在指標具備一種以上，公共衛生界不斷努力，以期最妥善定義、診斷和治療代謝症候群肥胖是最普遍的特徵，尤其是腰腹部有過多脂肪而呈「中廣」身材的人。脂肪代謝問題的表徵是血漿中三酸甘油脂濃度偏高，即使病人的LDL膽固醇通常介於正常範圍內，LDL粒子卻偏小型、更危險的類型。高血壓和高血糖也是常見的指標，其他指標包括發炎指數長期偏高和血管功能異常（請見下頁「你有代謝症候群嗎？」小專欄）。

> **你有代謝症候群嗎？**
>
> 如果一個人具有超過三項以下指標，就是有代謝症候群。
>
> | | 男性 | 女性 |
> |---|---|---|
> | 腰圍 | ≥ 40 吋 | ≥ 35 吋 |
> | 三酸甘油脂 | ≥ 150 mg／dL* | ≥ 150 mg／dL |
> | HDL 膽固醇 | ≤ 40 mg／dL | ≤ 50 mg／dL |
> | 血壓 | ≥ 130／85 mm Hg 或服用血壓藥 | ≥ 130／85 mm Hg 或服用血壓藥 |
> | 空腹血糖 | ≥ 100 mg／dL 或服用血糖藥 | ≥ 100 mg／dL 或服用血糖藥 |
>
> * 毫克每公合。

　　為什麼綜合各種問題代表有代謝症候群？最盛行的說法是這些指標都是胰島素抗性的徵象，**胰島素抗性的定義是既定胰島素濃度發揮正常生物作用的能力下降。**一旦形成胰島素抗性，對許多代謝途徑都有很大的影響，進而出現代謝症候群的特定指標。不過，每個人對胰島素抗性的反應不同，甚至出現某些徵象的時間也不盡相同，這種變異性讓定義和治療代謝症候群變得很棘手。

　　代謝症候群的治療具有爭議，不過營養療法通常會被低估，針對各項問題的多重藥物療法大行其道。傳統的建議傾向強調限制熱量還有減少脂肪攝取量，但其實代謝症候群最好的說明就是碳水化合物不耐。把代謝症候群想成代謝惡霸一開始留下的記號，我們直覺就會以低碳水化合物飲食作為首要處理方式。讓我們更詳細討論低碳水化合物飲食對於代謝症候群和心臟病的各項特徵有什麼影響。

注意葡萄糖與胰島素的濃度指數

　　葡萄糖濃度偏高，是身體難以處理膳食碳水化合物的訊號，而胰島素濃度偏高通常和空腹葡萄糖濃度偏高同時發生（請見第 304 頁的「看懂血糖指數」）。我們知道膳食碳水化合物直接影響血糖濃度，同時也是刺激胰島素分泌的主要因素。

　　減少碳水化合物攝取量，是讓血糖和胰島素濃度控制得更好最直接的方法。真有這麼簡單嗎？有，就這麼簡單。代謝症候群的胰島素抗性會以無法耐受碳水化合

物呈現,如果你有乳糖不耐症,就會避免攝取乳糖;如果你有麩質不耐症,就會避免攝取麩質。這樣你就懂了。

毫無意外,許多關於低碳水化合物飲食的研究顯示,遵循這種飲食法的受試者葡萄糖濃度有顯著的改善。無論葡萄糖耐受狀態如何,甚至體重也沒有減輕,胰島素濃度還是會下降。一整天的胰島素濃度都會下降,即使是餐後也一樣,這對於營造燃脂的代謝環境非常重要。依照這個方法,控制碳水化合物攝取量對於身體處理脂肪的方式有重要影響,對於脂肪和膽固醇濃度亦然。但是,在我們探討關於脂肪的研究之前,先進行一下胰島素小教學。

胰島素如何發揮作用

血糖升高的時候,胰臟會製造和釋放胰島素這種激素。胰島素最廣為人知的功能是促進血糖運輸到肌肉(主要)和脂肪細胞中,使葡萄糖濃度恢復正常。然而,胰島素還有其他許多作用,由於胰島素會促進蛋白質、脂肪和碳水化合物的儲存,所以常被稱為「儲存激素」。舉例來說,胰島素會促使胺基酸轉換成蛋白質,也會促進膳食碳水化合物轉換成肝糖(碳水化合物在體內儲存的形式)或脂肪。胰島素促進營養素的儲存,同時會阻止體內蛋白質、脂肪和碳水化合物分解。換句話說,**胰島素升高時,就會阻止燃燒脂肪作為能量,同時促使攝入的食物以脂肪的形式儲存起來**。但是,當你限制碳水化合物攝取量,就會刺激燃脂並減少脂肪合成。

事實上,脂肪的分解和燃燒對於因應膳食碳水化合物而釋放的胰島素量變化異常敏感。胰島素稍微減少,幾乎就會馬上讓脂肪燃燒增加好幾倍。胰島素也會增加葡萄糖的攝入,並啟動把葡萄糖轉變成脂肪的關鍵酵素。由於低碳水化合物飲食會讓一整天的胰島素濃度偏低,因而讓脂肪代謝有極大改變,減少脂肪的儲存並增進脂肪分解。也就是說,你會燃燒更多、儲存更少體脂肪。如此重要的調適會降低心臟病風險,同時改善脂肪指數,還有代謝症候群的所有特徵。這就是為什麼膳食脂肪是你的盟友,而攝取超過你耐受量的碳水化合物會變成代謝惡霸。

控制碳水化合物才能燃燒脂肪

控制碳水化合物攝取量,胰島素濃度會因此下降,進而讓大部分的身體細胞幾

乎只以脂肪作為能量，即使在運動時也是如此。在誘導期和OWL，體脂肪是主要的能量來源。而在維持前期和終生維持期，飲食提供了大部分所需能量。**無論運用哪一種脂肪，阿金飲食法的核心原則就是把碳水化合物攝取量保持在剛好低於個人碳水化合物耐受量，最終作用就是打造出充分流通和運用膳食脂肪及體脂肪的代謝狀態。**阿金飲食法對於代謝症候群和心血管疾病危險因子有許多好的影響，是這種強大轉變的延伸。

飽和脂肪謬論

　　現在你知道實行低碳水飲食的時候不應該避免膳食脂肪，但你對於攝取飽和脂肪可能還是有所懷疑。畢竟，幾乎每一位健康保健專家都會建議你限制飽和脂肪攝取量，而且阿金飲食法最受批評的一點，就是含有比目前建議量更多的飽和脂肪。不過，我們會讓你安心。

　　膳食中的其中一種營養素減少時，通常另一種或多種營養素會取而代之。事實上，研究者已經知道減少膳食飽和脂肪並且以碳水化合物取代的時候會發生什麼事。近期的整合研究包含十一項美國及歐洲的世代研究，追蹤超過三十四萬名受試者最長達十年，研究結論是以碳水化合物取代飽和脂肪，會增加冠狀動脈病變的風險。是的，根據最好的科學證據，大部分健康保健專家建議我們減少攝取飽和脂肪，其實會增加我們心臟病的風險。不過這卻正是許多美國人採納的飲食型態。低脂飲食會失敗，有一部分是因為許多人沒發現減少攝取飽和脂肪的時候會攝取更多碳水化合物。凶手不是飽和脂肪本身，如果你的碳水化合物攝取量很低，那麼就根本不必擔心飲食裡的飽和脂肪。

　　然而，如果你的碳水化合物攝取量很高，增加飲食中的飽和脂肪量就會造成問題。研究顯示，心臟病的人血中飽和脂肪酸的濃度比較高。如你所知，阿金飲食法正是關於控制碳水化合物攝取量，以確保持續以脂肪作為身體的主要能量來源。這解釋了為什麼實行阿金飲食法時飽和脂肪不會帶來有害作用。本書的兩位作者調查了實行阿金飲食法的受試者的飽和脂肪濃度變化，在此實驗中，受試者攝取的飽和脂肪是實行低脂飲食的受試者的三倍。兩種飲食的熱量相同，表示所有受試者都在減重，十二週之後，阿金組的受試者血中飽和脂肪的相對比率持續降低較多。

　　飽和脂肪的飲食攝取量和血中濃度的這種反比關係，促使研究者進一步實驗，

以驗證對照條件下的作用。另一項研究是關於體重穩定並習慣攝取典型美式飲食的男性。他們遵守類似於終生維持期的低碳水化合物飲食，其中所含飽和脂肪比他們平時的飲食更多。每次用餐時間會準備好並提供受試者所有食物，並且會提供足夠的食物讓他們維持體重。採取這樣的飲食六週之後，儘管他們吃下更多飽和脂肪，這些男性的血中飽和脂肪濃度顯著下降。他們的三酸甘油脂和HDL膽固醇濃度、LDL粒子大小和胰島素濃度也都改善了。這項研究得到進一步的結論，顯示低膳食碳水化合物是對攝入飽和脂肪的代謝過程有正面影響的重要刺激。

這些研究明確顯示，富含飽和脂肪的低碳水化合物飲食帶來的作用，和受試者遵守適度至高碳水化合物飲食的研究相當不同。可能的原因是儲存較少、燃燒較多飽和脂肪。此研究支持，在低碳水化合物飲食的前提下，膳食脂肪（甚至是飽和脂肪）並沒有害處。

安全使用歷史悠久

歐洲人探索北美洲時所記載的經驗及其樹立的文化也是可靠的證明，讓我們看到長期攝取低碳水化合物飲食是安全的。我們發現，最成功的探險家往往都是採取原住民飲食的人，而許多地區的原住民飲食大部分都是肉跟脂肪，少有碳水化合物。記載有這類經驗的探險家包括路易斯（Lewis）與克拉克（Clarke）、約翰·瑞伊（John Rae），弗雷德里克·施捷瓦卡（Frederick Schwatka），甚至還有丹尼爾·布恩（Daniel Boone）。

經歷過獵人生活且有最詳盡文獻記載的探險家，要屬備受爭議的人類學家維嘉穆爾·史蒂文生（Vilhjalmur Stefansson）。二十世紀初，大約和科學家發現維生素存在差不多時期，他在北極的因紐特部落待了十年，並大量記載因紐特人的飲食。由於難以證實只吃肉跟脂肪可以維持健康，他在密切醫學監測之下吃了一年的因紐特飲食。結果被發表在頂尖的科學期刊中，史蒂文生攝取超過百分之八十動物性脂肪和大約百分之十五蛋白質的飲食，依舊維持健康和體力。

除了講述一些關於身體耐力和勇氣的卓越故事之外，關於這些探險家的報導讓我們充分了解流傳千年的原住民狩獵社會飲食習慣：只攝取極少或不攝取碳水化合物。尤其是重視脂肪勝於蛋白質的習慣特別重要，因此首選的膳食能量組合是高脂肪和適量的蛋白質。也請注意：儘管瑞伊、布恩和史蒂文生大部分吃肉和脂肪好幾

年,他們都活到八十幾歲。雖然這些歷史資料無法直接證明長期攝取低碳水化合物飲食的安全性,卻是強力的支持證據。

安全使用的歷史悠久,加上我們近期的研究證實限制碳水化合物對血脂和發炎指標的影響,結論顯然是我們能夠安全攝取適當調配的低碳水化合物飲食幾個月、甚至幾年沒有問題。

關於癲癇控制的研究

在一九二〇年代早期,醫師觀察到癲癇病患在完全禁食兩週的狀況下,癲癇會有所緩解。不過,一旦恢復飲食,這種治療的好處便無法延續,完全禁食還會造成肌肉消瘦,顯然不是長久之計。但明尼蘇達州麥尼・匹特曼(Mynie Peterman)醫師的一連串文獻顯示,極低碳水化合物飲食在兒童身上有類似作用,可以減少或停止他們的癲癇,而且這種飲食方式可以有效實行數年之久。

一九二七年,亨利・赫姆霍茲(Henry Helmholz)醫師提出一百多例以匹特曼醫師的生酮飲食治療的兒童癲癇案例。他的報告結果顯示,大約三分之一的兒童癲癇被治癒,三分之一有所改善,三分之一治療無效。在一九五〇年代有效的抗癲癇藥物發明之前,生酮飲食一直是癲癇疾患的「照護標準」。一九二二到一九四四年之間,明尼蘇達州的妙佑醫療國際(Mayo Clinic)為七百二十九位癲癇病患開立生酮飲食處方,成功率與匹特曼醫師最初的報告相仿。這些病患大部分維持生酮飲食一、兩年,但有些病患持續超過三十年。

療效比率與生酮飲食相仿的抗癲癇藥物發明之後,生酮飲食在一九六〇至一九八〇年間式微。雖然生酮飲食法的效果相當,但對醫師而言,開一顆藥的處方遠比教育和鼓勵病人或家屬採取重大飲食改變要容易得多。在一九九〇年代,約翰霍普金斯大學的約翰・費里曼(John Freeman)醫師復興了生酮飲食,並發表許多藥物治療無效的癲癇兒童對低碳水化合物飲食有反應。費里曼醫師也與艾瑞克・科索夫(Eric Kossoff)醫師一起發表,病童實行低碳水化合物飲食的副作用比服用抗癲癇藥物的副作用更少。舉例來說,他們停止用藥之後的學業表現比較好,這點不足為奇。這些觀察結果使得以低碳水化合物飲食治療兒童及成人癲癇的興趣又再度提升。今日,美國有超過七十所醫療院所皆以這種飲食治療來處理癲癇。

改善的指標

現在,我們要更仔細探討低碳水化合物飲食所改善的一些最常見指標。

三酸甘油脂

大部分脂肪在血液中循環，其中大部分可以燃燒作為能量的形式是三酸甘油脂。血中三酸甘油脂濃度偏高是代謝症候群的重要特徵，也是心臟病的獨立危險因子。**降低碳水化合物攝取量最戲劇化且持續的作用之一，就是血中三酸甘油脂濃度下降，事實上下降的程度甚至與現有任何藥物的效果不相上下。**

大部分研究著重於空腹的三酸甘油脂濃度，但是餐後，腸胃道的脂肪被包裹成三酸甘油脂，大量進入血液中。肝臟也會在餐後釋出三酸甘油脂，尤其是碳水化合物偏高的情況下。血中三酸甘油脂極度且長期偏高的人，無論是高脂或高碳水化合物的餐點造成，罹患心臟病的風險都比較高。

好消息是，低碳水化合物飲食會持續降低空腹和餐後的三酸甘油脂濃度。有趣的是，即使減重量很少，依然保有這個益處。

HDL 膽固醇

已證實 HDL 濃度偏高的臨床意義是健康的重要目標，由於脂蛋白可以保護我們不得心臟病，所以 HDL 濃度偏高較為理想。

常推薦以典型的生活方式改變（例如運動和減重）來提升 HDL，但效果相對於實行低碳水化合物飲食來說較小，實行低碳水化合物飲食提升 HDL 濃度，效果持續優於低脂飲食。在男性身上的效果相當顯著，在女性身上更甚。膳食飽和脂肪

酮類是什麼？有什麼作用？

抗癲癇飲食往往被稱為生酮飲食（ketogenic diet），因為限制碳水化合物的時候，人體必須使用葡萄糖（血糖）的替代品作為大腦的主要能量來源。肝臟使用脂肪分子來替代葡萄糖，製造出乙醯乙酸（ACEtoACEtate）和羥丁酸（hydroxybutyrate），這兩種化合物都是酮（ketone）。身體在完全禁食數天之後，也會採取相同的能量運用方式。酮類的名聲不太好，因為在第一型糖尿病控制不佳的患者身上，酮類的濃度會攀升到很高，這種狀態稱為糖尿病酮酸中毒（diabetic ketoacidosis）。然而，酮酸中毒和限制碳水化合物飲食達到的酮濃度差了十倍以上，以飲食達到的狀態稱為營養性酮症（nutritional ketosis）。把兩者劃上等號，就像把大洪水跟溫柔的小雨混為一談。營養性酮症是身體完全自然的調適，每當限制碳水化合物並且讓脂肪變成主要能量來源，身體就會優雅地採納營養性酮症作為能量策略，距離壓垮身體的酸鹼防禦機制還差得遠。

及膽固醇其實是增加 HDL 濃度的重要營養素，也已證實以脂肪取代碳水化合物可以提升 HDL。

LDL 膽固醇

低脂飲食及許多藥物（例如 statin 類藥物）的主要目標是降低 LDL 膽固醇的濃度。平均而言，低脂飲食在降低 LDL 膽固醇濃度方面比低碳水化合物飲食更有效。就這點而為低脂飲食加一分之前，請務必了解，單純限制膳食脂肪來降低 LDL 膽固醇，並不會降低罹患心臟病的風險。為什麼呢？顯然，低脂飲食會讓其他危險因子惡化——升高三酸甘油脂，並降低 HDL 膽固醇。

此外，還有另一個與 LDL 粒子本身有關的原因。並非所有形式的 LDL 粒子造成心臟病的能力都相同，LDL 這類膽固醇中有各種大小的粒子，研究顯示，較小的 LDL 粒子較容易形成動脈中的斑塊，而會造成更高的心臟病風險。

儘管低脂飲食會降低整體 LDL 濃度，但容易增加小粒子的比例，因此更加危險。另有許多研究指出，以脂肪或蛋白質取代碳水化合物會使 LDL 的大小增加。因此，碳水化合物攝取量與促進 LDL 形式強烈且直接相關，而以脂肪（甚至是飽和脂肪）取代飲食中的碳水化合物，似乎能促進無害形式的 LDL。

發炎反應

如上所述，因為飲食不當造成發炎指數持續偏高，就不是件好事。研究者現在已經知道這種低程度病況持續存在會造成許多慢性健康問題，例如糖尿病、心臟病，甚至癌症。我們往往認為發炎反應與對抗細菌和病毒有關。然而，其他物質（包含過多的碳水化合物及反式脂肪）也會造成發炎反應。只要一餐高碳水化合物的餐點，就會導致發炎程度升高。久而久之，攝取高碳水化合物飲食便會導致發炎指數都偏高。

那麼，低碳水化合物飲食呢？CRP 濃度是發炎反應的細胞激素指標，已證實實行阿金飲食法會讓 CRP 降低大約三分之一。發炎程度比較高的受試者攝取低碳水化合物飲食，CRP 指數會比攝取低脂飲食降低更多。近期發表的研究比較攝取低脂飲食和極低碳水化合物飲食的代謝症候群受試者。與低脂組相比，低碳水組有八項不同的血循發炎指標都大幅下降。這些資料顯示，儘管高脂加高碳水化合物攝取量的傷害尤其大，但膳食碳水化合物是比脂肪更具意義的發炎反應營養指標。

在細胞培養、動物研究和人類試驗中，皆證實 Omega-3 脂肪 EPA 和 DHA 的抗發炎作用。這些作用可以部分解釋為什麼脂肪有廣泛的健康促進效果，尤其是降低心臟病和糖尿病的風險。數百篇研究證實魚油有保護心臟的作用，許多回顧研究彙總了這些研究。這也是我們為什麼建議按時攝取脂肪含量高的魚，或者服用含有 EPA 和 DHA 的補給品。

血管功能

血管功能不良是心臟病早期的變化，似乎是動脈壁內襯細胞發生胰島素抗性所致，故現在將其視為代謝症候群的一部分。透過超音波技術可以測量手臂動脈（臂動脈）的擴張能力，可檢查血管的功能是否正常。過去的研究發現，高脂餐點會暫時阻礙臂動脈擴張。單餐高脂（尤其是飽和脂肪）餐點對於脂肪指數和血管及發炎功能的不良作用，曾被當作不建議採取低碳水化合物飲食的證據。

然而，受試者過去的飲食狀態對其餐點的代謝反應有重大影響。舉例來說，研究不斷證實採取極低碳水化合物飲食會大幅降低高脂餐點後的三酸甘油脂。表示研究顯示，受試者採取低碳水化合物飲食後，高脂餐點對血管功能的短期有害作用可能會有非常不同的結果。

對採取高脂、極低碳水化合物飲食的代謝症候群受試者評估高脂餐點對血管功能的影響時，高脂餐點後的三酸甘油脂有顯著下降。反之，攝取低脂飲食的對照組受試者卻幾乎沒有變化。十二週之後，相較於攝取低脂飲食的對照組，採取極低碳水化合物飲食的受試者在高脂餐點後的血管功能良好。

阿金飲食法是良方

一連串的低碳水化合物飲食研究顯示，代謝症候群的改善與控制碳水化合物攝取量密切相關。儘管代謝症候群的特徵有很多種，低碳水化合物飲食帶來的營養益處卻有望改善代謝症候群的所有特徵。大部分醫師會分別治療每個症狀，結果就是患者必須服用多重藥物，增加花費和產生副作用的可能性。

由於罹患代謝症候群表示很快就會發展成糖尿病和心臟病，控制代謝症候群的所有環節，是阿金飲食法獨一無二的優勢。下一章，你會看到這樣的飲食調整也會減少發生第二型糖尿病的可能性、甚至逆轉第二型糖尿病。請看最後一則成功小故事的實例。

成功小故事 10　工作與個人生活的碰撞

　　加拿大醫師傑・沃特曼自行診斷出糖尿病之後，便踏上探索與康復的遠征之途。糖尿病已成為全球健康危機，也激發了沃特曼醫師對糖尿病管理的專業探索。

重要統計數據

目前階段：終生維持期

每日淨碳水攝取量：20–30 公克

年齡：59 歲

身高：175 公分

過去體重：84 公斤

目前體重：73 公斤

已減重：11 公斤

目前血糖：低於 6 mmol／Ll（108 mg／dL）

目前 HbA1c：5.5%

（譯註：HbA1c 為糖化血色素，是追蹤較長期血糖控制情況的指標。）

過去血壓：150／95

目前血壓：130／80

目前 HDL 膽固醇：91 mg／dL

目前 LDL 膽固醇：161 mg／dL

目前三酸甘油脂：52.4 mg／dL

目前總膽固醇：272 mg／dL

目前 C 反應蛋白：0.3 mg／dL

你的背景？

身為專攻原住民健康的醫師，我非常注意原住民族群的糖尿病、肥胖和代謝症候群發生率偏高，這些流行病帶給原住民族群許多不良影響，也讓健康照護服務部門耗費巨大的成本。當我拜訪許多受害嚴重的社群，覺得情況讓人很絕望，即使在具備額外資源和研究計畫施行的社群，我們也沒辦法逆轉這個可怕的趨勢。

你有糖尿病的家族史嗎？

我在加拿大艾伯塔省北部的小村莊長大，我的祖先有些是與原住民通婚的哈德遜灣地區移民，我的外祖父母、媽媽和其他近親都有第二型糖尿病。原住民的糖尿病遺傳傾向像蛇一樣潛伏在我的家族之中，然後大口咬向我。

你對這件事的反應？

我很震驚。身為一位醫師，你會感覺自己好像對於為別人診斷和治療的疾病免疫，所以糖尿病這件事，加上我兒子還很小，讓我對於自己的診斷結果非常震驚。在對於嚴重健康問題和壽命不長的擔憂之中，我最擔心的是沒辦法看到兩歲的兒子長大成人。

我在家醫科住院醫師訓練的最後一年接受關於糖尿病的額外訓練，所以我了解糖尿病患的飲食還有應該改變哪些生活方式，這些都是糖尿病管理的基礎。我也很清楚，大部分剛診斷出第二型糖尿病的人會立刻採取藥物治療，因為針對生活方式的介入措施效果不彰，而且大部分不想吃藥的人都還是沒辦法維持正常的血糖值。我的狀況也因為自己不想吃藥而更複雜。

糖尿病發生得出乎意料嗎？

其實，只是我一直不想承認而已。我變得比較胖，而且一直覺得很累，我每天下午都昏昏沉沉，半夜必須起床上廁所，一直覺得口很渴，而且必須瞇著眼睛看電視，我的血壓也高到需要治療的程度。我把不斷發生的問題都合理化成老化且自然、不可避免的現象，直到我突然意識到自己有糖尿病的典型症狀，我幫自己做檢驗，確定血糖實在是太高了。為了爭取一些時間，我查了近期的科學研究並規劃管理計畫，決定不再吃任何會讓攀升的血糖惡化的東西。我開始不吃糖跟澱粉類食物，但那時我還不知道低碳水飲食法。

你的飲食改變結果如何？

我的血糖幾乎馬上恢復正常，體重也戲劇化而穩定地下降，大概是一天瘦零點五公斤，其他症狀也很快就消失了。我開始可以看得很清楚，多尿和劇渴的症狀也消失了；我的體力變好，而且開始感覺比以前好很多；我買了健身車，每天踩三十分鐘，同時持續避免澱粉類和糖。我老婆說我是在實行阿金飲食法。她生完小孩之後

一直想要減肥,也試過很多種飲食法,我回想起來她有買阿金飲食法的書回家,當時我瞧不起阿金飲食法,以為又是不可能長期維持的噱頭而已。當我讀了書,才發現自己沒有遵守阿金飲食法的碳水化合物限制階段,只是單純避免攝取所有碳水化合物。

你的個人狀況對事業有什麼影響?

當我開始意識到自己簡單的飲食介入措施快速又有效解決了糖尿病,自然開始以這樣的角度看待更大的原住民糖尿病流行問題。拜訪第一民族社群時,我開始問民眾他們的傳統飲食方式,尤其是老人家,他們的傳統飲食常攝取鮭魚、比目魚和甲殼類海鮮,尤其是沿海族群。內陸族群則常吃駝鹿、鹿和麋鹿肉。他們也很常吃現代食物(例如馬鈴薯和義大利麵沙拉)搭配鮭魚和駝鹿肉,餐後甜點吃蛋糕和餅乾,再配果汁和汽水。

我開始了解傳統飲食其實沒有大量的澱粉或糖的來源。人們吃莓果類,但大量的熱量是來自蛋白質和脂肪的形式。許多季節性的野生植物與綠葉植物相似,所含的澱粉和糖都很低。就主要營養素來看,傳統飲食和現代的低碳水飲食非常相似。

你如何驗證自己的理論?

大約那個時候,醫學期刊發表了一項針對體重過重男性實行阿金飲食法六個月的研究。這些男性體重大幅下降,膽固醇指數也有改善。我向兩位社區醫學專科醫師提議,針對第一民族設計類似的世代研究。

我開始對第一民族辦講座,告訴他們我的想法,還有飲食改變與肥胖和糖尿病流行之間的關聯性。最後,加拿大政府同意贊助這項研究,讓我們探索傳統低碳水飲食對肥胖和糖尿病的作用。我可以在英國哥倫比亞大學健康照護學系進行兩年的休假研究。

你目前的健康狀況如何?

我持續遵守這種飲食法已經大概七年了,持續維持血糖和血壓正常,而且減掉大約十一公斤。最初六個月過後,我驗了膽固醇。我逐漸習慣吃很多高脂食物,包括邪惡又好吃的低碳水巧克力冰淇淋。

我必須承認自己其實很害怕,一直以來我學到的知識都是富含油脂的飲食會造成不

健康的脂肪指數；但我很驚訝也鬆了一口氣，自己的膽固醇指數很好，顯然我正在做對的事。

我最近的抽血結果也一直非常好，雖然我的總膽固醇和 LDL 膽固醇指數高於正常值，但我從科學文獻上讀到，只要心血管風險的重要指標（HDL 和三酸甘油脂）在正常值之內，這些都沒有關係，而且我的 C 反應蛋白也超級低。根據這樣的型態，雖然我沒有驗小粒子、緻密的 LDL，我可以推測自己的 LDL 也是健康的狀態，我相信自己的健康狀態比以往更好。我學習到營養這個科學領域的大量知識，可惜的是，醫師往往很容易忽略這個領域。

你的研究發表了嗎？

現在我們還在收集資料。統計分析之後，我們會撰寫並在科學期刊上發表。同時，這項研究以及對於 Namgis 第一民族和阿勒特灣的其他住民產生什麼影響也成為紀實節目《我的減肥秀》（My Big Fat Diet）的主題。

Chapter14
管教糖尿病惡霸

現在,光是在美國,糖尿病就影響了超過一千八百萬人,但是由於早期階段可以完全保持沉默,因此多達八百萬人不知道自己患有這種疾病。

阿金飲食法不只是一種健康的生活方式。如你在前一章讀到的,這種飲食方式可以大幅減少你罹患心臟病和代謝症候群的機會。現在你將了解,阿金飲食法也是極為有效的糖尿病管理工具。我們先前提到,膳食碳水化合物是代謝惡霸,強制插隊要求先被燃燒,把脂肪擠到隊伍的後面,促使過多的脂肪囤積儲存。正如被霸凌好幾年的人可能會停止反擊,有些人的身體逐漸屈服於過多的糖和其他精製碳水化合物持續帶來的壓力。當身體失去把血糖維持在安全範圍的能力,結果就是發生第二型糖尿病。發生第二型糖尿病的時候,血糖搖擺不定,有時候太低,大多數時候太高,而開始造成破壞。

一種名稱,兩種疾病

雖然大部分人都知道糖尿病是跟胰島素有關係的病,但常常會搞錯真正的意思是什麼。由於兩種不一樣的病症(第一型糖尿病、第二型糖尿病)都叫做糖尿病,大家會搞不清楚也很正常。兩種糖尿病都與胰島素有關,胰島素是促進血糖移入細胞並燃燒或儲存的激素。簡單來說,第一型糖尿病的問題出在胰島素的製造,導致胰島素濃度偏低。而第二型糖尿病則是胰島素作用的問題(胰島素抗性),導致胰

島素濃度偏高。第二型糖尿病主要發生在成人，是比較常見的形式，佔了全世界所有糖尿病案例的百分之八十五至九十。第一型糖尿病較常見於兒童，但不幸的是，由於年輕族群的肥胖發生率快速增長，這個年齡群現在也會罹患第二型糖尿病。

如果你已經被診斷出第二型糖尿病而且驗過餐後血糖，或者和糖尿病患者住在一起，你可能會注意到，富含碳水化合物的食物會比主要含蛋白質和脂質的食物讓血糖升得更高。若是如此，本章會讓你放下心中懷疑，相信健康飲食應該限制碳水化合物的量，使血糖不會升高至造成破壞的濃度。至於（還）沒有糖尿病的人，你

看懂血糖指數

血液中的葡萄糖（糖分）含量一整天都在變化。血糖濃度會隨著你何時進食、吃了什麼還有吃了多少量，還有你運不運動而有所變化。美國糖尿病協會（ADA）依據血糖檢驗的方式，對正常血糖值的分類如下：

空腹血糖。此項檢驗在你沒有吃或喝東西（也不能喝水）至少八小時後進行。正常的空腹血糖值介於 60 到 110mg/dL（毫克每公合）之間。
空腹血糖值 126 mg/dL 或以上表示確診糖尿病（於 1997 年，ADA 將其變更為 140 mg/dL 或以上）。（譯註：依據 ADA 最新版本指引，仍為 126 mg/dL，請見 https://www.diabetes.org/a1c/diagnosis）血糖值 100 表示你的血糖為 100 mg/dL。

「隨機」血糖。此項檢驗可隨時進行，正常血糖範圍為 100 以下至 100 到 200 之間。如果你的隨機血糖值為 200 mg/dL 或以上，而且有糖尿病的症狀，例如疲勞、多尿、劇渴或非計畫體重下降，則可確診糖尿病。

口服葡萄糖耐量試驗。空腹隔夜之後，會請你喝下糖水，然後在數小時之後檢驗你的血糖值。若是沒有糖尿病的人，喝下糖水後血糖值會升高，然後快速下降。若是有糖尿病的人，血糖值會升到高於正常值，而且不會快速下降。喝下糖水後兩小時的正常血糖值為低於 140 mg/dL，最初兩小時內的檢驗值應該低於 200 mg/dL，才算是正常。任何時候的血糖值 200 mg/dL 或以上則可確立糖尿病診斷。

糖化血色素（HbA1c）。這是一種隨著血糖值偏高而升高的物質，糖化血色素一旦升高，就會持續幾個月。由於血糖值會因為飲食和運動變化很大，HbA1c 檢驗的優點是消除這些變異。數值低於 5.5 代表良好；而數值高於 6.5 則可確診糖尿病。（譯註：依據 ADA 最新版本指引，低值為 5.7，請見 https://www.diabetes.org/a1c/diagnosis）

撰寫本書時，美國糖尿病協會正欲採納 HbA1c 檢驗作為糖尿病診斷用。

也會很快明白預防糖尿病最好的方法是把膳食碳水化合物減到一定的量，讓碳水化合物不再變成代謝惡霸。

「沉默」卻恐怖大流行的疾病

美國大約有三分之一的第二型糖尿病患者不知道自己罹病。幸好，診斷糖尿病非常簡單，只要用少量血液測量血糖（葡萄糖）濃度或是血中糖化血色素（HbA1c）濃度（代表過去幾個月內你的血濃度）就可以診斷。你的醫療人員可以在例行門診的時候進行這些檢驗，許多雇主也有提供員工健檢（關於檢驗的細節請見「看懂血糖指數」小專欄）。由於糖尿病相當常見，檢驗方式又很簡單，如果你不確定自己有沒有糖尿病，實在沒理由不盡快去做檢驗。

由於糖尿病相當盛行，所以了解限制碳水化合物在預防和治療糖尿病中的角色非常重要。儘管傳統醫學已經盡了最大努力，但僅止於積極用藥，所以糖尿病的人數依然持續攀升。依據美國糖尿病協會的資料，美國有一千八百二十萬人口罹患糖尿病，但由於糖尿病早期階段完全沒有警訊，所以有八百萬人都不知道自己罹病。這個數字短時間也不可能改善。由於其他國家也採取高糖、加工碳水化合物的飲食，全世界的罹病人口有二億四千六百萬，估計到二〇二五年會到達三億八千萬。

糖尿病與發炎反應：雞生蛋蛋生雞？

第二型糖尿病背後的成因是極具爭議的主題。一般而言，糖尿病是遺傳和環境因素綜合造成的碳水化合物代謝疾病。環境因素包括飲食結構、肥胖和不活動。然而，許多人既飲食不良又長時間久坐，卻從來不會變胖或罹患糖尿病。同樣地，有些肥胖、長時間久坐的人，血糖值也正常。

儘管如此，整體而言，肥胖和不活動確實會增加一個人罹患糖尿病的風險，但是有些人似乎比其他人更不容易生病。這表示遺傳對於生不生病有很大的影響。另一個重要因子是年齡：三十歲的時候，身體可以耐受壞習慣，但六十歲的時候就未必做得到了。

你的身體利用胰島素引發血糖移入細胞，然而，如你在上一章讀到的，胰島素偏高也會造成代謝症候群，包括儲存過多的脂肪、發炎反應和動脈中有斑塊形

成。由於第二型糖尿病患者血中的發炎生物標記通常會偏高，例如C反應蛋白（CRP），所以發炎反應逐漸變成受到關注的主題；CRP可以準確預測一個人後續會不會發生第二型糖尿病的併發症，例如心臟病、中風和腎衰竭。

不過更重要的是，當我們為沒有糖尿病的大量成年人口篩檢CRP濃度並追蹤五到十年，其中四分之一濃度最高的人口後續罹患糖尿病的可能性是二至四倍。表示在罹患糖尿病的其他明確徵象出現之前就會先出現發炎反應。換句話說，發炎反應並非糖尿病引發的作用，而更像是（如果不是的話）糖尿病潛在的成因。回到我們把碳水化合物類比成惡霸的比喻，我們可以想成膳食碳水化合物不斷「霸凌」身體。再者，有些人似乎以發炎來應對這種霸凌，而這種發炎反應終究會造成損害，使細胞變成有胰島素抗性，然後器官終究衰竭。

所以，這個簡單的比喻幫助我們了解第二型糖尿病背後複雜的成因對嗎？嗯，趕走惡霸，霸凌就停止了。對吧？在前一章，我們提供強力的證據，告訴你對代謝症候群（也就是糖尿病前期）患者限制碳水化合物會造成發炎反應的生物標記急遽下降。現在，我們會讓你知道第二型糖尿病患者攝取低碳水化合物飲食能改善血糖、血脂還有體重，有時候改變相當戲劇化。

研究概覽

關於攝取不同食物對人類健康的影響有許多不同類型的研究。過去數十年，科學家主要仰賴觀察式研究來調查人類吃了什麼以及食物對長期健康的影響（營養流行病學），但是前瞻性臨床試驗是比較準確的研究方法。對「住院」臨床研究病房中的受試者進行的研究嚴格控制他們的飲食，但僅限制一或二週，研究期間受試者皆住院，僅極少數例外。

在其他研究中，研究者提供受試者食物，讓他們帶回家吃。然而，沒辦法保證受試者不會吃研究者提供的餐點之外的其他東西。最後，另一種研究包含教導受試者購買和食用某種食物，再回來接受指導和支持，往往維持數年的時間。這些「門診病人」或「自由活動」研究讓我們對於某種飲食法在「真實世界」的環境下是否可以長期維持了解非常多。但由於受試者未必會遵守飲食指導，所以這些研究的結果對真實狀況的呈現都有限。以下是一些研究範例，讓我們看到阿金飲食法對第二型糖尿病是安全又有效的治療。

住院病人研究

在三十年前進行的開創性研究中,七位肥胖的第二型糖尿病患者實行極低熱量生酮飲食,最初讓他們住院,隨後則為門診追蹤。一開始,這些受試者已經每天注射三十到一百單位的胰島素,血糖控制情形良好至不佳。開始低碳水化合物飲食二十天內,所有受試者都可以停止注射胰島素。儘管如此,他們的血糖控制情形改善,血脂指數也是。研究者發現他們血糖控制改善的速度比減重速度更快,表示碳水化合物攝取量才是血糖控制和胰島素需求的主要決定因素,而非肥胖本身。

二〇〇五年的住院病人研究對象為十位第二型糖尿病肥胖患者,提供他們平時的飲食七天,然後再提供每天二十公克碳水化合物的低碳水化合物飲食(阿金飲食法的誘導期食物)十四天。在這兩個時期,受試者可以自行選擇要吃多少,所以第一週過後唯一的改變就是去除大部分碳水化合物食物。由於這項研究在研究病房中進行,研究者得以記錄受試者的總食物攝取量。

他們發現,當受試者遵循低碳水化合物飲食,儘管他們想要的話,可以吃下更多蛋白質或脂肪來補足缺少的碳水化合物熱量,他們仍會繼續吃下和過去相同量的蛋白質和脂肪,即使是限制碳水化合物兩週之後亦是如此。這代表限制碳水化合物的時候,受試者自然會攝取較少熱量。除了體重減輕之外,受試者的血糖和胰島素濃度皆有改善。許多受試者可以不必再用藥,他們的胰島素敏感度平均改善了百分之七十五,與以上引用的一九七六年研究觀察結果相似。更重要的是,這項近期的研究顯示,教導受試者限制碳水化合物公克數(而不是限制熱量或份量)會讓他們吃比較少食物,胰島素敏感度也很快改善。

門診病人研究

近期的門診病人研究為期三個月,比較七十九位病患採取低碳水化合物飲食和控制份量的低脂飲食。三個月後,文獻記錄低碳水組的受試者每天攝取一百一十公克的碳水化合物(阿金飲食法終生維持期的較高範圍)。與低脂組相比,低碳水組的血糖控制情形、體重、膽固醇、三酸甘油脂和血壓都有改善。此外,低碳水組比低脂組有更多人能夠減藥。

另一項非常近期的門診病人研究為期六個月,比較阿金飲食法誘導期飲食(每日碳水化合物二十公克)和低熱量飲食(每天熱量比他們先前的攝食程度少五百大卡,低脂低糖但含有許多複雜性碳水化合物)。他們發現阿金飲食法誘導期組的血

糖濃度改善較多，減重也比較多。特別令人興奮的是，使用胰島素的病人往往會發現低碳水飲食法帶來的好處非常強大。參與研究前使用四十至九十單位胰島素的受試者全都可以停用胰島素，血糖控制也都有改善。這些結果與上述住院病人研究相似。

最後，第一章引用的科威特低碳水研究包含三十五名受試者，研究一開始時，他們的血糖都偏高。遵循低碳水飲食八週後，這組病人的平均血糖值恢復正常，而五十六週之後，這組病人的平均空腹血糖值降了百分之四十四。

綜上所述，這五項研究的背景各異，但全都顯示第二型糖尿病患者攝取低碳水化合物飲食後血糖控制和血脂大幅改善。當研究中有低脂、高碳水對照組時，低碳水飲食組的血糖控制、減藥、血脂和減重情形總是有較好的結果。由於第二型糖尿病患者如果過胖，治療目標總會強調要減重，但是幾乎所有治療糖尿病的藥物都會造成體重增加，所以減重特別重要。接著，讓我們簡短地看一下，低碳水飲食法在血糖控制和減重方面如何從第二型糖尿病的其他所有非外科治療之中脫穎而出。

斟酌選項：藥物常見副作用

表面上，第二型糖尿病的管理看似相當簡單：只要讓血糖回到正常範圍就好。但這種糖尿病的特徵是胰島素抗性，簡單來說就是葡萄糖濃度「不想降下來」。這表示身體對於最強力的藥物：胰島素沒有反應。所以大部分第二型糖尿病患者的胰島素劑量都用得非常高。甚至，由於胰島素不僅讓葡萄糖進入肌肉細胞，也會加速脂肪合成與儲存，體重增加是胰島素積極治療的常見副作用。現在有其他藥錠和注射式藥品可以減少這項作用，但平均而言，病患越努力要控制血糖，就越容易變胖。另一個想要努力控制血糖的主要副作用是把血糖壓得太低，造成低血糖，而導致虛弱無力、顫抖、意識混亂，甚至昏迷。如果出現這些症狀，建議立即攝取很多的糖以停止症狀，但這會讓血糖雲霄飛車又再重新開始。有趣的是，一旦第二型糖尿病患者完成阿金飲食計畫的頭幾週，就很少再發生低血糖了。因為身體在限制碳水化合物時會調適成燃燒脂肪作為主要能量，同時在開始阿金飲食法數天或數週內，就能調降或停用大部分糖尿病藥物（包括胰島素）。

所以，為什麼不要只減少熱量而不減少碳水化合物呢？通常節食減重真的能夠改善糖尿病的控制。嗯，不過首先，節食不一定真的能瘦，即使瘦了也無法持久。其次，減重的量通常不足以有效降低用藥量。

最後，由於糖尿病藥物還是會有副作用跟刺激食慾的作用，以標準飲食減重來處理糖尿病根本像是走鋼索一般進退兩難。

一旦你了解藥物治療期間減重的處境有多困難（有些人甚至說是腹背受敵），就比較容易明白以阿金飲食法管理第二型糖尿病的優點。當不吃添加糖、大幅減少碳水化合物攝取量，並且先將飲食限制在誘導期可以吃的基礎蔬菜，你的胰島素抗性很快就會改善，血糖控制狀況改善，通常是很戲劇化的改善。此外，大部分人發現他們接下來可以停用或者大幅減少糖尿病用藥。結果，有意義的減重道路從進退兩難的鋼索開出一條康莊大道。只要你遵守自己的碳水化合物耐受範圍，就可以迎向健康。

是否、何時開始運動

你可能很熟悉運動帶來的很多健康益處，卻可能不知道運動也有類似於胰島素的作用。這與第二型糖尿病的胰島素抗性有關，光是運動一回，就能改善胰島素抗性幾個小時。許多研究證實，即使沒有顯著促進減重，規律運動也可以改善血糖控制狀況。由於減重對於第二型糖尿病患者而言很困難，而且醫師除了開藥之外也沒辦法提供其他有效的療法，所以運動在官方治療指引清單上永遠名列前茅。

有了這些資訊，我們依據簡單的邏輯判斷就覺得應該告訴每個糖尿病患的人要出去運動，但是沒這麼快。首先，因為一般飲食幾乎總會失敗，所以運動在糖尿病治療中的地位很崇高。如果情勢已經逆轉，你可以採取像阿金飲食法這種幾乎總是「有效」同時又能大幅改善胰島素抗性和血糖控制情形的飲食法，我們需要想一下運動應該扮演什麼角色，可惜的是，我們還沒有完美的答案。是的，我們已經證實只要採取阿金飲食法，就有能力做很多運動，但是沒有人對實行阿金飲食法的糖尿病患做研究，讓一些病患運動、一些不運動，來證實對於已經成功的飲食法再增加運動，可以改善血糖控制或增加減重的量，到達足以證明增加運動有好處的程度。

其次，如果你有糖尿病，罹患心臟病的風險就比較高，而大部分有第二型糖尿病的人體重都過重（至少在實行阿金飲食法之前是如此）。所以，如果你能夠選擇，一個是開始實行計畫同時運動，另一個是先開始實行阿金飲食法、逐漸控制血糖、減量或停止你正在使用的糖尿病藥物，並且減輕腳踝、膝蓋、髖關節還有下背的負擔，你會選哪一種？

顯然，真正的問題不是要不要運動，而是什麼時候開始運動。阿金飲食法為你打開運動這扇門，而運動除了減重以外還有其他很多好處（甚至可以改善你的血糖控制）。

　　如我們先前所說，如果你已經活動量很大，那就保持下去，在調適燃脂的頭幾個星期注意不要活動過量就好。但是如果你已經好一陣子沒做什麼劇烈運動了，請考慮讓自己花幾週或幾個月的時間先讓心臟和關節的負擔小一點，然後再參加十公里路跑、跑跑步機或到健身房重訓。

現有的官方指引

　　我們已經說明了阿金飲食法如何帶給第二型糖尿病患者獨一無二的益處。那為什麼不是所有第二型糖尿病患都該實行阿金飲食法呢？答案是，過去四十年來，低脂飲食法受到食品業和政府認可的機構支持而蔚為風潮，已經花了長久時間達到今天的狀態。只有靠我們這幾章引用的近期研究，主流醫學界才開始接受低碳水化合物飲食的價值。標準治療指引正在納入這些改變。這是我們目前的狀況。

　　第二型糖尿病醫學營養治療目標是達到並維持理想代謝成果，包括：
- 只要血糖濃度在正常範圍或者接近正常，便能夠安全地預防或降低糖尿病合併症的風險。
- 脂肪和脂蛋白濃度達到血管疾病（即流至心臟、大腦、腎臟和腿部的血流受阻）風險降低的狀態。
- 血壓達到血管疾病風險偏低的狀態。

　　美國糖尿病協會（ADA）已在二〇〇八年的指引中認可，採用低碳水化合物飲食可以達成以下目標：
- 已證實適度減重可以改善體重過重和肥胖者的胰島素抗性。
- 建議所有體重過重且罹病或有罹病風險的人減重。
- 低碳水化合物或限制熱量的低脂飲食，短期都能有效減重（最長可維持一年）。
- 採取低碳水化合物飲食的病患應定期監測脂肪指數、腎功能和蛋白質攝取量（腎功能受損者）。
- 為避免低血糖，採取低碳水化合物飲食同時服用降血糖藥物的病患必須視需要受到監測和調整。

實際考量

身為糖尿病患者的你，要如何把所有資訊化為行動來改變自己的健康狀態呢？以下是實際要考量的三點：

1. 本章的重點是第二型糖尿病，因為第二型糖尿病通常與體重過重相關，也因為大部分第二型糖尿病患者若能找到並遵守自己的碳水化合物耐受閾值（CLL 或 ACE），大概就不需要注射胰島素。第一型糖尿病患者終生都需要一些胰島素，以致於採取限制碳水化合物的飲食時需要更多專業介入。雖然現在有些醫師對特定的第一型糖尿病患者使用阿金飲食法，關於如何安全執行的說明已超越本書範疇。如果你被診斷為第一型糖尿病，或者如果你曾經被診斷出糖尿病酮酸中毒，就不應該擅自嘗試阿金飲食法。如果你在醫學監督的狀況下實行阿金飲食法，請確保有熟悉阿金飲食法的醫師指導您並密切進行監測。

2. 如果你正在服藥控制血糖（糖尿病藥物）或高血壓，請與醫師密切合作，尤其是頭幾週和幾個月。在這段期間，糖尿病和血壓會改善得非常快，通常需要減少或停止用藥治療這些疾病，但請在醫師知情並同意後再這麼做。

3. 請持續遵守計畫。無論你的問題是體重、糖尿病、高血脂或高血壓，我們對所有遵循低碳水化合物飲食的人都如此建議；如果你一開始的問題是糖尿病，那持之以恆是再重要不過的事。因為第二型糖尿病代表胰島素抗性很高，如果你的飲食中斷，身體又會恢復耐受碳水化合物不耐的狀態，血糖起伏的幅度會很大。如果你在採取阿金飲食的頭兩週就停用大部分的糖尿病或高血壓藥，然後到拉斯維加斯大吃三天慶祝，代謝惡霸就會馬上把你打倒，當你回家時些問題就會再度失控（在這種情況下，在賭城發生的事不會只留在賭城）。是的，當你的體重下降，潛在容易發生的胰島素抗性往往會改善。但是大部分糖尿病患即使大量減重之後還是會有某個程度的胰島素抗性，所以停留在或低於你的碳水化合物閾值，對於避免糖尿病控制不佳而造成的長期醫療問題非常重要。

專有名詞表

ACE：請見 Atkins Carbohydrate Equilibrium；阿金碳水化合物平衡。

有氧運動（Aerobic exercise）：可增加心跳速率的持續韻律運動；亦稱為 cardio。

胺基酸（Amino acids）：蛋白質的組成單元。

抗氧化物（Antioxidants）：可抵銷體內有害自由基的物質。

動脈粥狀硬化（Atherosclerosis）：血管因脂肪斑塊沉積而阻塞、狹窄和硬化。

阿金碳水化合物平衡（Atkins Carbohydrate Equilibrium；ACE）：一個人每天可攝取而不會增加或減輕體重的淨碳水化合物公克數。

阿金優勢（Atkins Edge）：因限制碳水化合物而達成的燃脂代謝有益狀態，能減輕並維持體重而不感到劇烈飢餓或渴望食物；一種代謝優勢。

貝他細胞（Beta cells）：胰臟中製造胰島素的專化細胞。

血脂（Blood lipids）：血中總膽固醇、三酸甘油脂和 HDL 及 LDL 膽固醇等因子。

血壓（Blood pressure）：一次心跳過程中血液對抗動脈壁的壓力。

血糖（Blood Sugar）：血流中葡萄糖的量；亦稱為 blood glucose。

身體質量指數（Body mass index；BMI）：依體重和身高計算的體脂估計指數。

碳水化合物（Carbohydrate）：來自植物和某些其他食物的主要營養素，消化分解成單糖（如葡萄糖）可做為能量來源。

膽固醇（CholeSterol）：一種脂質；身體許多機能必需的蠟狀物質，包括產生荷爾蒙及製造細胞膜。

C 反應蛋白（C-reactive protein；CRP）：血液中的化學物質，可做為發炎反應的標記。

糖尿病（DiabeteS）：請見 Type 1 diabeteS（第一型糖尿病）和 Type 2 diabeteS（第 2 型糖尿病）。

利尿劑（Diuretic）：可增進排尿而使液體排出體外的任何物質。

必需脂肪酸（ESSential fatty acidS；EFAS）：身體無法自行製造而必定得從食物或補給品獲得的兩類必需膳食脂肪。

脂肪（Fat）：三種主要營養素之一；溶於油但不溶於水的一種有機化合物。一種能量來源，也是細胞的組成單元。

脂肪酸（Fatty acidS）：是脂質（lipid）這類物質的一部分。

纖維（Fiber）：植物性食物的一部分，無法被消化或消化得非常慢，對血糖和胰島素濃度的影響甚小，有時候稱為纖維性食物（roughage）。

基礎蔬菜（Foundation vegetableS）：第一階段（誘導期）適合吃的綠葉蔬菜和其他低碳水化合物、非澱粉類蔬菜，也是稍後可以加上碳水化合物攝取的基礎。

自由基（Free radicalS）：環境中的有害分子，我們的身體也會自然產生。過多自由基會損害細胞並造成氧化作用。

葡萄糖（GlucoSe）：一種單糖。亦見 Blood Sugar（血糖）。

肝糖（Glycogen）：碳水化合物在體內的儲存形式。

HDL 膽固醇（HDL choleSterol）：高密度脂蛋白；「好的」膽固醇。

氫化油（Hydrogenated oilS）：加工使其固化並延長保存期限的植物油。請見 TranS fatS（反式脂肪）。

高血壓（HypertenSion）：血壓偏高。

發炎反應（Inflammation）：人體精巧平衡的自然防禦系統的一部分，能抵禦可能造成傷害的物質過度的發炎反應與心臟病、中風、糖尿病和某些癌症的風險偏高有關。

胰島素（InSulin）：由胰臟製造的荷爾蒙，可傳遞訊號通知細胞由血流中帶走葡萄糖和胺基酸，並可阻止脂肪細胞釋放脂肪。

酮酸中毒（KetoacidoSiS）：第一型糖尿病未治療的特徵，即酮體不受控過度製造，通常濃度高達營養性酮症之五到十倍。

酮體（KetoneS）：在脂肪加速分解期間，脂肪經由肝臟製成的物質，可做為細胞至全身珍貴的能量來源。

酮症（KetoSiS）：血流中的酮體濃度適量且受控，使身體在有少量膳食碳水化合物的狀況下運作良好；亦稱為 nutritional ketoSiS（營養性酮症）。

LDL 膽固醇（LDL choleSterol）：低密度脂蛋白。常被稱為「壞的」膽固醇，但並非所有 LDL 膽固醇都是「壞的」。

除脂體重（Lean body maSS）：身體質量減去脂肪組織；包括肌肉、骨骼、器官和結締組織。

豆類（LegumeS）：豆科家族的大部分成員，包括扁豆、鷹嘴豆、大豆、豌豆和其他幾種豆子。

脂質（LipidS）：人體內的脂肪，包括三酸甘油脂和膽固醇。

主要營養素（MacronutrientS）：脂肪、蛋白質和碳水化合物，熱量及營養的膳食來源。

代謝症候群（Metabolic Syndrome）：一組病症，包括高血壓、高三酸甘油脂、低 HDL 膽固醇、血糖及胰島素濃度高於正常值，以及身體中段區域肥胖。亦稱為 X 症候群或胰島素抗性症候群，使人易於罹患心臟病和第 2 型糖尿病。

代謝作用（MetaboliSm）：複雜的化學過程，把食物轉換成能量或身體組成單元，進而成為器官、組織和細胞的部分。

單元不飽和脂肪（MonounSaturated fat）：橄欖油、芥花油、堅果和酪梨等食物中常含有的膳食脂肪。

淨碳水化合物（Net CarbS）：食物中會影響血糖的碳水化合物，計算方法是食物中的碳水化和物總公克數減去纖維的公克數，也必須減掉低碳水製品、糖醇（包括甘油）。

Omega-3 脂肪酸（Omega-3 fatty acidS）：綠藻、冷水魚、魚油、亞麻籽油和其他某些堅果及蔬菜油中含有的一類必需多元飽和脂肪。

Omega-6 脂肪酸（Omega-6 fatty acidS）：許多蔬菜油中，以及餵食玉米、大豆和某些蔬菜製品的動物肉類中含有的一類必需多元飽和脂肪。

部分氫化油（Partially hydrogenated oilS）：請見 TranS fatS（反式脂肪）。

斑塊（Plaque）：膽固醇、脂肪、鈣質和其他物質在動脈中集結形成，會阻礙血流並造成心臟病發作或中風。

多元不飽和脂肪（PolyunSaturated fatS）：因化學結構使其在較冷溫度仍呈液態的脂肪；來自玉米、大豆、葵花、紅花、棉籽、葡萄籽、亞麻籽、芝麻籽和某些堅果的油以及油脂豐富的魚通常多元不飽和脂肪含量較高。

糖尿病前期（PrediabeteS）：血糖濃度高於正常值，但離確診還有一段距離。

蛋白質（Protein）：食物中所含的三種主要營養素之一，可作為能量和細胞的組成單元；為胺基酸鏈。

阻力運動（ReSiStance exerciSe）：任何可增強肌力的運動；亦稱為承重運動或有氧運動。

飽足感（Satiety）：吃飽的愉悅感受。

飽和脂肪（Saturated fatS）：室溫下呈固態的脂肪；奶油、豬油、板油、棕櫚油和椰子油中的大部分脂肪。

Statin 類藥物（Statin drugS）：用於降低總膽固醇和 LDL 膽固醇的藥物。

蔗糖（SucroSe）：餐用砂糖，由葡萄糖和果糖構成。

糖醇（Sugar alcoholS）：甘油、甘露醇、赤藻糖醇、山梨醇和木糖醇等甜味劑，因為對大部分人的血糖影響甚微或沒有影響，所以多用於某些低碳水製品中。

反式脂肪（TranS fatS）：部分氫化或氫化蔬菜油中含有的脂肪；通常用於油炸食物、烘焙食品和其他製品。攝取過多反式脂肪與心臟病發作風險偏高有關。

三酸甘油脂（TriglycerideS）：脂肪在血液中循環的主要形式，以體脂肪形式儲存。

第一型糖尿病（Type 1 diabeteS）：一種病症，胰臟僅能製造極少量胰島素，因此身體無法使用血糖做為能量，造成慢性高血糖濃度和過度製造酮體。

第二型糖尿病（Type 2 diabeteS）：較常見的糖尿病類型；胰島素抗性（無法適當運用胰島素）造成血糖濃度偏高。

不飽和脂肪（UnSaturated fat）：單元不飽和及多元不飽和脂肪。

健康
Smile76

健康
Smile76